융합과 통섭의 지식 콘서트 04

의학, 인문으로 치유하다

의학, 인문으로 치유하다

융합과
통섭의
지식 04
콘서트

예병일 지음

한국문학사

차례

의학은 사람을 대상으로 하는 학문이다. 같은 자극에 대해 사람들이 개성에 따라 다양한 반응을 보이는 것에서 볼 수 있듯이 사람은 사회적 동물이자 주변환경과 영향을 주고받는 존재다.

흔히 의학을 과학이라 한다. 그러나 이것은 옳은 표현이 아니다. "의학은 과학적 연구 방법을 도입함으로써 크게 발전한 학문"일 뿐 의학을 과학으로만 설명할 수는 없다. 의학이 보편타당성을 추구하는 과학이라면 같은 질병에 대해 의사들이 내리는 처방은 똑같을 것이며, 그 처방에 따른 결과도 똑같을 것이다. 그러나 의학은 관찰과 실험을 통한 과학적 연구 방법을 이용해 새로운 지식을 얻는 것에 중점을 둔 학문으로, 이렇게 얻은 지식을 서로 개성이 다른 사람들에게 적용하는 인문사회학적 성격을 띤 학문이라 할 수 있다.

이 책은 의학이 지닌 다양한 측면을 소개하기 위해 씌어졌다. 건강에 이상이 생긴 환자는 의사가 과학적으로 근거가 분명한 처방으로 질환을 바로잡아주기를 기대하겠지만, 이 과정에서 의사의 말투나 병원 분위기, 가족이나 의료진과의 관계, 사회문화적 환경 등 수많은 요소가 치료 결과에 직접적인 영향을 미친다. 이것이 바로 필자가 이 책에서 역사, 미술, 영화와 드라마, 윤리와 법, 문화와 사회, 그리고 첨단과학 등 융합의 눈으로 의학을 바라보게 된 주요 요인이다.

제1장에서는 의학이 세상을 이해하기 위한 철학적 사고, 즉 인문학에서 출발한 학문이고, 역사적으로 근대에 들어와서 과학적 방법을 선택함으로써 지금까지 발전해왔음을 살펴보았다. 20세기 초 지금과 유사한 의학교육과정을 도입할 당시에는 과학에 중점을 두고 교육과정을 구성했지만, 현대의학에서는 전보다 더 인문학적 사유가 필요함을 역설했다.

　제2장에서는 몇 가지 예를 통해 역사적으로 의학이 탄생하고, 발전한 과정을 기술했다. 과학적 사고에 바탕을 둔 실험적 연구에서 의사와 환자의 밀접한 관계가 도움이 되기도 하고, 세월이 흘러 질병 양상이 바뀌자 패자인 것처럼 보였던 의학자의 이론이 유용하게 쓰일 수 있음을 언급함으로써 의학의 다양한 측면을 단순하게 하나의 이론으로 이해하는 것이 불합리함을 설명했다. 그리고 세상을 바꿀 만한 위대한 발견도 처음에는 쉽게 받아들여지지 않고 '논쟁'이라는 검토 과정을 거친 후에야 한 단계 도약할 수 있음을 보여주었다.

　제3장에서는 미술작품에 등장하는 의학을 살펴보면서 미술가들이 보여준 의학의 모습이 당시의 시대상·의학관·질병관을 어떻게 반영하고 있는지를 설명했다. 해부학에서처럼 생생한 그림을 남겨줌으로써 의학 발전에 큰 역할을 하기도 하고, 미술작품에 등장한 의사나 질병을 통해 그 시대 사람들의 가치관이나 사고방식을 보여주기도 한다.

　제4장에서는 영화와 드라마 속에서 그려지는 의학의 모습을 살펴보았다. 극적 요소가 중시되므로 외과가 흔히 등장하며, 과학수사드라마에서는 깊이 있는 법의학과 법과학 지식이 리얼리티를 배가시키기도 한다. 또한 시청자의 감동을 이끌어내는 작품을 통해 질병은 물론 환자와 의사가 접하게 되는 의료환경에 대한 이해가 깊어질 수 있고, 현대의학

에서 이용되는 신기술에 대한 지식을 얻기도 한다.

제5장에서는 윤리와 법이 의학에서 어떤 역할을 하는지를 소개했다. 세상이 급속도로 변화하면서 윤리의식이 강조됨에 따라 이에 대한 법제화가 이루어지고, 의학 지식과 의료 기술이 발전할수록 윤리적 측면을 고려해야 하는 경우는 점점 늘어난다. 더 살기 좋은 세상을 만들기 위해서는 모든 사람들이 윤리와 법을 잘 지켜야 하는데, 특히 환자의 생명을 좌우하는 의료진의 윤리적인 태도가 필요하다.

제6장에서는 개인이 아닌 집단을 대상으로 하는 의학이 추구해야 할 내용과 사회 및 문화가 의학에 어떤 영향을 미치는지를 설명했다. 사회문화적 환경은 의학과 의료에 여러 가지로 영향을 미치며, 의학을 객관적으로 인식하지 못한다면 의료제도와 개인의 건강문제 해결에 나쁜 영향을 미칠 수 있음을 강조했다. 아울러 환경, 저출산과 고령화, 건강보험제도 등의 사회현상은 의학 및 의료의 질과 밀접한 상관관계가 있음을 밝혔다.

제7장에서는 현대의 첨단의학에서 마주치게 되는 내용을 소개했다. 지속적으로 개발되고 있는 신약으로도 치료 불가능한 미생물이 등장하고 있는 현실에서 감염병 예방을 위한 백신이 앞으로는 만성병 예방에도 활용될 것으로 내다봤다. 그리고 공정한 경쟁을 위해 인위적으로 유전자 조작 기술에 의해 경기력을 향상시키는 것을 막아야 하고, 난치병 해결을 위한 유전자치료법을 개발해야 하는 과제도 안고 있음을 적시했다. 지금까지 통계에 의한 의학을 적용한 것에서 벗어나 개인별 차이를 감안한 맞춤의학이 곧 가능해질 것이며, 정보기술의 발전이 미래의 의료를 크게 바꾸어놓을 것으로 전망했다.

흔히 의학을 전문지식을 필요로 하는 학문이라 하지만 실은 우리 생활 곳곳에 숨어 있다. 일상에서 이루어지는 대부분의 행동이나 생각이 의학과 관련이 있고, 이런 사소한 것에 주의를 기울이는 것이 개인의 건강을 지키는 비결이다.

필자는 학창 시절에 과학적 의학을 배우는 데 대부분의 시간을 보냈지만, 오늘날 전 세계 의과대학에서는 과학적 의학 외에 인문학적 의학에 대한 교육이 강화되고 있다. 객관성을 추구하는 과학적 의학은 건강 문제를 이해하고 해결할 수 있는 실마리를 제공해주기는 하지만, 그 한계 또한 분명하기 때문이다. 의학의 주된 역할은 건강에 문제가 발생한 사람의 상태를 바로잡아주는 것이고, 질병을 고치는 것은 그 과정의 하나일 뿐이다.

최근에 교육부가 2018년부터 고등학교에서 문과 · 이과 통합교육을 도입하겠다고 발표한 것을 비롯하여 '융합', '통섭'과 같이 각 학문 간 통합의 필요성에 대한 관심이 늘어나고 있다. 이러한 시기에 과학적 의학에서 벗어나 의학의 다양한 측면을 소개하는 것은 참으로 즐거운 일이다.

특히 미래의 '좋은 의사'를 꿈꾸며 의학적 배경지식을 알고자 하는 중 · 고등학생 및 의료인문학적 접근 방식에 대해 고민하는 의학 전공자, 그리고 우리의 몸과 관련된 의학에 관심 있는 일반인들 모두에게 이 책을 권한다. 현직에서 의학도들과 함께 의학의 다양한 경험을 공유하면서 즐거움을 나누고 있는 만큼 독자들께서도 의학의 폭넓은 세계를 마음껏 즐겨주시기를 기대한다.

2015년 2월
예병일

Chapter 1

의학, 융합으로
학문과 세상을 아우르다

—— 의학은 흔히 과학의 한 분야로 취급된다. 그러나 이것은 옳은 분류가 아니다. 의학은 과학적 연구 방법을 도입하면서 크게 발전했지만 엄연히 사람을 대상으로 하는 학문이다. 따라서 사람에 대한 이해가 동반되어야 의학을 이해할 수 있는데, 사람을 이해하려면 인체에서 일어나는 과학적 현상뿐 아니라 사람이 생각하고 행동하는 모든 것을 이해해야 한다. 비슷한 통증이 발생하더라도 기분에 따라 통증의 정도가 다른 것처럼, 사람이란 존재는 과학적으로 이해되지 않는 행동이나 반응을 보이는 경우가 흔하다. 이는 사람이 주변환경의 영향을 많이 받고 있음을 보여준다.

아주 오래전에는 의사로 일하기 위해 다른 의사에게 가르침을 받는 것으로 충분했지만, 의학이 발전하면서 교육기관이 생겨나고 교육제도가 갖추어졌다. 20세기 초에 미국을 시작으로 과학에 기초를 둔 의학교육과정이 마련된 이래 약 100년의 시간이 흐르는 동안 의학에서는 점차 인문학적 측면의 중요성이 부각되었다. 나아가 21세기에 접어들면서 의학은 첨단과학에 사회학과 인문학이 융합된 학문으로 발전하고 있다.

의학은 원래
인문학에서 출발했다
의학의 탄생

의학은 과학이지만,
의료는 문화다?

"의학은 과학이지만 의료는 문화다"라는 말은 의료
를 이야기할 때 흔히 사용하는 표현이다. 의학 지식과 기술을 이용해 병
을 고치는 과정을 의료라 한다면, 이 말은 의료 행위에는 사람의 심리,
그 시대를 지배하는 사상, 사람들의 말투 및 표정 등과 같은 비과학적 내
용이 큰 역할을 한다는 점을 강조하는 것이다.

그런데 의학을 과연 과학이라 할 수 있을까?

현재 우리나라 고등학교 교육과정에서 문·이과 통합안이 논의되고 있고 향후 몇 년 안에 도입될 예정이지만, 아직까지도 학교 현장은 문과와 이과로 확연히 나뉘어 있다. 이렇듯 문과와 이과를 무 자르듯이 구분하다 보니 세상의 학문을 둘로 나눌 수 있는 것처럼 착각하는 일이 많은데 사실은 그렇지 않다. 학문을 문과와 이과로 구분한다면 예체능계는 어디에 속하며, 심리학이나 디자인학은 어느 분야로 분류하는 것이 옳은가? 경제학에서 필요로 하는 수학을 배우지 않으면 경제학을 깊이 있게 공부하기가 어렵다. 이과로 생각되는 간호학도 사람을 가장 가까이에서 밀접하게 대하는 학문이므로 이과로만 한정하기에는 문제가 있다. 인문학적 소양이 많이 필요하기 때문이다.

또한 문과는 사회학·인문학, 또는 사회과학·인문과학으로 구분하기도 하는데, 학문세계를 과학과 비과학으로 구분하는 것은 근본부터 잘못된 것이다.

'과학(science)'이라는 용어는 근대에 들어서면서부터 사용되기 시작했다. 인간의 몸과 질병에 관심을 가진 사람들이 관찰과 실험에 바탕을 둔 방법을 통해 연구를 진행한 결과 의학이 크게 발전했고, 이것이 오늘날 과학적 의학의 탄생 배경이 되었다. 그러나 과학은 의학 발전에 중요한 도구로 이용되었을 뿐이며, 의학을 과학이라 할 수는 없다. 의학에는 과학·인문학·사회학이 모두 포함되어 있으며, 단지 지나간 약 한 세기 반 동안 의학이 크게 발전하는 과정에서 과학이 추구하는 연구방법론을 많이 이용했을 뿐이다.

따라서 과학은 학문을 해나가는 방법의 하나일 뿐, 그 자체로 진리를 확정짓는 학문이나 방법이 결코 아니다.

철학적 바탕에서 출발한 의학

16세기 초, 교황 율리우스 2세에 의해 바티칸 궁을 장식하라는 요청을 받은 라파엘로(Raffaello Sanzio)는 다양한 프레스코를 제작했다. 라파엘로는 자신이 맡은 여러 개의 방 중에서 교황이 개인 서재로 사용하는 '서명의 방(Stanza della Segnatura)'에 각각 철학·신학·법·예술을 주제로 하는 4점의 프레스코화를 그렸는데, 그중에서 철학을 주제로 한 그림이 바로 1511년에 완성된 〈아테네 학당〉이다.[1-1]

> **프레스코**
> 현재는 회반죽 벽에 그려진 일체의 벽화를 가리키는데, 본래는 바탕이 되는 회반죽 벽이 아직 마르지 않아 '신선'(이탈리아어로 '프레스코')할 때 물로 녹인 안료로 그리는 부온 프레스코(buon fresco)의 기법 및 그 기법으로 그린 벽화를 가리킨다.

14세기 이탈리아의 시인인 페트라르카(Francesco Petrarca)는 지난 약 1,000년의 기간 동안 신학에만 치우쳐 세상을 올바로 보지 못한 결과, 융성했던 그리스·로마 문화를 이어받은 아랍 지방에서는 학문이 크게 발전했으나 본고장인 유럽에서는 학문적 발전이 이뤄지지 못한 채 오히려 학문적 업적을 역수입해야 하는 당시의 현실을 한탄했다. 그는 신을 중심으로 한 세상에서 벗어나 사람을 중심으로 한 세상을 만들자고 주장했는데, 이것이 인문주의(르네상스) 운동의 시초가 되었다.

이로부터 약 200년간의 르네상스 시대에는 고대의 문명과 지식에 바탕을 둔 인문주의가 크게 융성했다. 이러한 시대적 분위기를 물씬 풍기는 〈아테네 학당〉은 54명의 고대 그리스 유명 학자들이 한자리에 모여 자신의 사상과 업적을 표현하는 모습을 그린 상상화다. 라파엘로가 각각의 인물이 누구라는 기록을 남겨놓지 않았으므로 현재 관련 연구자들이 그림 속의 인물이 누구인지 추측 가능한 경우는 약 20명에 불과하고,

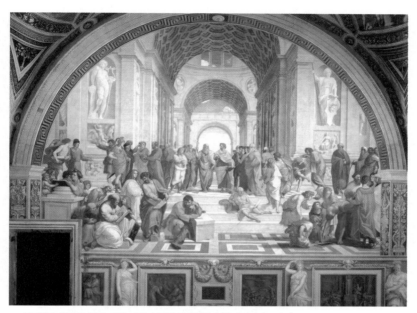

1-1 라파엘로, 〈아테네 학당〉, 1510~1511, 바티칸 궁전 '서명의 방', 이탈리아 로마.

나머지 등장인물이 누구인지는 확실치 않은 상태다.

그림 중앙에는 고대 그리스 철학의 대표자라 할 수 있는 플라톤(Platon)과 아리스토텔레스(Aristoteles)가 위치해 있다. 라파엘로가 존경한 동시대 최고의 미술가 레오나르도 다 빈치(Leonardo da Vinci)의 얼굴을 하고 있는 왼쪽의 플라톤은 저서 『티마이오스(*Timaios*)』를 왼손에 든 채 오른손으로는 하늘을 가리키면서 관념세계를 논하는 자신의 철학을 암시하고 있다. 오른쪽의 아리스토텔레스는 『니코마코스 윤리학(*Ethika Nikomacheia*)』을 든 채 자연세계를 탐구하는 모습을 보여주려는 듯이 땅을 향해 손바닥을 펼치고 있다.

이 그림에 등장하는 대부분의 학자들은 고대 그리스의 황금기라 할 수 있는 기원전 6세기부터 4세기까지 활약한 인물들이다. 당시 이 그림에 등장하지 않는 사람들을 포함하여 이루 열거하기 어려울 정도로 많은 학자들이 자신의 관심 분야에서 뚜렷한 업적을 남겼고, 그 결과 학문이 여러 갈래로 분화된 오늘날의 기준으로 볼 때 수많은 학문의 창시자들이 등장했다고 할 수가 있다.

수학자 피타고라스, 화학자 데모크리토스, 물리학자이자 수학자인 아르키메데스, 천문학자 프톨레마이오스, 철학자이면서 과학 여러 분야에 커다란 족적을 남긴 아리스토텔레스 등 과학 각 분야에서 토대를 닦은 유명 학자들과 함께 의학자 히포크라테스(Hippocrates)도 이 시기에 활약했다. 이들 모두는 사람의 삶에 관심을 두고, 세상의 원리는 무엇이고 이 세상에서 잘살기 위해서는 어떻게 해야 하는지를 알아내기 위해 연구했으므로 궁극적으로 철학자라 할 수 있을 것이다.

'의학의 아버지' 히포크라테스는 물론이고, 인체에서 일어나는 생명현상을 설명하기 위해 영양혼·감각혼·이성혼 등을 주장한 아리스토텔레스까지 철학적 바탕으로 인간을 이해하고자 했다. 의학이 철학적 바탕에서 출발한 것이다.

> **영양혼·감각혼·이성혼**
> 생명체가 지니고 있다고 생각되는 3가지 혼. 영양혼은 영양분을 만들거나 섭취하고 폐기물을 배출하는 신진대사 기능을 가진 것이고, 감각혼은 외부 자극에 반응하는 일종의 감수성으로서 식물에는 없고 인간을 위시한 동물에만 있는 것이며, 이성혼은 오직 인간에게만 있는 기능으로 사물을 판단하는 능력을 가리킨다.

과학과 사회학을 거쳐 인문학으로 돌아오다

학문을 분류하면 인문학에는 문학·역사·철학·

윤리·어학 등이 속하고, 사회학에는 정치·경제·경영·법·문화·교육 등이 포함된다. 의학이 학문의 세계를 구축하기 시작한 것은 고대 그리스에 히포크라테스가 등장하면서부터다. 수많은 철학자들 틈바구니에서 그들과는 조금 다른 분야, 즉 인간의 몸과 질병에 관심을 가지면서 '의학'이 시작되었으니 의학은 철학, 즉 인문학에서 출발한 셈이 된다.

그 후 한 세기가 지나는 동안 의학은 주로 철학의 분야에 머물면서 과학의 도구를 빌려다 쓰는 정도였지만, 르네상스를 거치면서 과학이 차지하는 비중이 점점 커지게 되었다. 근대에 접어들어 산업혁명에 의한 산업화가 일어나자 도시화가 촉진되었다. 수만 년 동안 농촌에서 먹을 것을 구하는 일이 생활의 거의 모든 것이었던 시기에서 벗어나 인구의 도시 집중화 현상이 발생하기 시작했다. 이 현상은 지금까지 수백 년간 지속되고 있으며, 앞으로도 심화될 것으로 예상된다. 그 결과 개인의 질병을 중심으로 한 의학에서 집단을 중심으로 한 의학의 중요성이 점차 부각되기 시작했다.

이것이 19세기에 접어들면서 개인위생은 물론 집단위생이 중시되어 사회적으로 위생운동이 일어나게 된 배경이다. 이 시기에 채드윅(Edwin Chadwick)은 위생운동의 중요성을 설파했고, 스노(John Snow)는 깨끗한 물을 마시는 것이 콜레라를 예방할 수 있는 일임을 보여주었다. 또 젬멜바이스(Ignaz Semmelweis)는 손을 씻는 것만으로도 분만 후 전염병을 예방할 수 있다고 주장했고, 나이팅게일(Florence Nightingale)은 전장에서 위생상태를 유지하는 것이 질병에 의해 사망하는 전상자를 줄일 수 있는 방법임을 보여주었다.

이렇듯 질병은 개인의 잘못만으로 발생하는 것이 아니므로 사회가 일부나마 그에 대해 책임을 져야 할 필요성이 점차 제기되었다. 그 결과

1910년대 미국에서 의학교육 개혁이 일어나 과학 중심의 의학교육과정이 만들어지면서, 사회의학의 내용을 담고 있는 예방의학이 의학의 한 분야로 자리 잡을 수 있었다.

그로부터 반세기가 지나는 동안 두 차례의 세계대전이 일어났다. 20세기 후반에 이르러 세계가 비교적 안정되자 사람들의 사고방식에도 변화가 생기기 시작했다. 과거에는 중시하지 않았던 윤리에 대한 의식이 커진 것이다. 이것이 의학 속에 인문학의 한 분야인 윤리학의 비중이 커지게 된 이유다. 그로부터 반세기 이상 의학이 비약적으로 발전하면서 의학에서 다루어야 할 인문학적 문제는 점점 그 무게를 더해가고 있다.

20세기가 끝나갈 무렵에는 의학 속의 철학에 대한 근본적인 의문이 제기되었다. 그동안 과학적 연구 방법을 이용해 앞만 보며 달려온 것이 의학을 크게 발전시킨 원동력임은 분명하지만, 의학이 어느 수준을 넘어서자 "현대의학에서 하고 있는 일이 과연 옳은 일인가?", "의학이 흘러가고 있는 방향은 바람직한가?" 하는 질문이 쏟아져 나오기 시작한 것이다.

한편 사람들의 질병 형태도 감염병 위주에서 만성병 위주로 변화했다. 감염병에는 특효약이 중요하지만, 만성병은 특효약보다 일상생활을 포함해 세상을 살아가는 방식이 중요한 역할을 한다. 이것이 바로 현대의학에서 인문학이 요구되는 이유다. 인문학에서 출발한 의학이 과학과 사회학을 거쳐 인문학으로 돌아오고 있는 것이다.

진리를 주장했으나 빛을 보지 못한 젬멜바이스

고대 이집트인들은 상처로 인한 합병증을 예방하려면 그 상처 부위를 불로 지져야 한다고 믿었다. 불로 지지면 피부에 흉터가 남아 널리 행하기는 어려운 방법이었지만, 이론적으로 미생물 감염을 방지하려면 이 방법이 유용하므로 실제로 미생물의 존재가 알려지기 전까지도 이 방법은 이어졌다. 세균에 대한 개념은 없었지만 상처 부위를 깔끔하게 처리하지 않으면 수술 후 합병증이 큰 문제가 된다는 것은 중세인들도 어렴풋이 알고 있었다. 16세기에 프랑스의 파레(Ambrois Paré)는 난황과 테레빈유를 혼합하여 치료에 이용했으며, 1750년대에는 여러 가지 염(鹽)을 종류별로 일정한 농도로 만들어 식용 고기의 부패 방지에 이용하기도 했다.

그러다가 19세기 중엽에 오스트리아와 헝가리에서 활약한 젬멜바이스는 의사가 산모를 대하기 전 소독액으로 손을 씻어야 한다고 주장했다. 당시 유럽에서는 산모가 병원에서 출산하는 경우 산욕열에 의해 사망할 확률이 10~30%에 이를 정도로 위협적이었다.

헝가리 출신으로 빈에서 의학을 공부한 젬멜바이스는 1840년대 말 신기한 발견을 했다. 인접한 두 병동의 분만실 중 의사들과 의과대학생들이 근무한 제1병동보다, 상대적으로 덜 숙련된 조산원들이 담당한 제2병동에서 산욕열에 의한 사망률이 훨씬 낮게 나타난 것이다. 젬멜바이스는 의사들이 시체를 만지거나 감염성 질환용 의료기구를 다룬 뒤 별다른 조치 없이 분만실로 들어가는 것을 발견하고, 분만실을 출입하는 의사들로 하여금 비누와 염소로 장비와 손을 소독하게

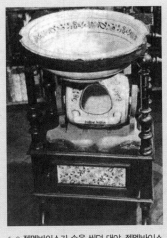

1-2 젬멜바이스가 손을 씻던 대야. 젬멜바이스 의학역사박물관 소장, 헝가리 부다페스트.

했다. 그러자 산욕열로 인한 사망률이 제1병동에서 더 낮게 나타났다. 젬멜바이스는 헝가리로 돌아와 연구를 계속한 후 1861년 『산욕열의 원인, 개념과 예방』이라는 책을 통해 손을 씻는 것이 산욕열로 인한 사망률을 감소시킨다고 주장했다.[1-2]

그러나 유럽의 산부인과의사들은 헝가리라는 변방국가의 이름 없는 의사였던 그의 주장을 무시했고, 둥글지 못한 성격의 젬멜바이스도 설득보다는 비난의 태도를 취함으로써 점점 피폐해져갔다. 1865년, 친구들에 의해 정신병자 수용소에 강제 수용된 젬멜바이스는 그해 8월 13일 손가락 상처에 의한 봉와직염이 패혈증으로 발전하는 바람에, 아무도 찾아주는 이 없는 정신병동에서 불행한 천재로서의 일생을 마감했다.

젬멜바이스가 세상을 떠난 해에 영국의 리스터(Joseph Lister)는 수술실에서 감염을 막는 방법을 연구한 끝에 석탄산을 처리하면 수술 후 합병증을 예방할 수 있다고 결론 내렸다. 젬멜바이스와 마찬가지로 그 또한 강력한 반대의견에 부딪혔으나 맞서 싸우는 대신 계속 연구를 진행하여 후속 결과를 내보이면서 자신의 입장을 피력해갔다. 리스터의 발견은 산부인과와 외과에서 수술 후 이차감염을 예방하는 데 큰 공헌을 했다. 훗날 리스터는 무균법의 원리를 외과학에 도입한·데 대한 찬사는 젬멜바이스의 몫이 되어야 한다고 말함으로써 앞서 간 젬멜바이스의 공적을 기렸다.

과학적 방법과
자연철학으로 성장하다
의학의 성장

혈액의 순환을
과학적으로 증명한 하비

1453년 이슬람 세력에 의해 동로마제국의 중심지 콘스탄티노플이 함락되었을 때 중세는 막을 내렸다. 그런데 과학에서 중세가 끝난 것은 코페르니쿠스(Nicolaus Copernicus)와 베살리우스(Andreas Vesalius)가 각각 『천구의 운동에 대하여』와 『인체의 구조에 대하여』를 통해 "태양이 지구를 돌고 있는 것이 아니라 지구가 태양을 돌고 있"으며, 그때까지 당연한 진리로 여기고 있던 "갈레노스(Claudios

Galenos)가 알려준 인체에 대한 지식에는 오류가 있으니 반드시 직접 확인해야 한다"고 주장한 1543년이다(제3장 '중세에 종말을 고한 의학자와 화가' 참조).

교통과 통신 수준이 현재와 큰 차이가 있고, 오늘날의 영어와 같은 국제 공용어도 사용하지 않던 16세기였으니 이러한 사실이 알려지기까지는 많은 세월이 흘러야 했다. 그러나 이 두 권의 책은 당시 학문을 추구하던 사람들의 생각을 바꾸는 데 결정적인 역할을 했고, 그 결과가 과학이라는 학문이 크게 발전하는 계기가 되었으므로 과학에서 중세와 근대를 구분하는 기준이 되었다.

오늘날의 기준으로 볼 때 과학적 연구방법론을 이용하여 의학을 한 단계 발전시킨 대표적인 인물로 영국의 하비(William Harvey)를 들 수 있다. 그보다 4,000~5,000년 앞서서 이집트의 파피루스와 중국의 『황제내경』에 이미 "혈액이 사람의 몸을 순환한다"는 내용이 나와 있지만, 객관적인 증거 없이 지레짐작한 이야기에 불과하므로 아무도 그 내용에 관심을 기울이지 않았다. 혈액이 순환한다는 과학적 진리 대신에 혈액 함량이 많은 간에서 인체가 필요로 하는 피를 생산할 것이라는 생각이 지배적이었다.

13세기에 다마스커스에서 태어나 이집트에서 활약한 알나피스(Ibn al-Nafis)도 혈액이 순환한다고 주장했지만 파급효과는 전혀 없었다.[1-3] 16세기에 스페인의 세르베투스(Michael Servetus)는 자신의 신학책에 "폐에서 혈액이 필터 역할을 하고 있으며 공기가 혼합되면 혈액의 색이 바뀐다"고 기술했지만, 삼위일체를 부정하는 신학적 내용에 대해 종교개혁가인 칼뱅으

로부터 이단이라는 공격을 받아 화형에 처해지고 말았다.[1]

혈액은 간에서 만들어진다는 믿음이 진리처럼 여겨지던 1628년, 하비는『동물의 심장과 혈액의 운동에 관한 해부학적 연구』를 발표하면서 형태학적·수학적·실험적 증거 제시를 통해 혈액이 순환한다고 주장했다. 하비는 자신의 주장을 뒷받침하기 위해 실험과 계산, 관찰을 통해 누구도 의문을 제기할 수 없을 만큼 확실한 증거를 제시함으로써 이전의 연구자들보다 학문의 수준을 한 단계 더 끌어올렸

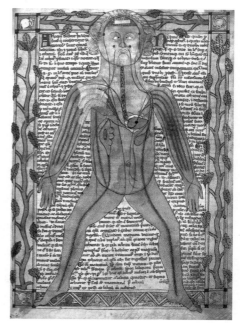

1-3 순환계. 13세기 말 그림. 보들리안 도서관 소장, 영국 옥스퍼드.

다고 평가받게 되었다. 즉 하비는 인체 내에서 일어나는 현상을 연구하는 데 수량적인 측정법을 도입한 최초의 학자였다.

뇌가 인체에서 가장 중요한 장기라는 사실은 고대에도 알려져 있었지만, 아리스토텔레스를 비롯한 소수의 학자들은 인체의 중심이 심장이라 주장했다. 중세를 지나면서 혈액이 심장으로부터 뿜어져 나온다는 사실은 누구에게나 인정받는 진리가 되었다. 문제는 혈액이 어떻게 해서 생산되는가였다. 동맥과 정맥이 서로 다른 기능을 하고 심장에서 나온 피는 선명한 빨간색을 띠는 동맥피라는 사실은 알고 있었지만, 쉴 새 없이 심장으로부터 혈관으로 배출되는 혈액이 어떻게 생성되는지에 대해서는 17세기에 들어서기까지 아무도 제대로 된 답을 내놓지 못했다. 음식

으로 섭취된 것들이 몸속에서 피를 만드는 재료가 될 것이라는 막연한 생각뿐이었다.

하비가 혈액이 순환할 것이라는 가설을 세운 것은 심장에서 배출되는 피의 양을 측정해본 결과 음식으로부터 만들어진다고 보기에는 하루에 필요한 혈액의 양이 너무 많았기 때문이다. 그의 계산에 따르면 심장에서 하루 동안 조직으로 내보내는 혈액의 양은 성인의 경우 체중의 약 100배에 이를 정도로 많았으므로 음식을 통해 혈액이 생성된다는 것은 이론적으로 불가능한 일이었다. 당시 의학의 중심지라 할 수 있는 이탈리아 파두아 대학에서 의학을 공부한 하비는 이후 케임브리지 대학에서 해부학과 생리학을 가르치며 연구를 계속한 끝에 1616년 혈액이 순환한다고 결론 내렸다. 그러나 이는 당시를 지배하고 있던 믿음 체계와는 너무나도 달랐으므로 16년간이나 고민과 검증을 계속했고, 1628년이 되어서야 발표할 수 있었다.

하비는 혈액이 순환한다는 자신의 이론을 증명하기 위해 먼저 해부를 실시했다. 갈레노스의 해부 이론에 따르면 좌심실과 우심실을 통하는 작은 구멍이 있다고 되어 있었으나, 인체를 해부한 결과 두 심실을 통하는 구멍은 발견할 수가 없었다. 수학적으로 성인의 좌심실 부피(56ml)×맥박수(75회/분)×60분/시간×24시간/하루=6,048리터라는 결과를 얻은 그는 하루에 성인 한 명이 6,048리터의 혈액을 생산하는 것은 불가능하다고 보았다.

또 뱀의 혈관을 묶는 실험을 해본 결과, 대동맥을 묶으면 심장에 피가 모이지만 대정맥을 묶으면 심장이 비게 된다는 사실을 알 수 있었다. 따라서 심장의 피는 대동맥을 통해 밖으로 나갔다가 대정맥을 통해 들어온다는 결론을 얻었다.[2](1-4)

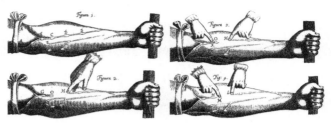

스승인 해부학자 파브리치우스(Geronimo Fabricius)가 "정맥의 혈액이 심장을 향해 흘러가며, 반대로 거슬러 흐르지 않도록 곳곳에 마개가 붙어 있다"[3]고 주장한 내용에서 혈액 순환의 힌트를 얻은 그는 혈액순환이론을 정립함으로써 의학 역사의 한가운데에 우뚝 설 수 있었다. 하비가 '생리학의 아버지'라는 별명과 함께 위대한 과학자라고 평가받는 것은 혈액순환이론을 증명하는 과정이 아무도 이의를 제기할 수 없을 만큼 과학적으로 완벽했기 때문이었다. 후대의 과학자들이 의학 연구를 위해 하비가 했던 것과 같은 과학적 방법을 널리 이용함으로써 의학 발전이 촉진될 수 있었다.

현미경이 발달하지 않았던 까닭에 하비는 동맥과 정맥을 연결하는 모세혈관을 보지 못한 상태로 세상을 떠났지만, 그가 사망하고 4년이 지난 1661년 말피기(Marcello Malpighi)가 자신이 만든 현미경으로 동맥과 정맥을 이어주는 모세혈관을 발견함으로써 혈액순환이론을 완성했다.

새로운 학문의 산실이 된
영국 왕립학회

17세기 초 이탈리아 피사 대학교 교수 갈릴레이(Galileo Galilei)의 지동설을 시발점으로 물리학과 천문학에서 이전에는 모르고 있던 사실들이 계속 밝혀지면서 새로 발전하는 학문에 관심을 가진 이들이 늘어났다. 르네상스 이후 학문의 중심지 역할을 하고 있던 이탈리아로부터 여러 가지 새로운 사실이 알려지고 있을 때, 스페인·포르투갈·네덜란드 등은 상업적 이익을 찾아 나라 밖의 새로운 세상으로 항해를 시작했다. 이들에 뒤질세라 영국도 새로운 땅을 찾아 배를 띄워 보내기 시작했고, 이것이 1620년 아메리카 대륙 개척을 위한 첫 깃발을 꽂는 계기가 되었다.

이미 의사로 능력을 인정받고 있던 하비는 1623년에 영국 왕 제임스 1세의 시의, 1627년에는 찰스 1세의 시의로 임명되는 등 자신의 위치를 확고히 한 다음 1628년 혈액 순환을 주장하는 책을 출판했다. 그러나 과학적이며 확실한 증거를 제시했음에도 불구하고 역풍을 맞아야만 했다. 스승인 파브리치우스마저 그의 연구를 비난했고, 찾아오는 환자가 급감하는 등 어려움을 겪기도 했다.

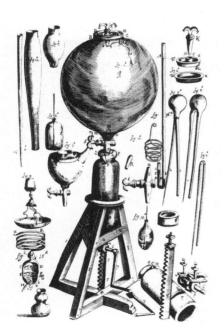

1-5 공기의 압력에 관한 보일의 실험. *New Experiments Physico-Mechanical: Touching the Spring of the Air and their Effects*, 1660.

1642년 영국에서는 왕당파와 의회파 간에 내전이 일어났다. 내전은 결국 의회파의 승리로 끝나 찰스 1세는 처형되고, 왕정 대신 공화정이 시작되어 크롬웰(Oliver Cromwell)이 즉위했다. 독재정치를 펼치던 크롬웰이 1658년에 사망하자 그의 아들이 집권했으나 차라리 왕정이 낫겠다고 판단한 귀족들에 의해 2년 만에 쫓겨나고, 대신 나라 밖으로 추방되어 프

랑스를 전전하던 찰스 1세의 아
들 찰스 2세가 왕좌에 올랐다.

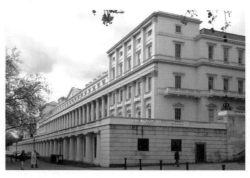

　이미 유럽 여러 나라에서는
새로운 학문(과학)을 하는 사람
들이 '아카데미'라는 이름으로
모임을 만들어 함께 토론하고
공부하는 분위기가 형성되고 있

1-6 영국 왕립학회.

었다. 영국에서도 아일랜드 출
신으로 공기의 압력에 관한 법칙으로 이름을 남긴 보일(Robert Boyle)[1-5],
런던 대화재 후 건축한 세인트폴 대성당을 설계한 렌(Christopher Wren),
코르크마개를 관찰하여 '세포(cell)'라는 용어를 처음 사용하고(세월이 흐
른 뒤에 그가 관찰한 것은 세포가 아니라 세포막이었다는 사실이 알려졌다) 물리학
에서 탄성체에 관한 법칙을 발견한 후크(Robert Hooke) 등의 주도로 모임
이 결성되었다. 훗날 이 모임의 회장을 맡게 되는, 초창기 모임에서 서기
역할을 한 젊은 과학자가 바로 뉴턴(Isaac Newton)이었다.

　1660년에 결성된 이 모임은 권위를 갖기 위해 찰스 2세를 회원으로 받
아들였고, 이로 인해 '국립(National)' 대신 '왕립(Royal)'이라는 표현을 쓰
는 계기가 되었다. 영국 왕립학회는 어느 나라의 국립아카데미보다도
활발한 활동을 펼쳤다.[1-6]

과학의 초기 이름은
자연철학이었다

　　　왕립학회를 결성한 영국의 학자들은 활발하게 모

임을 가졌다. 하비가 혈액의 순환을 증명하기 전부터 피가 인체에서 중요한 기능을 하고 있다는 사실을 알고, 피를 주입하여 인체의 건강을 유지하려는 시도가 있었다. 이러한 수혈은 거의 실패로 돌아갔다. 하지만 실패의 원인을 찾아 다음의 성공을 기약하는 것이 학문의 속성이니만큼, 보일과 렌은 1659년부터 1665년까지 개의 정맥에 피를 주입하는 실험을 한 후 그 결과를 보고하거나, 왕립학회 회원들이 보는 앞에서 직접 시연하기도 했다. 생명체 밖으로 나온 피가 바로 응고되기 시작하는 것을 막을 방법도 없었고 혈액형에 대해서도 알지 못했으니 결과는 늘 실패였다.[4]

이 시기에 눈에 상이 맺히지 않는 맹점이 존재한다는 사실이 왕립학회에 보고되었다. 평소에는 양 눈이 서로 다른 상을 맺으므로 맹점에 상이 맺히더라도 다른 쪽 눈이 그 상을 인지하여 맹점의 존재를 모르고 있었지만, 인체를 해부하는 과정에서 시신경이 망막을 찢고 대뇌로 주행하며 이 찢어진 부위에는 상이 맺히지 않는다는 사실을 알게 된 것이다. 이 야기를 전해들은 찰스 2세는 "30cm 떨어진 곳에 위치한 점이 보이지 않는다면 3m 떨어진 곳에서는 점보다 훨씬 큰 것도 보이지 않을 수 있는가?"라고 질문했다. "그렇다"는 대답을 들은 찰스 2세는 그 후로 가끔씩 궁전을 돌아다니다 시녀를 세워놓고 적당한 거리를 유지한 채 그 시녀의 목이 사라진 것처럼 보이는 실험을 하며 즐거워하곤 했다.

네덜란드의 유리가공업자 레벤후크(Anton van Leeuwenhoek)가 자신의 발견 내용을 보고한 곳도 영국 왕립학회였다. 렌즈의 응용 방법에 관심을 가졌던 레벤후크는 아주 작은 물질을 확대할 수 있는 기구를 제작했다.[1-7] 이를 이용해 처마 끝에 흐르는 빗물을 비롯한 여러 가지 재료를 관찰한 후 매우 상세한 그림으로 남겨놓았다.[1-8] 오늘날 레벤후크가 남긴 그림을 토대로 그가 세균·곰팡이·정자 등을 처음 발견한 사람이라고 인정하고 있다. 취미생활로 연구했을 뿐 학문세계와는 거리가 있었던 레벤후크의 발견을 전해들은 그라프(Regnier de Graaf, 그라프 여포 발견자)는 그의 보고서 작성을 도와주어 1676년 영국 왕립학회에 이 내용을 알리게 했다.

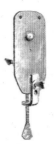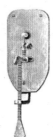

1-7 1886년 과학잡지에 실린 '레벤후크 현미경'의 도안. *Journal of the Royal Microscopical Society*, 1886. 휘플과학박물관 소장, 영국 케임브리지.

이러한 사실을 알게 된 후크는 네덜란드까지 찾아가서 레벤후크와 힘을 합쳐 현미경을 개량하고 함께 관찰을 하는 등 연구를 계속했다. 후크는 아마추어 과학자 레벤후크가 현미경을 제작한 원리를 전해 들었으며, 둘은 협력하여 최초의 복합현미경을 개발함으로써 현미경 발전에 한 획을 그었다. 최초의 복합현미경 개발자로 레벤후크와 후크의 이름이 별도로 거론되는 경우가 대부분이지만, 정황상 둘의 협력 연구 결과로 보는 것이 타당하다.

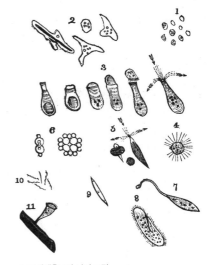

1-8 레벤후크가 남긴 그림.

이와 같이 근대에 접어들어 과학 발전에 가속이 붙기 시작할 무렵 과학 역사의 초창기를 장식한 학자들은 자신들이 '자연철학 (natural philosophy)'을 하고 있다고 말했다. 아직 '과학(science)'이라는 용어가 사용되기 전이었고, 과거의 학자들은 철학(philosophy)을 했지만 자신들은 베이컨(Francis Bacon)이 주장한 자연철학자로 불리기를 원한 것이다.

이들보다 반세기 앞서 영국에서 활약하면서 새로 태동하는 학문에 관심이 컸던 베이컨은 과거의 학자들이 추구한 학문적 방법보다 더 진보된 방법, 즉 자연에 대한 적절하고 올바른 추론에 따른 해석이 필요하다고 생각했고, 이러한 해석에 관한 논의를 자연철학이라 불렀다. 과거의 학문이 철학이라면 자신이 추구하는 학문은 방법과 추론에서 한층 진보한 자연철학이라는 것이다. 초기에 영국 왕립학회를 결성한 학자들은 베이컨의 영향을 많이 받아 자신들이 추구하는 학문을 자연철학이라 일컬었다.

'자연철학'은 이후 '과학'이라는 용어로 발전한다. 과학은 이전에는 없던 학문이 새로 생겨난 것이 아니라 학문을 추구하는 방법과 태도의 변화에 의해 탄생한 것으로, 앞에서 말했듯 연구 방법에 대한 용어일 뿐이다. 따라서 베이컨이 추구하고 그를 따른 학자들이 사용한 방법을 응용하여 학문을 연구한다면, 인문과학·사회과학과 같이 과학이라는 용어를 사용하는 것이 전혀 이상할 게 없다.

오늘날 흔히 분류하는 것처럼 물리학·화학·생물학·천문학은 과학의 한 분야이고, 인문학·사회학은 과학과 별도의 학문처럼 여기는 것은 학문의 본질을 모르는 것일 수밖에 없다. 물리학·화학·생물학·천문학은 과학이라기보다 과학적 연구 방법을 주로 사용하는 학문이고, 여기에도 철학을 비롯해 인문학적·사회학적 내용이 가미되어 있다고 해야 옳다. 따라서 의학은 과학이 아니라 과학을 이용해 크게 발전한 학문이고, 연구를 위해 관찰과 실험에 중점을 둔 과학적 방법을 주로 이용하고 있으며, 그 외에 인문학적·사회학적 내용도 가미되어 있는 학문이다.

의학교육에서
인문학이 왜 필요할까?
인문학 교육의 필요성

현대 의학교육의 모태가 된
「플렉스너 보고서」

        오늘날 전 세계에서 이루어지고 있는 의학교육과
정은 1910년 카네기 재단의 후원을 받은 플렉스너(Abraham Flexner)가 당
시 미국에서의 의학교육과정과 기관을 조사한 후 앞으로 의학교육이 어
떻게 행해지는 것이 좋을까에 대한 제안에 의해 탄생한 것이다. 당시의
의학교육에 대해 이와 같은 문제제기가 이루어진 것은 의사들의 자질이
천차만별이었기 때문이다.

존스홉킨스 의과대학이 1893년에 최초로 4년제 정규과정을 선택했지만 17년이 지난 1910년에도 여전히 '도제교육'이 함께 이루어지고 있었다. 플렉스너는 연구와 조사를 통해 존스홉킨스 의과대학을 가장 이상적인 모델로 판단하고, 의학을 공부하려는 목표를 지닌 학생들은 4년제 대학을 졸업하고 과학적 기초를 충분히 닦은 뒤에 의학교육을 받기 시작하여 기초의학과 임상의학을 포함한 4년제 교육을 받는 것이 바람직하다고 보고했다.[5] 현재 세계적으로 의사가 되려면 의예과 2년을 보낸 후 의과대학에서 의학을 4년 공부하거나 미국의 의학전문대학원처럼 학사학위 취득 후 4년간 더 공부를 해야 한다.

2011년 앤더슨(W. D. Anderson)은 「플렉스너 보고서(Flexner report)」가 나온 이후의 의학교육에 대해 다음과 같이 주장했다.

> 플렉스너 이전의 의학교육은 포퓰리즘(민주주의)적이었다. 사회적 지위, 지적 수준, 학위나 성별, 인종 등 모든 것과 상관없이 의학교육을 받고자 하는 사람을 막지 않았다. 플렉스너는 이러한 상황을 바꾸고자 했다. 그 결과 인가받은 의학교육기관이 크게 줄었으며, 그로 인해 예상치 못하게 평범한 사람들이 의학을 공부할 기회가 감소했다. 엘리트 계급만 비싸고 힘든 의학교육을 감당할 수 있게 된 것이다.
> 이제부터 의학교육을 담당하는 사람들과 학생들은 첫째, 연구와 사회봉사라는 대학의 2가지 역할을 해야 한다. 둘째, 외부에서 동력과 에너지를 얻어야 한다. WebMed, Google Health, My Health Info 등 의학정보가 집약된 사이트들이 많이 등장했다. 이것도 모자

라 이제는 글로벌 네트워크인 'e-patient'가 만들어졌다. 사람들은 여기에 자신의 의료정보를 올리고 지식과 경험을 공유한다. 의료기관의 관리나 제한에서 벗어난 것이다. 셋째, 의학계는 더 넓은 사회로 나가야 한다. 이것은 의학과 의료를 인간 중심으로 만들기 위한 노력의 일부다. 넷째, 의학은 끊임없이 자기분석을 위해 노력해야 한다.[6]

인간 중심의 교육은 플렉스너 이후 행해진 교육과정에 변화를 요구했다. 최근 의학교육과정에는 국내외를 막론하고 문제중심 학습, 팀바탕 학습, 성과중심 학습 등 수많은 새로운 교육 기법이 등장하는 중이다. 플렉스너가 표준화한 교육 방법의 도입을 주장했다면, 오늘날 도저히 감당할 수 없을 만큼 늘어난 지식은 그것을 주입하기보다 공부하는 방법을 익히는 방향으로 변화하고 있다. 사례를 통해 문제를 해결하는 방법, 멘토에 의한 추가 학습, 도제식 관계 등 결과적으로 한 세기 이상 전에 행해지던 교육 방법을 재사용하게 됐으며, 치유와 예술이 과학과 쉽게 조화를 이루던 과거의 모습을 현대의 의학교육에 재도입하려는 시도가 이루어지고 있다.

앤더슨은 과학적 의학에 충실한 플렉스너 의학의 "골고루 더 힘들고 비용이 더 드는(more uniformly arduous and expensive)"이라는 유명한 표현을 넘어 이제는 의학교육에 인간적인 측면을 좀 더 담아야 한다고 주장했다. 현대의 의학교육에서는 자기성찰이 잘 이루어지고 있으며, 최신 지식을 갖추면서도 환자를 편안하게 해주고, 환자의 이야기에 귀를 기울이는 인내심을 가진 의사가 될 수 있도록 가르치고 있다는 것이 앤더슨의 분석이다.

좋은 의사와
나쁜 의사란?

　　　　　　　　의사는 질병이 존재함으로써 존재하는 사람이다.
질병을 가지고 있는 사람을 환자라 하므로, 환자의 발생이 의사라는 직
업을 탄생하게 한 셈이다. 오래전 질병이란 공포의 대상이었고, 용한 의
사를 만나지 못하면 생명을 잃어야 하던 시절에는 병만 낫게 해주면 훌
륭한 의사라는 평가를 받기도 했다. 50년 전만 해도 우리나라에서 대학
이란 소수의 정예만이 다니는 곳이었다. 4년제 대학도 아니고 6년을 공
부하여 의사면허를 취득했다면 어쨌든 공부를 가장 많이 한 사람이므
로 어느 정도의 권위를 갖는 것은 지극히 당연한 일이었다. 의사의 말 한
마디는 대단한 권위를 지녀 환자 입장에서는 지시사항을 무조건 따라야
했다. 또 의학이 아닌 다른 분야의 이야기라 하더라도 의사의 말이라면
어느 정도 신뢰할 만한 것이라고 여겨졌다. 의학박사라면 그 권위는 한
층 더 올라갔다.

　그러나 지금은 다르다. 환자를 감동시켜야 할 고객으로 대하지 않으
면, 그 의사만이 자신의 의학적 문제를 해결해줄 것이라는 확신이 없다
면, 환자는 다른 의사를 찾게 된다. 반세기 전에는 의사가 마음에 들지
않는다고 옆마을로 갈 차비도 없었고, 그곳에 간다고 더 잘 돌봐줄 의사
를 찾는다는 보장도 없었다. 하지만 지금은 길거리에 줄지어 있는 게 병
원이고, 의사가 제대로 처치를 해주는지 확인할 수 있는 정보가 곳곳에
널려 있다.

　그런데 실제 보통 사람들이 생각하는 의사상과 전혀 맞지 않는 행동을
태연히 저지른 의사들도 있었다. 가장 대표적인 '나쁜 의사'로는 제2차 세
계대전 당시 아우슈비츠 감옥에서 일했던 독일 의사와 관동군 731부대에

서 활약한 일본 의사를 들 수가 있다.

아우슈비츠 수용소장 루돌프 헤스에 의해 임명된 멩겔레(Josef Mengele)는 40만 명이 넘는 유대인들과 소련 포로들을 대상으로 강제 생체실험을 한 것으로 유명하다. 그는 초기에 인류학을 공부하면서 의학에 뜻을 둔 평범한 의학도였다. 그러나 아우슈비츠에서 근무를 시작한 뒤에는 실험 대상과 가스실에서 죽일 유대인들을 분류하는 일을 하면서 수감자들에게 '죽음의 천사'라 불렸다. 수감자들에게는 악마와 다름없었지만, 놀라운 사실은 멩겔레는 자신의 행위에 전혀 죄책감을 느끼지 않았다는 점이다.[1-9, 1-10]

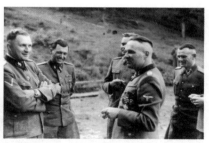
1-9 독일 나치당의 주요 인물들(1944). 왼쪽에서 두 번째 인물이 요제프 멩겔레이다.

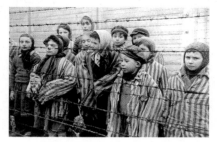
1-10 소련군이 촬영한, 멩겔레의 생체실험에서 살아남은 아우슈비츠의 어린이들(1945).

멩겔레는 아우슈비츠에 끌려온 유대인의 95%가 가스실에서 목숨을 잃는 과정을 지켜보면서 수감자들의 심리상태를 관찰 기록하고 정신과 의사로서의 소양을 닦았다.

전쟁이 끝난 후 아우슈비츠 감옥에서 기적적으로 살아난 유대인 의사 빅터 프랭클은 멩겔레를 찾기 위해 수소문했으나 소련군에 끌려갔다는 이야기만 전해 듣게 된다. 한참의 세월이 흐른 뒤 프랭클은 소련에 끌려가 오랜 기간 투옥된 바 있는 오스트리아 외교관에게서 다음과 같은 이야기를 들었다.

"루비앙카 감옥에서 J(요제프 멩겔레) 박사를 알게 되었습니다. 그는 방

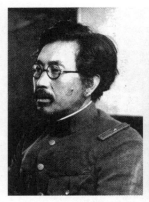
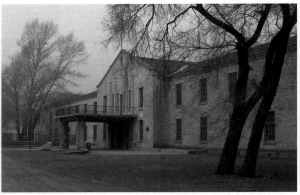

1-11 이시이 시로(왼쪽)와 중국 하얼빈에 있는 731 부대 유적지(오른쪽).

광암으로 마흔 살쯤 죽었지요. 하지만 죽기 전에 그는 프랭클 박사님이 상상할 수 없을 정도로 좋은 사람이었습니다. 모든 사람에게 위안을 주었죠. 그는 인간이 상상할 수 있는 가장 높은 수준의 도덕적 차원에 도달해 생을 마쳤습니다. 감옥에 그렇게 오랫동안 있는 동안 내가 사귄 친구 중에서 가장 좋은 친구였습니다.'"[7]

일본어로 통나무를 뜻하는 '마루타'는 사람을 통나무처럼 여기고 각종 생체실험을 한 것에서 유래한 명칭으로, 여러 가지 방법으로 비인간적이고 비윤리적인 생체실험의 대상이 된 사람들을 가리킨다. 관동군 731 마루타 부대 수용소장이자 의사인 이시이 시로(石井四郎)는 전쟁이 끝날 무렵, 자신이 행한 일의 흔적을 지우기 위해 엄청난 노력을 기울였다.[1-11] 그는 전범재판을 받지 않게 해달라는 조건을 걸어 자신의 연구 결과를 미군에 넘기고 편안한 여생을 살다 1959년에 후두암으로 세상을 떠났다. 이시이가 가지고 있던 생체실험 자료를 얻은 미국은 전범재판에 세우지 않겠다는 그와의 약속을 지킴으로써 국익을 위해서라면 비윤리적인 행위도 서슴없이 저지를 수 있다는 사실을 여실하게 보여주었다.

전쟁이 끝난 후 일본은 "731부대는 공식적으로 존재하지 않았다"고 발표했지만, 이를 추적한 사람들에 의해 마루타 관련 책이 다수 출간되었다. 또 731부대에게 가장 큰 피해를 입은 중국은 1990년 〈마루타〉라는 영화를 통해 그 참혹한 행위를 전 세계에 고발하기도 했다. 731부대의 행위를 눈감아준 미국도 비밀유지 기간 50년이 지난 1990년대 말부터 관련 자료를 공개하기 시작함으로써 일본의 발표가 거짓임을 확인해 주었다.

이시이도 멩겔레와 마찬가지로 자신의 행위에 대해 별다른 죄의식이 없었으며, 오직 나라와 학문의 발전을 위해 잔혹한 행위를 저지른 것으로 알려져 있다. 자신의 일에 관련된 가치관에 대해 제대로 된 교육을 받지 못한 사람은 언제라도 죄의식 없이 타인에게 비인간적이고도 비윤리적인 행위를 할 수 있다는 사실은 사람의 생명을 다루는 의사에게 필요한 덕목을 더 많이 교육해야 할 필요성을 보여주는 예라 할 수 있다.

의학교육은 나날이 변한다

미국과 캐나다의 의학교육기관 연합체인 미국 의과대학협회는 1984년 21세기 의사상을 담은 보고서를 발행했다.[8] 21세기의 의사상을 갖추기 위해 여기서 제안한 내용은 "의과대학 교육과정은 자연과학과 사회과학, 인문학 분야의 폭넓은 공부를 할 수 있도록 해야" 하며, "학자로서의 능력을 위해 글쓰기 능력, 자기주도학습 능력, 비판적 분석 능력, 진료에 필수적인 가치와 태도를 개발할 수 있는 능력, 사회에 공헌하는 능력들을 갖도록" 하는 것이다.

우리나라 의과대학장 및 의학전문대학원장 협의회에서도 2000년 다음과 같은 의학교육 목표를 발표했다.

1. 기본적인 의학 지식과 수기에 익숙하며, 평생 스스로 학습할 수 있는 능력을 가진 의사를 양성한다.
2. 의료 현장에서의 문제를 종합적으로 분석하고, 이해하고, 이를 처리하는 능력을 가진 의사를 양성한다.
3. 전인적인 치료와 더불어 질병 예방과 건강증진을 수행할 수 있는 의사를 양성한다.
4. 의료에 영향을 주는 인문·사회과학 분야 지식과 의료관리 능력을 갖춘 의사를 양성한다.
5. 도덕적이고 이타적이며 지도자적인 의사를 양성한다.

1910년 플렉스너가 제안한 과학 중심의 의학교육과 비교해보면 우리나라에서 발표한 목표 중 4번과 5번은 과거의 의학교육에서는 거의 다루지 않았던 내용이다. 미국 의과대학협회에서 제안한 내용은 21세기에 활약할 의사를 양성하려면 의학교육의 틀이 전체적으로 바뀌어야 함을 보여준다. 교육의 목표가 달라졌으니 교육 내용이 달라지는 건 당연한 일이다.

의학 지식, 의료기기를 다루는 기술, 환자를 대하는 태도를 의학의 3요소라 할 때, 의학 지식과 의료기기를 다루는 기술이 중요하다는 것은 두말할 나위가 없다. 과거에는 그 2가지만 갖추더라도 의사의 자질이 충분하다고 봤으나 현재는 그 외에도 갖추어야 할 것들이 훨씬 많아진 것이다.

이처럼 의사에게 요구되는 자질이 많아지고 교육해야 할 내용이 늘어나는 것은 세상이 변해가기 때문이다. 의료정보가 개방됨으로써 정보의 확산이 쉽게 이루어지고, 이에 따라 환자의 지식 수준이 향상되어 직접 치료하려는 시도도 많아지고 있다. 과학적 증거를 찾아 좁은 범위에서 의학적 문제를 파악하는 것에서 벗어나고 있을 뿐 아니라, 거시적 관점에서는 질병을 고치는 게 아니라 환자를 고쳐야 할 상황에까지 이르렀다.

의과대학에서 이루어지는 획일적인 교육이 학생들의 능력을 획일화하여 잠재력을 억누르지는 않았는지, 그 결과 다양한 분야에서 뛰어난 역할을 할 수 있는 미래의 의사를 길러내기에 부족하지 않았는지를 성찰하게 되었다. 또 민주화, 인간성 회복, 소비자의 지위 향상 등과 같은 사회환경의 변화는 의사와 환자의 관계 역시 변화시켰고, 이에 대응할 수 있도록 의학교육에 변화가 필요함을 깨닫게 했다. 기술의 발전이 급속한 사회 변화를 가져왔으므로, 의학교육에서도 기술의 발전에만 치중할 게 아니라 그에 따른 사회문제 해결 방법 등을 가르쳐야 할 필요가 생긴 것이다. 이와 같은 것들이 현대 의학교육에서 인문학 교육이 뒷받침되어야 하는 이유라 할 수 있다.

인문학적 관점에서
의학과 의료 바라보기
의료인문학의 중요성

의사에게 필요한
인문학적 소양

1910년 의학교육 개혁을 위한 플렉스너의 보고서 덕분에 과학을 중심으로 하는 의학교육과정이 형성된 것은 의학 발전에서 매우 중요한 사건이었다. 지금은 많은 사람들이 의학을 과학의 한 분야로 취급할 정도로 '과학적 의학'에 익숙하고, 의학의 발전 또한 과학적 근거에 의한 것이었음은 누구도 부인할 수 없을 것이다.

가령 몸 어딘가에 이상 징후를 느껴 병원을 방문했다고 가정해보자.

두 명의 의사 중 한 명을 선택해야 할 상황인데, 한 명은 무슨 병이든 고칠 수 있는 유능한 의사지만 환자를 대하는 태도가 마음에 들지 않고, 다른 한 명은 난치병은 못 고치고 일반적인 병만 고칠 수 있는 의사인데 매우 친절하다면 둘 중 누구에게 진료를 받고 싶은가?

 '일반적인 병'이란 감기와 같이 주변에서 흔히 볼 수 있고 의사라면 누구나 고칠 수 있는 병을 가리킨다고 가정하자. 수많은 병 중에서 일반적인 병이 차지하는 정도가 크지는 않겠지만 환자수로는 90%가 넘을 테니(통계를 낸 적은 없지만 특별히 난치·불치의 병을 담당하는 의사가 아닌 보통의 의사라면 누구나 자신을 찾아오는 환자를 90% 이상 치료할 능력은 가지고 있다) 일반적인 의사에게 중요한 것은 희귀난치병을 진단하고 치료하는 것이 아니라, 환자를 진찰한 후 자신이 그 병을 고칠 수 있는지 아닌지를 판단하는 것이다. 때로는 치료를 해봐야 아는 경우도 있지만 그렇다고 해도 치료를 했을 때 어떻게 될 것인지는 대략적으로나마 짐작할 것이며, 효과가 없더라도 심각한 상태에 처하지는 않는다는 예상이 가능한 경우에나 직접 치료를 시작할 것이다. 그게 아니라면 특정 질병을 전문적으로 담당하는 대학병원 등에 진료를 의뢰하는 것이 바람직하다.

 따라서 어느 정도 실력 있는 의사라면 환자를 대하는 태도도 실력 못지않게 중요하다. 어린 학생들을 잘 가르치고 돌봐야 하는 초등학교 교사가 한국 최고의 학술지식을 갖춘 사람일 필요는 없는 것과 마찬가지로, 대부분의 의사가 치료할 수 있는 일반적인 병의 경우에는 치료는 기본이고, 환자가 마음 편하게 치료에 임할 수 있도록 정신적인 안정을 갖게 하는 것도 의사에게 필요한 중요한 소양의 하나라는 뜻이다.

 여기에 더해 각종 매스미디어에 노출되어 있는 현재의 의료 환경에서는 좋은 의사로 인정받으려면 글도 잘 써야 하고, 말도 잘해야 한다. 물론 이런 소양은 의사뿐 아니라 각 분야의 전문가라면 누구에게나 필요하다고 할 수 있다. 사회가 다양해지고 경쟁이 치열해지다 보니 각자가 갖춰야 할 소양도 많아지고, 특히 병원에서 고객에 대한 서비스가 강화되어 의사에게도 과거에는 불필요하다고 생각되었던 다양한 인문학적 소양이 요구되고 있는 것이다.

환자를 중심에 두는
인문학적 의학의 대두

수개월 전부터 가슴 부위에 가끔씩 되풀이되는 통증을 느끼던 47세 남성 직장인이 개인병원을 찾아가 그동안 느낀 불편함을 호소하자, 문진을 하고 청진기로 심장박동과 호흡하는 소리를 들어본 의사는 가슴 부위의 X선 사진을 찍고 피를 소량 채취하여 성분 분석을 하는 등 몇 가지 검사를 실시했다. 그리고 며칠 후 환자가 두 번째로 내원하자 의사는 "검사 결과 아무 이상이 없으니 가슴에 통증이 계속되거나 심해지면 다시 한 번 찾아오라"고 환자를 안심시켰다. 그러나 환자는 이상이 없다고 하니 한편으로는 안심하면서도 의사가 뭔가를 빠뜨렸을 수도 있다는 생각에 썩 마음이 편하지는 않았다. 게다가 집으로 돌아가는 중 또 한 번 가슴에 통증을 느끼고 나자 마음이 더 불안해졌다. 정말로 아무 이상 없는 것일까?

의사는 나름대로 최선을 다해 진료를 했다. 그리고 몇 가지 검사를 통해 질병 가능성을 찾으려 했지만 특별한 이상을 찾지 못했다. 이 경우 병원을 찾아온 환자에게 아무 이상이 없다고 하는 것을 타당한 해석이라 할 수 있을까?

과거의 정의에 의하면 의사는 환자의 몸에 생긴 이상(병)을 바로잡아 주는 직업을 가진 사람이다. 환자는 주관적으로 자신의 몸을 해석하여 이상이 있다고 판단하는데, 의사는 객관적으로 그 사람의 몸을 해석한 후 이상을 찾지 못할 경우 아무 문제가 없다고 말한다. 이것이 바로 현대의학의 맹점이다.

환자가 어딘가 이상이 있다고 호소하면 의사는 그걸 인정하고 진료에 임해야 한다. 진찰을 통해 특별한 이상을 찾지 못했더라도 환자가 왜 이상이 있다고 느끼는지 공감하고, 의학적 지식을 총동원해 환자가 처해 있는 상황을 이해하고자 할 때 문제 해결의 실마리를 찾을 가능성이 높다.

과학에 바탕을 두는 현대의학의 문제점은 의학의 중심이 환자에서 질병으로 옮겨가면 갈수록 의사가 환자의 고통에 무관심해지고 오로지 객관적으로 드러나는 이상 징후에만 집중한 채 환자를 기계 대하듯이 하는 현상이 심화되는 것이다. 각종 의료 기술의 발전이 의학 발달에 공헌한 것은 분명하지만, 의사가 환자를 돌보기보다 질병 치료에 몰두함으로써 인간성 상실의 위험에 처한 것도 사실이다. 그리고 이것이 오늘날 인문학적 의학이 강조되는 이유다.

개인의 특성을 인정하는
공감 능력의 필요성

의사에게는 환자가 호소하는 내용에 공감하는 것이 중요할 뿐 환자를 판단하고 평가하는 일은 필요치 않다. 그러나 의사가 환자의 이야기에 귀를 기울이는 것은 의학의 기본이며, 무엇과도 바꿀 수 없는 중요한 일이다.

손바닥을 펴서 둘째손가락과 넷째손가락 중 어느 손가락이 더 긴지 살펴보자. 손가락 길이는 태아 시절에 어머니 뱃속에 머물고 있을 때 테스토스테론(testosterone)에 얼마나 노출되느냐에 따라 정해진다. 테스토스테론에 많이 노출되면 넷째손가락이 둘째손가락보다 길고, 적게 노출되면 그 반대가 된다. 테스토스테론은 여성보다 남성에게서 많이 발현되는 호르몬이므로 일반적으로 남성은 넷째손가락이 둘째손가락보다 더 길고, 여성은 둘째손가락이 넷째손가락보다 더 길다.[1-12]

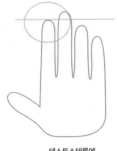

테스토스테론에
적게 노출된 경우
(여성형)

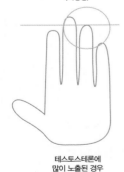

테스토스테론에
많이 노출된 경우
(남성형)

1-12 테스토스테론 노출에 따른 손가락 길이 비교.

『화성에서 온 남자, 금성에서 온 여자』라는 책에 소개된 일화처럼, 남성과 여성 사이에는 서로 인지하지 못하는 엄청난 차이가 존재한다. 어린이와 성인도 마찬가지다. 의학도들이 공부해야 하는 소아청소년과학 교과서에 "어린이는 어른의 축소판이 아니다"라는 내용이 있다. 한의학에서도 조선 중기까지는 사람을 어린이·남성·여성으로 구분하다 조선시대 말에 이르러 노인을 따로 취급하게 되었으며, 서양의학에서도 노인의학이 별도의 분야로 다루어지고 있다.

이 모든 것은 환자를 '사람'이라는 한 무리로 다루는 것이 아니라 더 작은 단위로 구분해 그 단위에 맞는 의학적 처치가 필요함을 보여준다. 단위를 더욱 작게 하여 개인별로 대하면 더 바람직할 것이다. 실제로 21세기의 분자의학은 개인별 맞춤의학을 추구하고 있다(제7장 내용 참조). 의학이라는 학문은 전체 인구를 대상으로 연구된

통계학적 자료의 바탕 위에 이루어졌지만, 실제로 행해질 때는 통계가 아니라 개인별 특성을 고려하여 전개되어야 한다. 개인별로 특화된 의학이 행해지려면 의사들에게 공감 능력을 포함한 인문학적 소양이 요구될 수밖에 없다.

글로벌 시대에도 인문학적 의학이 중요하다

중세의 봉건주의를 거쳐 근대에 접어들면서 인류는 자본주의를 선택했다. 마르크스 등은 자본주의의 모순을 지적하며 이를 해결하기 위한 방법으로 공산주의를 주장하기도 했지만 공산주의는 한 세기 만에 실패로 돌아가고, 현재는 자본주의가 대세로 자리 잡았다. 그러다 보니 '경제'가 국가 경영의 핵심요소로 떠오르게 되었다.

따라서 정부는 경제 활성화에 도움이 되는 정책 수립에 힘을 쏟게 마련이다. 최근에 "세계 정상급인 우리나라의 의료 수준을 잘 이용해 의료관광을 활성화해서 미래의 자원으로 삼아야 한다"라는 이야기가 자주 들려오곤 한다.[1-13] 의료관광은 우리나라에서 논의되기 전에 이미 싱가포르와 태국에서 사업화한 것이며, 현재는 인도가 이들 나라의 뒤를 이어 아시아에서 삼각구도를 형성하고 있다. 후발주자인 한국이 이들 나라와 비교하여 경쟁력을 가지려면 어떻게 해야 할까?

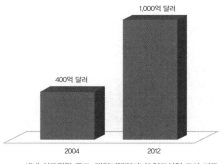

1-13 세계 의료관광 규모, 맥킨지앤컴퍼니&인도산업 조사 자료 참고

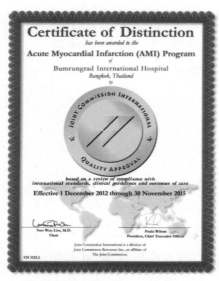

1-14 범룽랏 병원의 JCI 인증 마크.

아직 국제사회에서 공용으로 인정되는 의사면허는 존재하지 않는다. 단지 자신이 활동하고자 하는 나라의 의사면허를 취득한다면 그 나라에서 활동하는 데는 문제가 없다. 다만 우리나라 경제 수준의 향상과 더불어 한국 면허를 인정해주는 나라가 있기는 하다. 그러나 이들 나라들도 그 나라의 경제 수준이 향상되면 한국 면허를 인정해주지 않는 식으로 정책을 수정할 가능성이 크다. 현재 지구상에서 가장 강력한 국가인 미국의 의사면허를 얻는 것도 한 가지 방법이 될 것이다. 그러나 활동하려는 국가에 관계없이 엄청나게 비싼 수험료를 지불해가며 미국 의사면허를 취득하는 것은 불합리한 일이다.

일찍부터 의료관광산업에 눈을 돌린 싱가포르나 태국이 선택한 방법은 환자들을 유치하기 위해 병원이 국제적으로 인증을 받는 것이었다. 그 병원이 얼마나 안전한지에 중점을 두는 인증회사 중에 국제의료기관평가위원회(JCI, Joint Commission International)가 있다. 의료관광과 관련해 아시아에서 가장 유명한 병원이라 할 수 있는 태국 방콕의 범룽랏(Bumrungrad) 병원 홈페이지를 보면 항상 강조되는 사실은 의사와 의료 수준 외에 그 병원에서 얼마나 편안하게 지낼 수 있는

JCI 인증
전 세계를 대상으로 엄격한 국제표준의료 서비스 심사를 거친 의료기관에 발급되는 인증으로, 환자의 안전과 양질의 의료 서비스 제공을 중심으로 11개 분야로 나누어 세밀하게 평가한다.

가 하는 것이다.(1-14)

　최근 우리나라에서도 JCI 인증을 받은 병원이 계속 늘어나고 있다. 이는 국제화라는 측면에서 바람직한 일일 뿐 아니라, 실제로 의료관광을 위해 방한하는 외국인을 유치하는 데도 도움이 될 것이다.

　외국인 의료관광객을 유치하려면 그들의 의료 욕구를 해결해줄 수 있는 의료 수준을 갖추고 있어야 한다. 여기에 더 필요한 것이 인문학적 측면에서 환자를 만족시켜주는 일이다. 병원에 들어오기만 해도 마음이 편해지는 분위기가 유지되고, 직원 모두가 밝게 웃는 얼굴로 친절한 태도를 보여줌으로써 뭔가 대접을 잘 받고 있다는 느낌을 주어야 한다. 병원 건물 밖에서는 행복한 기분으로 산책할 수 있고, 야외 휴식공간이 깔끔하고도 아름답게 잘 가꾸어져 있다면 자신의 병을 해결하기 위해 비싼 비용과 시간을 들여 먼 길을 찾아온 외국인들을 더욱 만족시킬 수 있을 것이다.

의학은
융합적 사고에서 발전한다
의학의 융합성

체중조절을 위해
위를 잘라낸다고?

위암은 한국 사람들에게 가장 많이 발생하는 5대암 중 하나다. 위암의 경우 암세포가 자라서 조직을 형성하면 위를 잘라내는 수술을 해야 한다. 위를 얼마나 크게 잘라낼지, 위 이외에 다른 부위를 잘라내야 하는지는 병변의 크기와 암의 진행 단계에 따라 달라진다. 분명한 것은 병이 진행될수록 잘라내야 할 부분이 커지고, 많이 잘라낼수록 치료가 어렵다는 것이다. 그런데 이미 반세기도 더 전에 어떤 이유

에서든 위를 잘라낸 환자들의 체중
이 줄어드는 현상이 발견되었다. 그
이유가 무엇일까?

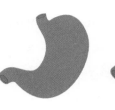
공복 때

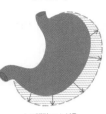
배가 찼을 때

위를 잘라내면 위가 담당하고 있
는 소화 기능에 문제가 생긴다. 음식
물이 완전히 소화되지 않기 때문에
같은 양을 섭취해도 체내로 흡수되

↑그렐린 = ↑식욕   ↓그렐린 = ↓식욕

1-15 그렐린의 작용.

는 영양소의 양이 줄어들어 체중이 감소할 것이라는 설명이 가능하다.

그런데 2004년, 위에서 생성되는 '그렐린(ghrelin)'이라는 물질이 식욕
중추를 자극하여 식욕을 느끼게 하는 호르몬이라는 사실이 밝혀졌다.⁹
위를 잘라내면 그렐린이 생성되지 못하므로 식욕을 느끼지 않게 되고,
그 결과 섭취하는 음식의 양이 크게 줄어든다. 위를 절제하면 소화 및
흡수 능력이 떨어진다는 설명이 틀린 것은 아니지만 그보다는 그렐린의
기능이 체중 감소와 더 큰 연관성이 있다는 것이다.[1-15]

최근에는 영양과다와 운동결핍에 의한 비만이 증가하고 있는 것이 국
민보건에서 큰 문제가 되고 있다. 비만인 사람들을 조사한 결과 정상체
중인 사람들과 비교할 때 나이가 들수록 고혈압·대사증후군·당뇨 등
과 같은 질병이 생길 가능성이 훨씬 높다는 사실이 알려졌다. 이것이 바
로 적당한 체중을 유지해야 하는 이유다.

그러나 문제는 체중을 줄이기가 쉽지 않다는 것이다. 가까운 거리도
자가용을 이용한다거나 야외보다는 사무실에서 일하는 직업이 늘어나
는 것처럼, 사람들의 생활환경은 걸어다니는 대신 점점 움직이지 않는
쪽으로 변해가고 있다. 영양소가 풍부하고 칼로리가 낮은 채소나 과일
보다는, 탄수화물과 지방이 주로 들어 있고 칼로리가 높은 패스트푸드

섭취가 보편화하고 있는 것도 비만 증가의 원인이 된다. 이런 사람들을 위해 위를 잘라내는 방법을 시도할 수 있을까?

위는 소화를 담당하는 중요한 장기다. 암과 같은 불치의 병이 생겼을 때는 생명을 살리는 게 급선무이므로 잘라낼 수도 있지만, 단순히 체중을 줄이기 위해 위를 절제하는 것은 주객이 전도된 일이라 할 수 있다. 비만인들은 식습관·운동습관과 같은 일상적인 생활습관을 바꿈으로써 체중을 조절하는 것이 바람직하다. 또한 위를 잘라낸다면 아직 의학적으로 발견되지 않은 또 다른 문제점이 앞으로 생겨날지도 모른다.

물론 체중이 250kg을 넘는 초고도 비만으로 일상생활이 곤란한 사람이라면 생존을 위해 위를 잘라내는 것을 검토해볼 수도 있다. 이처럼 똑같은 치료법이라 해도 어떤 이들에게는 시도할 만하고, 어떤 이들에게는 적용하면 안 되는 것이다. 이것이 바로 의학이 복잡하고 어려운 이유다. 그러므로 의학적 판단을 할 때는 단순히 한 가지 사항만 고려할 게 아니라 시야를 넓혀 전체를 바라본 뒤에 결정해야 한다.

복잡한 인체에서 알아내야 할 정보는 무궁무진하다

운동을 하다가 상처를 입어서 피부에 흉터가 생기는 경우가 종종 있다. 상처가 작은 경우 시간이 지나면서 흉터가 저절로 사라지는 것은 피부가 몸 안에서부터 바깥으로 자라 나오기 때문이다.[1-16] 목욕을 할 때 몸에서 나오는 때는 몸 안쪽에서부터 자라기 시작한 피부가 표면까지 자란 뒤에 몸에서 떨어져 나가는 것이다. 피부에 난 작은 상처가 새 피부에 밀려 점점 밖으로 자라다가 결국 떨어져 나가므로 흉터가 남지 않는 것이다. 물론 상처가 너무 커서 피부 깊은 곳까지 다친 경우에는 흉터가 남기도 한다.

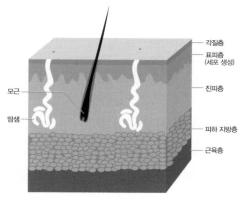

1-16 피부의 구조.

사람의 몸은 매우 정밀하게 만들어진 기계라고 할 수 있다. 슈퍼컴퓨터를 포함해 이 세상에 존재하는 어떤 기계도 사람의 몸만큼 복잡하고 정밀하지 않다. 더 신기한 것은 이 정밀한 기계에 이상이 생기면 몸이 알아서 치료하여 정상을 찾아간다는 사실이다. 그렇다면 이렇게 잘 만들어진 사람의 몸에 질병이 생기는 이유는 무엇일까?

기계는 복잡하고 정밀할수록 고장이 나기 쉽다. 수많은 부품이 복잡하게 연결되어 있으면 아무리 정밀하다 해도 이상이 발생할 가능성이 높기 때문이다. 사람의 몸은 세상의 어떤 기계보다도 복잡하고 정밀하므로 고장날 가능성이 높다.

우리 몸의 고장 원인은 물리적 손상, 화학적 손상, 생물학적 손상으로 나뉜다. 음식을 먹고 소화하는 과정에서 이로 입안의 점막을 깨무는 것은 물리적 손상에 해당하고, 소화 중에 위산이 과다 분비되어 위점막을 파괴하는 것은 화학적 손상에 해당하며, 콜레라균으로 오염된 음식을 먹고 콜레라에 걸리는 것은 생물학적 손상에 해당한다. 콜레라균이 위를 뚫고 창자로 내려가 창자점막을 자극하는 것은 물리적 손상이지만 인체에 해로운 독소를 내뿜는 것은 화학적 손상이라 할 수 있으므로, 생물학적 손상도 엄밀히 말하면 물리적 손상과 화학적 손상으로 구분할 수 있는 것이 대부분이다.

현대의학은 복잡하고 정밀한 인간의 몸과 관련해 그 구조와 기능을 이해하려고 노력하고 있지만 언제쯤 완전히 이해할 수 있을지는 아무도 알 수 없다. 언론을 통해 전해지는 의학 관련 소식을 들어보면 이전에 나왔던 학설이 뒤집히는 경우가 많다. 술을 소량으로 꾸준히 마시면 건강에 좋다는 이야기가 있는 반면, 그러면 습관성이 되기 쉬우므로 결국에는 알코올 섭취량이 많아져 몸에 해롭다는 이야기도 있다. 이와 같이 상충되는 연구 결과가 나오는 것은 사람·종족·인종마다 차이가 있거나 유전적 성향이 다르기 때문일 수도 있고, 알코올 섭취량과 건강에 영향을 미치는 다른 요소들이 제대로 통제되지 않아 연구 결과에 영향을 주었기 때문일 수도 있다.

약 설명서에 부작용에 관한 설명이 표시되어 있는 것에서 보듯이, 복잡하고 정밀한 사람의 몸은 약이나 인체 생리에 영향을 미칠 만한 물질이 침입했을 때 어떤 반응을 일으킬지 예측하기가 무척 어렵다. 이것이 바로 사람의 몸을 이해하기 위해 끊임없이 의학을 연구하는 이유다.

우리 몸에서 구별하기 어려운 정상과 비정상

전체 인구 집단에서 특정 질병을 가지고 있는 사람들을 수치화한 것을 '유병률(有病率)'이라 한다. 대부분의 사람은 스스로 어떤 질병도 갖고 있지 않다고 생각하겠지만, 의학적으로는 질병을 가진 사람이 그렇지 않은 사람보다 훨씬 많다.

눈이 나빠서 안경을 끼는 것은 안과학에서 질병으로 분류한다. 또 발가락 사이에 무좀이 있거나, 특정 음식을 먹으면 피부에 두드러기가 나는 등 알레르기가 발생하는 현상, 피부를 긁으면 붉게 일어나는 현상, 머리카락이 빠지는 현상 등은 피부과학에서 모두 질병으로 구분한다. 나이가 들면서 바로 얼마 전에 경험한 일이 기억나지 않거나, 피부에 점 또는 검버섯이 생기거나, 음식을 먹으면 소화가 잘 안 되거나, 과거와 다르게 눈물을 잘 흘리거나, 잠잘 때 코를 골거나 잠이 잘 오지 않는 경우 등 의학교과서에 나오는 질병은 참으로 많고 다양하다. 그렇게 따질 경우 1인당 평균 4개 이상의 질병을 지니고 있다는 계산이 나온다.

의학을 "인간을 질병으로부터 구하고 건강법을 모색하는 학문", 의료를 "의술로 병을 고치는 일"이라 정의한다면, 의학과 의료를 아주 좁은 의미로 정의했다고 할 수는 있어도 틀린 정의라 할 수는 없다. 오늘날 의학이 관여하는 분야가 전보다 훨씬 넓어졌을 뿐, 불과 얼마 전까지만 해도 이와 같은 정의가 흔히 사용되었기 때문이다. 그런데 현대의학의 관점에서 볼 때 이 정의에는 심각한 문제가 있다. 질병이냐 아니냐를 구별하는 것이 쉽지 않기 때문이다.

노화, 작은 키, 나이가 들면 허리가 굽는 현상, 주름살 등이 정상인지 비정상인지는 쉽게 판단할 수 없다. 의학이 질병을 해결하는 학문이라면, 또 노화가 정상적인 현상이라면, 폐경 이후에 신체에 나타나는 증상을 완화하기 위해 호르몬 치료를 받는 일은 중단해야 할 것이다. 현재 행해지는 의학적 처치 중에는 미용성형처럼 비정상이라 할 수 없는 분야를 다루는 경우도 많다. 따라서 의학은 질병을 해결한다거나 질병이 발생하지 않도록 예방조치를 하고 보건 향상에 힘쓰는 학문이라기보다, "사람들의 건강과 일상생활에 대한 만족도를 증진시키기 위한 학문"과 같이 넓은 의미로 정의해야 할 것이다.

의학은 모든 것을
포함하는 학문이다

오래전에는 학문이 발전하면 할수록 분화한다는 것이 정설이었다. 그러나 수십 년 전부터 학문이 발전하면 분화함과 동시에 다른 학문 분야와 융합하여 그 넓이를 더해가면서 학문 간의 경계가 모호해지고 있다. 의학은 사람의 몸을 대상으로 하는 학문이지만 사람이란 아주 오묘하고 다양한 측면에서 접근해야 이해가 가능한 존재이므로, 의학에서도 대상이 되는 질병이나 몸의 이상에 대해 그 사람 전체를 이해해야 문제가 해결 가능해지는 경우가 많다.

유방에서 암세포가 발견된 여성을 예로 들어보자. 60세를 훌쩍 넘긴 여성이라면 유방을 잘라내는 것이 큰 문제가 아닐 수 있지만, 28세의 미혼 여성이라면 이야기가 달라질 것이다. 또 같은 28세 여성이라 해도 일찍 결혼하여 두 명의 아이를 가졌고, 더 이상 아이를 가질 계획이 없는 여성이라면 다른 판단을 할 수도 있다. 이는 의학이 절대적으로 옳고 그름을 결론 내릴 수 있는 학문이 아니라 개인에 따라 다양한 면을 감안하여 판단을 내야 하는 복합적이고도 융합적인 사고를 필요로 하는 학문임을 실감하게 한다.

과학이라는 학문이 본격적으로 연구되기 시작한 지 약 500년이 지났고, 과학적 방법을 도입한 의학이 비약적으로 발전하기 시작한 지도 100년의 시간이 흘렀다. 그런데 의학 지식은 하루가 다르게 늘어나고, 이러한 지식을 발견하는 속도도 점점 빨라지고 있다. 그러다 보니 과거에는 사혈(瀉血)과 같이 당연하게 사용했던 의학적 처치가 세월이 흐름에 따라 엉터리 처치로 간주되는 일이 발생했다.

몸에서 쓸모없어진 피를 뽑아내 인체의 이상을 치료하는 사혈은 2세기 로마에서 활약한 갈레노스 이후 20세기가 시작될 때까지 매우 널리 이용된 치료법의 하나였다.[1-17] 미국 초대 대통령 조지 워싱턴의 주치의였던 러시(Benjamin Rush)가 피를 너무 많이 뽑아내 조지 워싱턴이 사망했다는 주장이 나올 정도다. 이게 겨우 200년 전의 일인데 요즘은 그때보다 의학의 발전 속도가 적어도 10배는 빠르니, 현재 당연

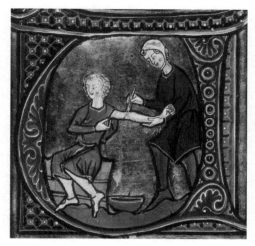

1-17 중세의 사혈 장면.

하게 시도하고 있는 치료법이 20년 뒤에는 엉터리 처치가 될 수도 있을 것이다. 지금은 암 치료를 위해 수술을 하는 것이 당연하지만 훗날 암 치료를 위한 특효약이 발견된다면 위암이 생겼다고 위를 잘라내는 수술을 한 것은 엉뚱하고 무모한 처치였다는 평가를 받게 될지도 모른다.

의학은 교과서에 실려 있는 내용만으로 현실에 적용할 수 있는 학문이 아니다. 교과서에 무엇이 가장 좋은 방법이고, 어떤 경우에 어떤 방법으로 처치해야 하는지 나와 있다 해도 의료 현실에서는 환자와 관련된 모든 면을 감안하여 결정해야 한다. 이를 위해 융합적 사고를 가져야 하는 것이다.

동서양과 영역을 넘나드는 의학
의학의 분야

음양오행으로 인체를 해석하는
동양의학의 탄생

발병 이후의 치료보다 질병을 예방하는 편이 훨씬 유익하다는 사실은 누구나 알고 있다. 오늘날에는 건강 관리와 예방이 중요하다는 사실을 당연하게 인지하고 있지만, 오래전에 의학은 질병이 생겼을 때만 필요한 것이었다. '질병'이라는 특수한 상황이 발생한 뒤에야 이를 해결하기 위해 무언가 해보려는 생각을 하게 되었고 훗날 그와 같은 행위에 '의학'이라는 이름을 붙였으므로, 의학을 '질병을 해결하기 위한 학문'이라 여긴 것은 당연한 일이다.

그런데 질병을 해결하려면 그 질병이 발생한 원인을 알아야 한다. 기원전으로 거슬러 올라가 의학이 막 태동할 무렵에는 어느 학문 분야든 과학적으로 밝혀진 게 별로 없었으므로 질병의 발생 원인을 철학적으로 생각할 수밖에 없었다.

서양에서 의학이 탄생한 것은 히포크라테스가 활동한 기원전 5세기의 일이다. 그전에도 '의술'이 있었지만 학문이라고 볼 수는 없었으므로 '의학'은 이때부터 시작되었다고 해도 과언이 아니다. 신석기시대에 세계 곳곳에서 뇌수술이 시행됐지만 이 또한 학문이라 하기에는 무리가 있었다.[1-18]

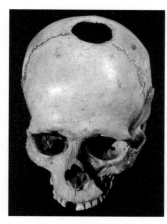

1-18 뇌수술의 흔적이 남아 있는 선사시대의 두개골.

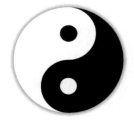

1-19 음양의 조화를 나타내는 태극 문양.

동양의 의학은 이보다 더 늦은 기원전 3세기경 중국에서 출현했다.[10,11] 초기의 의학은 몸에 생긴 질병을 해결하기 위한 학문이었으므로 몸이 어떻게 기능하고 있는지를 설명해야 했다.

오늘날 음양(陰陽)이라 일컬어지는 2가지 상반된 물리적 현상의 연결성은 『시경(詩經)』에 나온다.[1-19] 어둠 · 습기 · 추위 등은 음(陰)에 해당하고, 빛 · 건기 · 온기는 양(陽)에 해당하는 것이다. 그러나 서양의 4체액설과 마찬가지로 상대적인 것일 뿐 절대적인 음과 양은 없다.[12]

기원전 8세기가 되자 거대 왕국 중국에 변

> **4체액설**
> 히포크라테스학파에서 등장하여 갈레노스에 의해 정립된 생리학 가설로서, 사람의 4가지 체액인 피, 점액, 황담즙, 흑담즙에 의해 건강이 결정된다는 이론이다.

혁이 일어났다. 왕위 계승을 둘러싼 분쟁과 함께 춘추전국시대라는 혼란의 시대가 시작된 것이다. 공자(孔子)를 비롯한 수많은 사상가들이 등장한 것도 이때였다. 혼란을 바로잡고 질서를 유지하기 위해 사상적 토대가 필요했기 때문이었다. 수백 년간의 혼란기를 끝낸 것은 기원전 221년 진(秦)나라에 의한 통일이었다.

새로운 세상을 공고히 하기 위해선 이전 세계의 혼란을 증명해야 했고, 그러려면 조화와 부조화, 조화와 혼돈을 설명할 수 있어야 했다. 이것이 음양의 원리가 탄생한 배경이다. 또 새로운 지배자와 피지배자가 질서를 유지하기 위한 법도 필요했다. 사회질서가 바로잡히자 뒤이어 질병이라는 이름의 인체의 무질서를 바로잡기 위한 사상적 근거가 요구되었다. 이 사상적 근거를 마련하는 과정이 동양에서 의학이 탄생한 배경이다.

과거로부터 행해온 '치유(healing)'가 '치료(treatment)'로 재탄생하려면 과학적 기반이 뒷받침되어야 한다. '과학'이라는 용어는 근대 이후 서양에서 생겨난 것이지만 오늘날의 관점에서는 과학적 사고 및 방법이 적용됐느냐에 따라 치유인지 치료인지를 구분한다.

기원전 167년 조성된 마왕퇴묘(馬王堆墓)에서 출토된 문헌에 따르면, 당시의 지식인들은 질병의 원인으로 영(靈)이나 귀신, 미생물을 지목했다. 이들의 공통점은 눈에 보이지 않는다는 것이다. 피가 온몸을 돌아다닌다는 것을 알고 있었던 중국인들은 '기(氣)'라는 것 또한 눈에 보이지 않는 관을 통해 온몸을 돌아다닌다고 생각했다. 이것이 질병과 밀접한 관련이 있고, 여기에 이상이 생기면 병으로 발전한다는 것이 당시 사람들의 믿음이었다. 그래서 병이 생기면 이상을 바로잡아주는 약초를 사용했다.[13]

그런데 기원전 1세기가 되자 중국 의학에 변화가 생기기 시작했다. 『황제내경』에 나온 것처럼, 인체의 생리현상을 음양의 원리가 아니라 복잡한 경맥체계와 장기의 조화로 이해하기 시작한 것이다. 영과 귀신, 미생물보다 사람이 살고 있는 주변환경이 더 중요하게 부각되면서 음양을 대신할 새로운 설명체계를 필요로 했다. 체계적인 상응을 통해 자연법칙에 따르는 것이 인체의 이상을 바로잡는 방법이 되

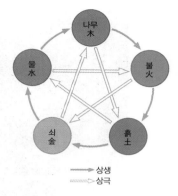

1-20 오행의 원리.

었고, 음양과 함께 오행(五行)이 인체를 이해하는 데 중요한 원리로 등장했다.[1-20] 기원전 221년의 통일 후 300~400년이 지나는 동안 중국인들은 몸에 대한 새로운 이미지를 사용해 질병을 설명하고자 했다. 이것이 바로 중국 의학의 탄생 배경이다. 중국 의학은 인체 전반에서 일어나는 생리현상에 의해 질병의 발생 기전을 설명한다.[14]

질병의 원인을 작은 차원으로
분석하면서 발전한 서양의학

히포크라테스가 '의학의 아버지'로 추앙받는 것은 신의 영역에 머물러 있던 의학을 인간의 영역으로 끌어왔기 때문이다. 이전에는 인간의 힘으로 질병에 대항할 수 없었으므로 질병이 생기면 신에게 기도하는 것이 전부였다. 신에게 도움을 요청하려면 풍광 좋고 영적인 분위기가 느껴지는 곳을 찾아 기도를 올려야 했기에 그 자리에 신전을 지었다. 신 중에서도 특히 의술의 신 아스클레피오스의 신전

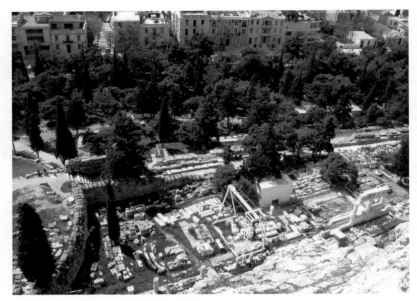

1-21 아테네에 있는 아스클레피오스 신전 유적지.   © DerHexer/Wikimedia Commons

을 짓고 기도를 하는 것이 당시 사람들이 질병 치유를 위해 시행한 유일한 방법이었다.(1-21)

　그러나 히포크라테스는 질병은 인체 내부에 이상이 발생했거나 내부와 외부 환경이 부조화를 이룰 때 발생하므로 이것을 바로잡으면 인간의 힘으로 치유가 가능하다고 보았다. 이를 위해 여러 가지 방법을 개발하고 이론을 설파했는데, 그것을 따라 해본 사람들은 신기하게도 신의 힘을 빌리지 않고 질병이 낫는 체험을 할 수 있었다.

　그로부터 약 500년이 지나 현제(賢帝) 아우렐리우스가 로마를 번영시키고 있을 때 갈레노스라는 의학자가 출현했다. 황제의 의사로 일하면서 시간적·경제적으로 여유가 있었던 갈레노스는 부상 입은 검투사를 치료하면서 인체 내부를 들여다볼 기회를 가질 수 있었고, 궁금한 내용

이 생기면 동물 해부를 통
해 지식을 쌓아갔다.(1-22)
그는 그렇게 얻은 지식을
방대한 양의 기록으로 남겨
놓았는데, 그 기록은 근대
에 접어들 때까지 서양의학

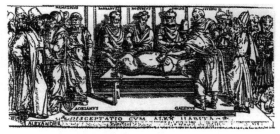

1-22 군중 앞에서 돼지를 해부하는 갈레노스.

에서 중요한 위치를 차지했다. 갈레노스에 따르면 의학을 발전시키려면
동물 해부를 통해 직접 확인하는 일이 필수적이었다.

베살리우스는 1543년 『인체의 구조에 대하여』를 발표하면서 갈레노스
의 주장에 잘못된 점이 많으니 반드시 확인해야 한다고 주장했다. 1,400
년간 철석같이 진리로 믿어온 사실에 오류가 있을 수 있음을 지적한 것
이다. 일단 의심의 시선을 갖기 시작하자 의학의 발전은 가속화했다.

17세기가 지나가기 전 의학의 중심은 프랑스로 옮겨갔다. 모르가니
(Giovanni B. Morgagni)가 등장하여 질병은 몸 전체가 아닌 특정 장기에 이
상이 생긴 것이라 주장했고, 얼마 후 프랑스의 비샤(Marie F. X. Bichat)는
질병의 원인은 특정 장기 중에서도 일부분, 즉 조직에 발생한 이상 때문
이라고 주장했다. 질병의 원인을 설명하기 위해 점점 더 세밀한 부위에
초점을 맞추기 시작한 것이다. 인체의 아주 작은 부위에만 이상이 발생
해도 질병으로 발전할 수 있다는 것이었다.

19세기에 접어들자 현미경이 발전하기 시작한 독일에서 새로운 발견
이 이어졌다. 1838년에 슐라이덴(Matthias J. Schleiden)이 식물이 세포로 이
루어져 있음을 발견했고, 이듬해에는 슈반(Theodor Schwann)이 동물도 세
포로 이루어져 있음을 알아냈다. 피르호(Rudolf Virchow)는 현미경으로 세
포를 관찰해 이상을 찾아내고, 질병은 세포의 이상에 의한 것이라 주장

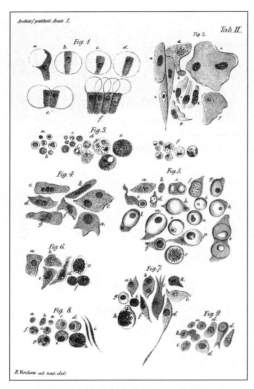

1-23 피르호가 현미경을 통해 본 세포들. *Archiv für Pathologische Anatomie und Physiologie*, 1847.

함으로써 질병 발생 원인을 좀 더 미시적인 차원에서 분석했다.[1-23] 이들에 따르면 질병은 인체 내부에서 발생했든 외부에서 침입했든 작은 세포에 의해 발생하는 것이었다.

이상이 생기면 거기에 개입해 뭔가를 바꿈으로써 해결한다는 생각으로 충만한 서양의학은 질병의 원인을 계속해서 작은 차원으로 분석해나갔고, 그 결과 몸에 이상이 발생하면 전체를 바로잡기보다는 이상현상에 집중하여 대처하는 방법을 발전시켰다. 그러나 만성병 위주로 질병이 재편되고 있는 현대에서는 서양의학도 몸 전체의 균형을 중시하는 쪽으로 서서히 방향을 돌리고 있다.

임상의학,
내과와 외과를 아우르다

'임상의학'은 의사가 환자를 직접 대하면서 진료에 임하는 의학의 한 분야를 가리킨다. 역사적으로 서양의학에서는 내과가 주된 분야였다. 그 반면 외과는 의학에서 다루어지기도 하고, 그와는 별도로 도제교육 식으로 발전하기도 했다. 그러다 파레가 외과학을 한 단계 발전시킨 이후 의학교육에서 내과와 외과를 모두 다루는 일이 보편화되었다.

의사에게 전공과목이 생긴 것 또한 20세기에 들어서면서부터다. 그전에는 의사면허를 취득한 후 스스로 관심 있는 분야를 진료하거나 연구했지만, 점차 세분화한 학문이 독립하는 경향이 강해졌다. 그 결과 지금은 몸에 이상이 생겼을 때 병원의 어느 과를 찾아가야 하는지 판단하기가 어려운 일도 발생하고 있다.

흔히 환자가 많은 내과 · 외과 · 소아청소년과 · 산부인과를 주과라 하는데, 여기에 정신건강의학과를 포함시키기도 한다. 수술을 주로 하는 외과는 일반외과 · 정형외과 · 신경외과 · 흉부외과 · 성형외과가 독립된 전문과목으로서 위치를 차지하고 있다. 이외에 안과 · 이비인후과 · 피부과 · 비뇨기과 · 신경과 · 응급의학과 · 가정의학과 · 재활의학과 · 방사선종양학과 · 산업의학과 등이 진료 시 환자가 의사를 직접 만나는 분과에 속한다.

진단검사의학과 · 영상의학과 · 핵의학과 등은 환자가 의사를 직접 찾는 일이 드물며, 주로 의사의 의뢰를 받아 치료에 도움이 되는 정보를 제공하거나 치료에 임한다. 수술 시 통증을 덜어주는 마취통증의학과는 외과 · 산부인과 · 비뇨기과 · 안과 · 이비인후과 등에서 행하는 수술을 돕는 역할을 하지만, 최근에는 통증으로 고통받는 환자들에게 직접적인 도움을 줄 수 있도록 개업을 하는 의사도 늘어나고 있다.

학문이 발전할수록 새로운 분야가 연구되고 개척되면서 독립된 분과가 나타나곤 한다. 환자가 가장 많이 발생하는 내과의 경우 전공의 과정을 거쳐 전문의가 되면 '분과과목 전문의'라 하여 소화기내과 · 심장내과 · 호흡기내과 · 신장내과 · 내분비내과 · 혈액내과 · 종양내과 · 감염내과 · 알러지내과 · 류머티스내과 등으로 구분되고, 한국에서는 아직 독립됐다고 하기 어렵지만 미국에서는 노인내과도 독립된 분과의 위치를 차지하고 있다.

20세기 후반 이후 의학이 발전해온 과정을 돌이켜보면 미래를 예측하기가 참으로 어렵다는 사실을 깨닫게 된다. 내과에서는 수술을 시행하지 않았지만 내시경을 이용하면서부터 작은 이상이 발견된 경우 직접 해결해야겠다는 생각을 하게 되었고, 그 결과 오늘날에는 내과의사가 작은 병변을 발견하면 내시경에 부착된 소형 칼을 이용해 간단한 수술을 시행하는 일이 보편화했다. 비록 정보기술을 이용한 것은 아니지만 이것이 원격진료의 시초이자, 내과의사가 수술을 하게 된 시초라고 할 수 있다.

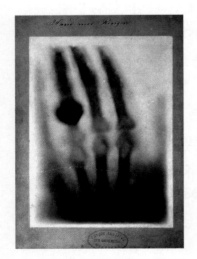

1-24 최초의 엑스레이 사진(1895). 뢴트겐은 자신의 발견을 증명하기 위해 부인 안나 베르타 루트비히의 손을 엑스레이로 촬영하여 논문에 게재했다.
© Wellcome Library, London

1895년에 뢴트겐(Wilhelm Conrad Röntgen)이 발견한 방사선을 진단에 이용하면서 방사선과가 생겨났고, 이를 치료에 이용하면서 진단방사선과와 치료방사선과가 나뉘었다.(1-24) 치료방사선과는 주로 암을 치료하는 분과여서 훗날 방사선종양학과로 이름을 바꾸었으며, 진단방사선과에서는 진단을 통해 발견한 간암을 치료하기 위해 영상술과 함께 치료약제 주입을 시도하면서 '진단'이 아닌 '치료'를 하기 시작했다. 이와 함께 전산화단층촬영술(CT), 자기공명영상술(MRI),

양전자방출단층촬영술(PET), 초음파 등 새로운 영상술이 계속 개발되면서 진단방사선과는 영상의학과라는 이름으로 바뀌었다.

이처럼 질병을 해결하기 위해 출발한 임상의학은 계속 세분화하면서 발전을 거듭했다.

경계를 오가며 발전하는 임상의학과 기초의학

20세기 초를 기준으로 하면 인류 역사에서 의학이 가장 발달한 100년은 19세기였다. 1820년 펠레티에(Pierre-Joseph Pelletier)와 카방투(Joseph Bienaimé Caventou)가 말라리아 치료에 사용되는 키닌(quinine)의 구조를 알아내면서, 경험적으로 사용하던 약초 등에 포함된, 효능을 지닌 물질의 구조를 처음으로 알게 되었다.[1-25] 이로부터 여러 가지 물질을 함유하고 있는 약초 자체가 아니라 그 약초에 들어있는, 특정 질병에 효과를 지닌 물질을 찾아내기 위한 연구가 진행되기 시작했다.

> **키닌**
> 말라리아 치료에 주로 사용되는 킹코나류 수피(樹皮)에서 얻는 가장 중요한 알칼로이드(염기성 유기화합물).

1-25 키닌의 구조.

1840년대에는 아산화질소·에테르·클로로포름 등 마취 효과를 지닌 물질이 발견되어 통증 없는 수술과 분만이 가능해졌고, 위생에 대한 개념이 정립되면서 감염병 발생이 줄어들기 시작했다. 1865년에는 리스터가 수술실을 무균상태로 처리하는 방법을 발견하면서, 수술 후 이차감염에 의한 합병증으로 고생하는 환자의 수가 획기적으로 줄어들었다.

이와 같이 의학의 역사를 바꿔놓을 만한 굵직한 발견이 꼬리를 물고 이어지면서, 20세기 초가 되자 의학의 수준에도 큰 변화가 일어났다. 앞서가는 의학을 신속하게 받아들인 나라는 발전된 학문의 혜택을 누릴 수 있었지만, 그렇지 못한 나라에게 다른 나라에서 이루어지는 의학적 발견은 완전히 다른 세상의 일일 뿐이었다.

"어떻게 하면 능력 있는 의사를 양성할 수 있을까?"라는 의문에 답을 찾으려 한 플렉스너는 4년간 의학교육을 실시하되 2년은 기초의학, 2년은 임상의학을 교육하는 것이 가장 바람직한 모델이라고 결론 내렸다. 이는 의학이 발전하기 위해서는 직접 환자를 대하는 임상의학과 함께 기초의학의 역할이 중요하다고 판단했기 때문이었다.

외과 수술이 발전하려면 해부학 지식이 풍부해야 했다. 내과에서 올바르게 약을 사용하는 데는 약리학이 중요했고, 인체에서 일어나는 병리현상을 이해하려면 정상적인 몸이 어떤 기능을 하고 있는지에 관한 생리학 지식을 알아야 했다. 감염병 해결에는 미생물학이 필수였고, 제국주의 시대에 이르러 해외로 눈을 돌리자 열대지방 국가에 유행하고 있는 질병에 대한 이해가 필요했으므로 그 지역에 만연한 기생충에 관한 학문이 점점 중요해졌다.

인체를 점점 작은 단위에서 보기 시작하자 사람의 몸에서 일어나는 현상이 사실은 하나하나의 화학반응이 합쳐져서 이루어진 것임을 알게 되었고, 따라서 생물체의 몸 안에서 일어나는 화학반응을 연구하는 생화학의 중요성이 부각되었다. 피르호가 터를 닦은 세포병리학은 질병 진단에서 필수 요소가 되어, 눈에 보이는 곳의 이상뿐만 아니라 눈에 보이지 않는 세포가 어떤 이상을 지니고 있느냐에 따라 질병을 구분하는 일이 가능해졌다. 이와 별도로 위생의 중요성이 대두되어 개인을 대상으로 한 의학이 아닌 사회집단을 대상으로 하는 공중보건학을 통해 의료 문제를 해결하려는 시도가 일반화했고, 아울러 산업보건·역학·보건관리 등을 포함하는 예방의학이 의학의 필수 항목으로 자리 잡게 되었다.

1901년 이후 지금까지 노벨 생리의학상을 수상한 인물들의 면면을 보면 임상의학자와 비교할 때 기초의학자가 압도적으로 많다.[1-26] 이는 기초의학의 중요한 발견이 의학

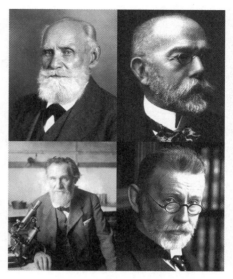

1-26 역대 노벨 생리의학상 수상자들. 왼쪽 위에서부터 시계 방향으로 파블로프(1904), 코흐(1905), 에를리히(1908), 메치니코프(1908).

발전에 미친 파급효과가 훨씬 크기 때문이다. 의학의 기초를 연구하는 기초의학은 중요한 발견이 이루어질 경우 파급효과가 커서 많은 사람들에게 도움을 줄 수 있으며, 이러한 기초의학이 발전한 나라가 세계 의학을 선도하는 의학 선진국의 위치를 차지하고 있다.

기초의학은 효과가 불확실한 순수학문이 아니라 의학 발전에 직접적으로 연결되는 토대가 되는 학문으로서 임상의학과 밀접한 연관성을 지니고 있다. 1910년대 플렉스너의 의학교육 개혁 이후 의학교육과정에서 해부학·생리학·생화학·약리학·미생물학·기생충학·병리학·예방의학 등을 공부하는 일이 세계적으로 보편화했다. 이렇듯 기초의학은 의학의 기초를 다루는 분야로서 오늘날까지 입지를 공고히 하고 있다.

외과 발전에 큰 족적을 남긴 '외과학의 아버지' 파레

중국에서 9세기와 10세기에 화약과 총이 발명된 후 유럽에서는 13세기 말 무렵부터 총을 사용하기 시작했다. 그러자 전쟁에서 상처를 입는 사람들이 전보다 훨씬 많아졌다. 총알이 발사되는 순간 열에너지가 발생해 총상 부위에 상처가 나는 것과 동시에 상처 입은 혈관이 막히는 현상이 나타나자 그때부터 뜨거운 열을 이용해 상처 부위를 지지는 방법이 많이 사용되었다. 문제는 그 자체로 통증이 심해서 견디기 힘들다는 점이었다. 총기의 발명은 열을 이용해 피를 멎게 하고 상처 부위의 감염을 막는 치료법을 발견하는 데 도움이 되기도 했지만, 동시에 총상을 처치하는 과정에서 외과의술이 발전하는 계기가 되기도 했다.

16세기 이전에는 오늘날과 같은 약이 존재하지 않았으므로 주로 어떤 약초가 어떤 병에 효과가 있는지를 공부했다. 또 수술이 필요하다면 직접 하기보다 외과의사든 이발사든 수술 능력을 지닌 사람을 불러와서 시키는 편이 더 낫다고 생각했다. 그러는 가운데 외과의사로 이름을 날린 인물이 바로 1510년 프랑스에서 태어난 파레다.

파레는 파리에 있는 오텔디외 병원에서 의학을 공부한 후 군의관으로 일했다. 그의 인생에서 전환기가 된 사건은 1536년 이탈리아와의 전투에서 일어났다. 총상 부위를 소독하는 데 필요한 끓인 기름이 부족하자, 그는 테레빈유에 달걀흰자와 장미기름 등을 혼합해 응고시킨 것을 환자들의 상처 부위에 발라주었다. 궁여지책으로 행한 방법이었으나 환자들은 고통을 거의 느끼지 않았으며, 상처 부위의 회복도 빨랐다. 반대로, 늘 하던 대로 끓는 기름을 사용한 부상자들은 통증이 지속되고 상처 부위도 덜 아물었다. 이 경험을 바탕으로 파레는 자신이 발견한 방법을 더 발전시켜 1545년 『총상처치법』이라는 책을 발표했다. 물론 오늘날에는 달걀흰자에 미생물을 억제하는 라이소자임(lysozyme)이 들어 있고, 테레빈유가 화학적 소각작용을 일으키는 성질을 지니고 있다는 사실이 알려져 있다.

파레는 의과대학을 다니지 않고 병원에서 외과의술을 배웠지만 직접 전투 현장을 쫓아다니며 총상 환자들을 치료한 경험을 인정받아, 내과 중심의 당시 의과대학에서는 이례적으로 교수로 임용되었다. 그는 수술에 관한 논문을 남기고 해부학 책을 썼으며, 오늘날에도 이용되는 여러 가지 새로운 치료법을 개발했다.[1-27] 상처난 혈관을 불로 지지는 대신 혈관 윗부분을 묶는 방법과, 전보다 진보된 형태의 부목, 보철기구 등을 개발했다. 또 치핵 수술법을 연구했으며, 소화불량에 의해 소화기관에 생겨난 돌 형태의 소화물 성분을 분석하기도 했다.

비록 의과대학을 졸업한 내과의사들에게 무시당하기도 했지만, 훌륭한 업적과 함께 평생을 통해 보여준 성실함은 '외과학의 아버지'라는 별명을 얻게 해주었다. 외과의학이 의학의 한 분야에 포함되어 내과와 외과가 동등한 입장에서 발전하게 된 데는 파레의 공헌이 가장 크다고 할 수 있다.

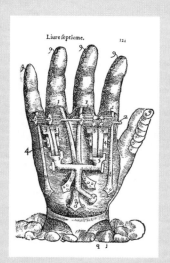

1-27 파레의 저서에 나오는 그림. Ambroise Paré, *Dix Livres de la Chirurgie*, 1564.

Chapter 2

의학, 역사의 고비에서
인류를 구하다

—— 역사를 공부하는 이유는 과거를 살펴봄으로써 미래를 내다보기 위해서가 아니라 과거의 행적을 통해 현재의 결정에 도움을 받기 위해서다. 물론 이와 같은 거창한 목표 외에 학문하는 즐거움을 누리고자 하는 것도 중요한 목적의 하나일 것이다.

고대에는 의학이 신비한 학문이었지만 지금은 보편 타당한 근거를 가진 합리적인 학문으로 보인다. 그러나 불과 100여 년 전까지 사혈이 행해졌음을 감안하면, 오늘날 진리처럼 받아들이는 의학적 시술도 불과 수십 년 뒤에는 엉터리 의학으로 판명될지도 모를 일이다.

따라서 역사적 사실을 들여다보면 겸손함을 갖게 된다. 어떻게 그렇게 훌륭한 발상을 했는지 정말 대단하다고 생각되는 일도 있고, 어쩌면 그렇게 어리석은 생각을 했는지 황당한 일도 있다. 그러므로 지금 우리가 엉뚱한 생각을 하고 있는 것은 아닌지, 고정관념에 사로잡혀 더 훌륭한 아이디어를 떠올릴 기회를 스스로 막고 있는 것은 아닌지 자아성찰을 계속하는 것만이 의학 발전을 위한 디딤돌이 되어줄 것이다.

이 장에서는 역사의 고비에서 의학이 인류를 구해준 일을 되돌아보며, 앞으로 의학을 더 발전시키기 위해 취해야 할 태도를 생각해보기로 한다.

의술의 신과
의학적 영웅의 공존
의학의 여명기

원시시대에도
의학이 있었을까?

　　　　　　　　　지구상에 현존하는 그림 중 가장 오래된 것은 1879
년 스페인의 북부 알타미라 동굴에서 발견된 구석기 후기의 벽화다.[2-1]
크로마뇽인의 작품으로 여겨지는 이 그림은 벽면의 요철을 이용해 빨간
색과 검은색으로 입체감을 내고 점묘법을 사용하기도 했다. 아마도 사
냥감이 많이 잡히기를 기대하는 마음으로 들소 · 사슴 · 멧돼지 등을 그
려놓은 듯하다.

당시에 취미로 이 그림을 그렸는지, 주술적인 목적으로 정성들여 그림을 그리고, 숭배 또는 소원을 비는 행사를 한 것인지는 확실치 않다. 그러나 이런 그림이 오늘날 화려한 애니메이션 영화로까지 발전했다고 해도 과언이 아니다. 이처럼 역사를 거슬러 올라가면 의도 여부에 상관없이 현재의 토

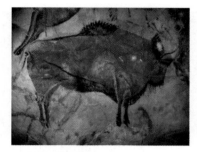

2-1 알타미라 동굴벽화.

대가 되는 과거의 행위가 발견되곤 한다. 춘천에 위치한 애니메이션 박물관에서는 이 그림을 애니메이션의 시초라 소개하고 있다.

의학도 마찬가지다. 원시인에게 의학에 대한 지식이 있었을 리 만무하지만, 수렵과 사냥을 하던 사람들 나름대로의 의학적 처치법은 가지고 있었을 것이다. 다리에 상처를 입은 새가 지혈을 위해 진흙을 바르거나, 사냥하다 다친 동물이 부상을 처치하기 위해 그 부위를 누르는 행동 등이 발견되기 때문이다. 지혈을 배우지 않은 어린이들이 피가 나면 그 부위를 막는 행동을 하거나 뼈가 부러져 통증을 느끼는 경우 움직이지 않고 가만히 있는 것도, 의학 지식은 없지만 그렇게 하는 것이 부상 회복에 도움이 된다는 것을 본능적으로 알고 있기 때문이다.

부상 외에 원시인들에게도 질병이 존재했음은 쉽게 유추할 수 있다. 동물이 기생충이나 병원균을 가지고 있는 것처럼 원시인들도 질병을 가지고 있었을 것이다. 고대 이집트 문명 지역에서 출토된 유물을 통해 소아마비나 결핵 같은 질병이 존재했음을 알 수 있지만, 오늘날 존재하는

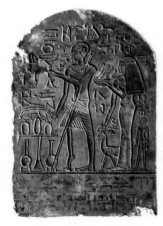

2-2 소아마비 환자로 추정되는 인물이 표현된 고대 이집트의 묘비.

수많은 질병 중 원시인들에게도 발병했으리라 확신할 수 있는 것은 그리 많지 않다.[2-2] 예를 들어 매독의 증거는 15세기 말에 처음 나타났고, 제1차 세계대전이 끝날 무렵 수천만 명의 목숨을 앗아간 독감은 1918년 이전에 존재했다는 증거를 찾기 어렵다.

병에 걸린 원시인들이 취할 수 있는 유일한 행동은 신에게 치유를 비는 것이었다. 인간이 감당할 수 있는 범위를 넘어섰으니 신의 능력을 빌려 해결하려 한 것이다. 처음에는 그냥 질병이 낫기를 기다리기보다 아무 신에게나 기도했지만, 의학적 능력이 뛰어난 신들이 등장한 뒤에는 그 신들에게 병을 낫게 해달라고 빌었다. 그리스의 아스클레피오스, 이집트의 임호테프가 바로 신으로 대접받은 이들이다.

의술의 신 아스클레피오스와 의학의 상징이 된 지팡이

의술의 상징은 뱀 한 마리가 지팡이를 둘둘 감고 있는 모양이다. '아스클레피오스의 지팡이'라 불리는 이 상징은 세계보건기구(World Health Organization, WHO)의 엠블럼이기도 하다.[2-3] 세계보건기구는 1948년 보건과 위생 분야의 국제적인 협력을 위해 설립된 국제연합(UN) 산하기구다.

아스클레피오스는 태양신인 아폴론과 인간인지 요정인지 불분명한 코로니스 사이에서 태어났다. 아폴론은 자신의 아이를 임신한 코로니스가 사촌인 이스키스와 결혼하자 활을 쏘아 이스키스를 죽이고, 누이동생인 아르테미스를 시켜 같은

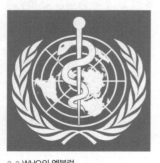

2-3 WHO의 엠블럼.

방법으로 코로니스를 죽인다. 이때 아폴론이 코로니스의 배를 갈라(제왕절개) 아스클레피오스를 탄생시켰다고 전해진다.

어머니를 잃고 태어난 아스클레피오스는 켄타우로스 종족의 보호를 받으며 어린 시절을 보냈다. 허리 위는 사람이고 허리 아래는 말의 모습을 한 켄타우로스는 야만적인 성질을 가졌다고 알려져 있지만, 그 틈에서 생존한 아스클레피오스는 특히 약초에 대한 지식이 많았던 켄타우로스 종족에게서 의학 지식을 전해 받아 의술에 뛰어난 능력을 갖게 되었다.

아스클레피오스가 의술의 신이라 불리게 된 것은 말 그대로 신들 가운데 그의 의술이 가장 뛰어났기 때문이다. 막강한 권력을 휘두르며 자기 마음에 들지 않으면 제멋대로 벌을 내리곤 했던 제우스는 어느 날 번개를 쳐서 글라우코스를 죽여버린다. 주변에 있었던 아스클레피오스가 글라우코스를 살리려 했지만 이미 죽은 사람을 살려낼 수는 없었다. 이때 뱀 한 마리가 방으로 들어오자 깜짝 놀란 아스클레피오스는 지팡이로 뱀을 내리쳐 죽인다. 잠시 후 방으로 들어온 또 다른 뱀 한 마리가 입에 물고 있던 약초를 죽은 뱀의 입에 올려놓자 죽은 뱀이 살아났다. 이를 본 아스클레피오스는 뱀이 한 것처럼 약초를 글라우코스의 입에 갖다대어 그를 살려냈다. 이때부터 아스클레피오스는 한 마리의 뱀이 지팡이를 감고 있는 모양을 자신의 상징으로 삼기 시작했다.[1][2-4]

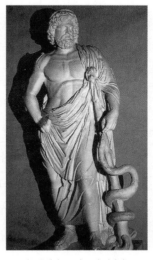

2-4 아스클레피오스와 그의 지팡이.

아스클레피오스의 능력은 급기야 죽은 사람을 살려낼 수 있을 정도로까지 향상되었다. 그로 인

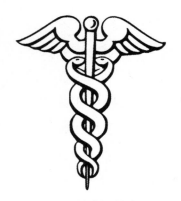

해 죽는 사람이 사라지자 할 일이 없어진 저승의 신 하데스는 제우스에게 하소연하고, 인간이 아스클레피오스를 통해 불사(不死)의 능력을 얻게 될까 두려워한 제우스는 벼락을 내려 그를 죽인다.

현재 세계 대부분 나라의 의사 단체나 군의관들은 아스클레피오스의 뛰어난 의술을 상징하는 지팡이를 자신들의 상징으로 삼고 있다. 그런데 한국의 국군의무사령부와 일부 국가에서는 헤르메스의 지팡이를 사용하기도 한다. 헤르메스의 지팡이는 아스클레피오스의 지팡이와 달리 두 마리의 뱀이 지팡이를 감고 있고, 그 위에 날개가 달려 있다.[2-5]

헤르메스의 지팡이 또한 그리스 신화에서 유래했다. 신들의 왕 제우스와 지구를 받치고 있는 것으로 유명한 아틀라스의 딸 마이아 사이에서 태어난 헤르메스는 제우스를 비롯한 여러 신의 사자 역할을 했고, 죽은 사람을 저승으로 안내했다고 알려져 있다. 다산·풍요·상업 등을 상징하는 신인 헤르메스는 넓은 차양에 날개가 달린 모자를 썼고, 날개 달린 신발에, 손에는 두 마리의 뱀이 몸을 감고 있는 카두세우스라는 지팡이를 들고 다녔다. 이 헤르메스의 지팡이는 오늘날 상업의 상징이 되었다.

그런데 우리나라의 국군의무사령부와 일부 국가에서는 왜 카두세우스를 상징으로 쓰고 있을까? 이는 18세기 말 런던의 한 출판사가 미국으로 보내는 의학서적의 표지에 카두세우스를 사용한 것을 시작으로 보고 있다.[2] 이때부터 미 육군 의무부대도 카두세우스를 공식 휘장에 사용했고, 6·25전쟁 때 참전한 미군 의무병의 휘장을 본 국군의무사령부도 카두세우스를 상징으로 사용했던 것이다.

이 영향으로 한때 대한의사협회에서도 카두세우스를 상징으로 사용했는데, 죽음·상업·도둑·기만을 의미하는 카두세우스가 치료를 행하는 의학 분야에 어울리지 않는다 해서 2013년 아스클레피오스의 지팡이로 교체했다.[2-6] 미국 의사협회 또한 이미 오래전에 같은 이유로 상징을 교체한 바 있다.

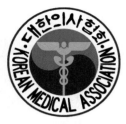

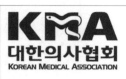

2-6 대한의사협회 엠블럼. 2013년 7월 이전 엠블럼(위)과 새로운 엠블럼(아래).

의학의 기초를 닦은 아스클레피오스의 자손들과 아스클레피오스 신전

아스클레피오스는 에피오네와 결혼하여 2남2녀를 두었는데, 의술의 신의 자녀들답게 아들과 딸 모두 의술에서 굉장한 능력을 발휘했다. 수술에 뛰어난 능력을 지닌 장남 마카온은 외과를 담당하는 신이 되었고, 차남 포달레이리오스는 내과를 담당하는 신이 되었다. 장녀 하이게이아는 건강을 돌보는 신이 되었고, 차녀인 파나케아는 약물을 담당하는 신이 되었으니 명실상부한 의사 집안이라고 할 수 있다. 장녀 하이게이아의 이름은 오늘날 '위생(hygiene)'이라는 단어의 어원이 되었고, 차녀 파나케아의 이름은 만병통치약 또는 여러 가지 효험이 있는 약제를 의미하는 'panacea'의 어원이 되었다.[2-7]

그렇다면 아스클레피오스에 관한 이야기를 어디까지 믿어야 할까? 의학의 아버지 히포크라테스가 아스클레피오스의 자손이라는 설도 있지만 믿을 만한 것은 아니며, 의술이 뛰어난 실존 인물에게 후대인들이 신의 지위를 부여했다는 주장이 있지만 이것도 신빙성은 그다지 없는 이

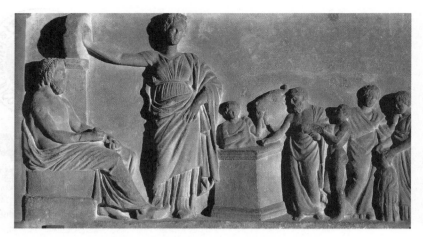

2-7 아스클레피오스와 그의 자녀들을 새긴 5세기의 그리스 부조. 루브르 박물관, 프랑스 파리.

야기일 뿐이다. 그의 의술 능력이 전설로 전해지기는 하지만 전설은 전
설일 뿐 그 내용에는 의문점이 많으며, 기원전 5세기에 히포크라테스가
출현할 때까지 그리스에서도 의학에 대한 지식은 거의 없었다.

　히포크라테스 이전에 그리스인들은 '질병이란 신이 내린 벌'이라 생
각했으므로 고치려는 생각을 거의 하지 않았다. 벌을 내린 신에게 낫게
해달라고 비는 것이 흔히 쓰는 방법이었다. 이왕 신의 힘을 빌리려면 의
술의 신 아스클레피오스에게 비는 것이 유리하다는 생각에 곳곳에 그를
위한 신전을 건립했다. 신전은 공기가 맑고 경치가 아름다운 곳에 지어
졌으며, 기도를 드릴 때 신에게 잘 보이기 위해 몸과 마음을 정결히 했
다. 공기 맑고 경치 좋은 곳에서 위생상태를 깨끗이 하면 질병 해결에 도
움이 되는 것은 당연한 일이니 어느 정도 효과를 볼 수 있었을 것이다.
이것이 히포크라테스가 등장하기까지 가장 널리 행해진 질병 치유 방법
이었다.

이집트 의학의 선구자
임호테프

고대에는 왕을 중심으로 역사가 이루어졌기에 왕이 아니면 역사에 이름을 남기기 어려웠지만, 여러 가지 훌륭한 업적을 남겨 인간에서 신의 위치에 오른 인물이 있었다. 그가 바로 조세르 왕의 피라미드를 설계하고 서명을 남긴 것으로 추정되는 임호테프(Imhotep)다.[2-8] 기원전 27세기에 활약한 임호테프는 관료와 정치가로 훌륭한 업적을 남겼을 뿐 아니라, 문필가 · 천문학자 · 수학자 · 철학자 · 연금술사 등 다양한 분야에서 다재다능

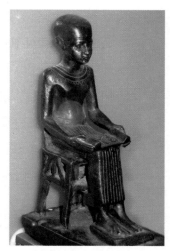

2-8 〈임호테프 청동상〉, 기원전 332~330, 루브르 박물관, 프랑스 파리.

한 능력을 발휘한 인물이었다. 아마도 실제 이상으로 능력이 과장되었을 가능성이 높지만, 죽어서는 신으로 추앙받을 정도로 많은 전설을 남겼다.[3] 임호테프에 대해 스위스의 의사학자(醫史學者) 아커크네히트(Erwin H. Ackerknecht)는 다음과 같은 기록을 남겼다.

고대 이집트 문명의 마지막 수세기 동안에 모든 치료의 신들은 새로운 신인 임호테프에 의해 자취를 감추게 되었다. 그의 신전에서는 소위 신탁몽 판단, 신전에서의 수면을 통해 환자들을 치유했다. 기원전 2900년경의 파라오의 대신 임호테프는 역사상 실제 인물이었다. 그의 이름은 '평화로 찾아가는 사람'을 의미한다. 그의 다방면의 업적(건축가 · 시인 · 정치가)이 기록되어 있으며, 성공적인 의사로서의 행위는 그중의 한 부분이었다. 이름이 기재되어 있는 의사들 가운데 최초의

한 사람이다. 후에 아스클레피오스와 같이 그는 영웅적인 의사의 역할에서 의학의 신으로 승격했던 것이다.⁴

이집트에서 임호테프에 대한 숭배는 헬레니즘 시대에 이집트를 지배한 프톨레마이오스 왕조 시기에 이르기까지 2,000년 이상 지속되었다. 임호테프는 그리스의 신 아스클레피오스와 동일시되었으며, 한편에서는 아스클레피오스가 임호테프를 모방한 신이라는 이야기가 있을 정도다.

임호테프가 팔방미인처럼 다양한 분야에서 재능을 발휘했는지, 아니면 관리자 역할만 했는지는 명확하지 않다. 확실한 것은 고대 이집트인으로는 거의 유일하게 인간으로서 신과 같은 숭배를 받았다는 점이다. 임호테프는 고대인으로는 드물게 권력이 아닌 지혜와 재능에 의해 숭배받아 신과 같은 반열에 오른 특이한 인물이었다.

불의의 총기사고가
소화기전의 실체를 밝혀내다
의사와 환자의 신뢰

의사와 환자 사이에는
'라포'가 있어야 한다

두 사람 사이에 마음이 통하고, 따뜻한 공감이 있으며, 감정 교류가 잘되는 상태를 가리켜 '라포(rapport)'라고 한다. 라포는 의학 분야에서 널리 쓰이는 용어로, 의사가 환자를 진찰할 때 좋은 결과를 낳으려면 라포 형성이 잘되어야 한다.

병으로 고생하고 있는 환자가 병원에 가서 의사를 만났다. 환자를 진찰한 의사는 여러 가지 검사 소견을 들며 환자가 어떤 질병을 가지고 있는지, 그래서 어떻게 치료해야 하는지를 설명한 다음 입원치료를 권했다. 환자는 다른 대안이 없어서 입원치료를 하기로는 했지만 의사가 영 미덥지 않고 모든 처치가 의심스럽다. 이 환자는 질병에서 나을 수 있을까?

이 질문의 해답은 명약관화하다. 의사가 환자를 어떻게 대했는지, 평소에 의사와 환자가 다른 사람들을 대할 때 어떤 태도를 보이며, 성격이나 품성이 어떠한지는 고려의 대상이 아니다. 서로에 대한 신뢰감이 조성되지 않은 상태에서는 결코 좋은 결과를 기대하기 힘들다는 사실이 중요할 뿐이다. 의사와 환자 사이에 라포 형성이 잘되지 않으면 환자는 의사의 처방에 의심을 품게 되고, 의사는 환자가 자신의 처방을 따르지 않을 때를 대비해 평소에는 하지 않는 처방을 하는 일이 생길 수 있다. 예를 들면 환자는 운동을 하라는 의사의 처방에 의심을 품고 운동하는 대신 주변 사람들에게서 추천받은 건강식품을 섭취하고, 의사는 환자가 자신의 말을 듣지 않을 것을 의심해 운동을 하지 않으면 심각한 질병으로 발전할 가능성이 있다면서 과장된 설명을 하는 것이다.

소화과정 연구의 시발점이 된 총기 오발 사고

섭취한 음식물의 종류가 아무리 많다 해도 그 속에 포함되어 있는 영양소는 탄수화물 · 지방 · 단백질 · 비타민 · 무기질이 전부다. 6대 영양소란 이 5가지에다 물을 더한 것이며, 생명체를 구성하는 성분은 이 6가지에 핵산(DNA와 RNA)과 에너지원으로서의 가치가 없는 화학물질 등이다.[2-9]

현재는 5가지 영양소가 포함된 음식을 섭취
했을 때 입을 출발하여 식도를 거쳐 인체 내 소
화계통으로 들어가면서 어떻게 소화되고 흡수
되는가에 대한 기전이 각 영양소별로 매우 잘
알려져 있다. 그러나 200년 전에는 소화과정에
대한 지식이 거의 없었고, 그때까지 알려져 있

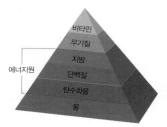

2-9 6대 영양소.

던 적은 지식도 주로 동물실험을 통해 얻은 것이었다. 사람을 대상으로
진행한 연구라고는 식도를 통해 입으로 역류한 위액을 모아 실험한 것
이 전부였다. 위액을 음식물과 혼합한 후 음식물의 변화를 관찰하는 방
법으로 소화과정을 알고자 했지만, 실험 조건이 인체의 위에서 일어나
는 상황과 같지 않아 정확한 결과를 얻는 것은 불가능
했다.

그러던 중 1822년 미국 미시건 주 북쪽에 위치한 맥
키낙 섬의 한 마을에서 발생한 우연한 총기 오발 사고
가 소화에 관한 많은 사실을 발견하게 해준 계기가 되
었다. 사고가 일어난 날은 6월 6일, 피해자는 프랑스계
18세 청년 마르탱(Alexis St. Martin)이었다. 그는 아메리
칸 모피 회사의 직원으로, 모피용 동물을 사냥하기 위
한 덫을 놓고 사냥도구를 운반하는 일을 담당하고 있
었다.

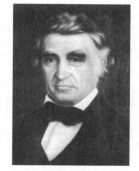

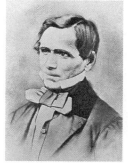

문제의 총알은 불과 1미터도 안 되는 거리에서 발사
되었다. 오발된 총알은 마르탱의 왼쪽 옆구리를 뚫고
들어가 다섯 번째, 여섯 번째 갈비뼈와 왼쪽 폐의 아랫
부분을 통과한 후 위(胃)의 앞부분을 관통했다.

2-10 보몬트(위)와 마르탱(아래).

사고 지점 주변의 포트 맥키낙에서 근무하고 있던 군의관 중 유일한 외과의사였던 보몬트(William Beaumont)가 사고 즉시 연락을 받고 달려왔다. 보몬트가 나름대로 응급처치를 실시했으나 마르탱이 입은 상처는 상당히 컸다. 보몬트의 기록에 따르면 손바닥보다 큰 상처라고 되어 있을 정도다. 보몬트는 최선을 다했지만 마르탱이 곧 생명을 잃을 것이라 생각했다.(2-10)

1822년은 외과적 수술에 필수적인 마취제와, 이차감염을 방지할 수 있는 무균처리법이 발견되기 전이었다. 큰 상처는 인체에 감염성 질병을 일으킬 수 있는 병원성 미생물의 침입 통로가 되어 이차감염 발생의 원인이 되기 쉽다. 항생제와 항균화학요법이 전혀 개발되지 않았던 19세기에는 큰 수술 뒤 이차감염에 의해 사망하는 일이 매우 흔했다.

그런데 기적이 일어났다. 보몬트의 예상과 달리 마르탱이 회복하기 시작한 것이다. 사고 후 17일 동안 마르탱이 섭취한 음식은 위에 뚫린 구멍을 통해 밖으로 나오곤 했다. 그러나 17일이 지나자 음식은 더 이상 위에 뚫린 구멍 밖으로 나오지 않았고, 위와 창자도 제 기능을 발휘하기 시작했다. 상처는 깊었지만 출혈이 심하지 않았고, 다행히 상처 부위에 이차감염도 발생하지 않았다. 그 결과 비록 느린 속도이기는 하나 서서히 정상을 찾아가기 시작한 것이다. 그러나 마르탱이 이대로 회복해서 일상으로 복귀했다면 1822년 맥키낙 섬에서 발생한 총기 오발 사고는 역사 속에 그냥 묻혔을 것이다.[5]

소화과정 연구에 혁명을 일으킨
의사와 환자 사이의 신뢰감

사고 발생 4주가 지날 무렵에는 위에 생긴 구멍도 조직이 재생되면서 조금씩 닫히는 모양새였다. 마르탱의 몸은 아직 완전하다고 할 수 없었으나, 소화 기능은 완전히 회복되어 사고 전과 같이 음식을 먹고 소화시키는 데 아무 어려움이 없었다. 식도를 통해 위로 들어온 음식물이 밖으로 새나가지 못할 정도로 재생된 조직은 마치 뚜껑과 같이 손가락으로 그 부분을 밀면 위 내부를 들여다볼 수 있는 모양으로 변해갔다. 사고 후 1년 반이 지나자 위벽은 사고로 생긴 구멍을 완전히 덮는 뚜껑 모양으로 재생되었다.[2-11]

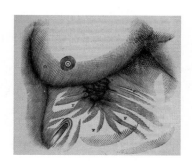

2-11 보몬트, 「위액과 소화생리의 실험과 관찰」 (1833) 삽화.

그때까지 마르탱은 계속해서 보몬트에게 치료를 받았으며, 그 기간 동안 다행히 사고에 대한 보상금을 받으면서 경제적으로 큰 어려움 없이 살 수 있었다. 1825년 뉴욕 주의 포트나이아가라로 옮겨간 보몬트는 마르탱에게 체내에서 음식물이 어떻게 소화되는지를 알아내는 연구를 진행하고 싶다는 계획을 이야기했다. 이에 동의한 마르탱은 포트나이아가라까지 따라가기로 했다. 이후 총 4회에 걸쳐 보몬트가 진행하는 임상시험의 피험자 역할을 하기로 한 것이다.

보몬트는 마르탱의 위가 비어 있을 때 위액을 채취하여 그 성분과 기능을 조사했다. 그 결과 구토 시 식도를 타고 올라오는 위액과 공복 상태의 위액에 차이가 있음을 알게 되었다. 위액이 산성인 경우는 소화시켜야 할 음식이 위에 들어왔을 때뿐이었다. 뚜껑처럼 변한 위벽 조직을 열고 음식물을 실에 매달아 넣은 다음 시간의 경과에 따라 음식물이 어떻게 변하는지, 위에서 채취한 소화액이 온도를 비롯한 여러 가지 환경에 따라 어떻게 기능하는지를 조사하고, 시험관에 위액을 나눠 넣은 후 각종 음식물을 주입하여 소화되는 과정을 살펴보는 등 여러 가지 조건에서 연구를 진행했다.

네 차례에 걸쳐 연구를 진행하는 동안 보몬트는 캐나다를 비롯해 미시건에서 꽤 먼 곳으로 발령받기도 했지만, 마르탱은 보몬트의 요구가 있을 때마다 흔쾌히 먼 길을 오가며 그의 연구에 협조했다. 실험 과정에서 마르탱이 심장 부위에 통증 또는 불쾌감을 느끼는 경우가 있었고, 약한 어지러움, 시력이 희미해지는 등의 부작용이 있었음에도 불구하고 마르탱의 협조 속에 보몬트의 연구는 계속될 수 있었다.

1831년에 행해진 네 번째 실험에서는 온도 · 운동 · 감정이 소화에 어떤 영향을 미치는지에 대해서도 연구했는데, 연구방법론이 제대로 정립되지 않은 시기에 다양한 인자에 대한 소화 효과를 연구했다는 점에서 높은 평가를 받았다.[6]

보몬트는 네 차례의 연구 결과를 토대로 1833년 「위액과 소화생리의 실험과 관찰」이라는 제목의 논문을 발표했다. 이 논문에서 보몬트는 소화는 단순한 기계적 과정이 아닌 화학반응이 함께 일어나는 과정이라 설명하고, 위에서 염산이 분비된다는 사실을 처음 밝혔다. 보몬트의 연구는 (현재는 인체를 이용한 연구에 제한되는 윤리 문제 등으로 인해) 누구도 따라 할 수 없는 완벽한 임상시험이었고, 여러 인자를 고려하여 진행되었기에 이해와 해석이 쉬울 뿐 아니라, 아주 객관적이고도 과학적인 연구 방법을 이용함으로써 소화에 관한 많은 지식을 얻게 해주었다. 이 실험은 생리학에서 실험의 중요성을 강조하고, 훗날 마장디

(Francois Magendie)와 베르나르(Claude Bernard)
에 의해 실험생리학이 탄생하는 데 큰 역할
을 했다.

마르탱은 보몬트에게서 약간의 경제적 지원
을 받기는 했으나 생명의 은인이라고도 할 수
있는 보몬트의 연구에 적극 협조함으로써 의
학 역사에 한 획을 긋는 훌륭한 연구 결과를 탄생시킨 주인공이 되었다.

> **마장디**
> 1783~1855. 프랑스 생리학자. 척
> 수 신경의 기능을 연구하여 벨 · 마
> 장디의 법칙을 확립했으며, 생기론
> 을 배제하고 근대 실험생리학 시조
> 의 한 사람이 되었다.

19세기 의학계의 맞수
파스퇴르와 베르나르
미생물학과 실험의학

의학사에서 19세기 의학이
차지하는 위치

　　17세기 후반 말피기와 후크, 레벤후크 등에 의해 현미경을 이용한 관찰이 이루어졌지만, 18세기에 현미경을 이용한 연구는 그리 발전하지 않았다. 현미경을 이용한 관찰로 미시세계의 새로운 모습을 볼 수 있었지만 호기심만 충족됐을 뿐 의학적 문제 해결에 특별히 도움이 되지 않았기 때문이다. 1761년 질병과 임상 증상을 인체 내에서 일어나는 해부학적 변화와 비교한 후 질병의 위치와 발생 원인에 대한 해부학적 관찰 결과를 발표하면서 "질병은 장기의 이상에 의해 발생한다"고 주장한 모르가니나, 1801년에 발표한 「생과 사에 대한 생리학적 연구」를 통해 "생명이란 죽음에 대항하는 기능의 총화"라는 말로 자신의 생명관을 보여주고 이듬해에 『일반해부학』에서 '조직'이라는 개념을 처음 도입한 비샤도 스스로의 통찰력에 의해 질병의 원인을 장기 또는 조직이라 정의했을 뿐 현미경 관찰에 의해 미세한 부분에서 발생한 이상 소견을 찾아낸 것은 아니었다.

독일에서 시작된 현미경 연구의 발전은 피르호로 하여금 현미경을 이용해 세포의 이상을 찾아내게 했을 뿐 아니라 질병이 세포에서부터 유래한다는 주장과 함께 병리학(病理學)을 탄생시켰다. 또 코흐(Robert Koch)는 부인에게 선물받은 현미경을 이용해 세균을 관찰하고, 이 세균이 감염병의 원인이라는 사실을 알아냈다.[2-12]

독일에서 현미경을 이용한 새로운 발견이 이루어지고 있던 19세기에 프랑스에서는 다른 방향에서 의학이 한층 발전했다. 제너(Edward Jenner)의 종두법에서 힌트를 얻은 화학자 출신의 파스퇴르(Louis Pasteur)가 예방백신을 이용해 눈에 보이지 않는 미생물에 의한 감염병을 예방할 수 있음을 보여준 것이다. 같은 시기에 베르나르는 인체에서 일어나는 정상과 비정상 기능이 전체적인 생리현

> **병리학**
> 질병의 원인을 규명하고 비정상 상태에서 생기는 구조적·기능적 변화를 연구하는 의학의 한 분야로, 초기에는 시체를 부검한 후 이상 부위를 확인하는 것이 보통이었으나 요즈음은 병변 부위의 세포를 채취하여 질병을 진단하는 일을 주로 다룬다.

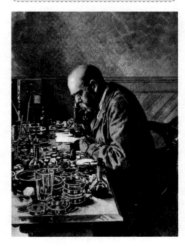

2-12 실험실의 코흐.
Paul de Kruif, *Mikrobenjäger*, 1927.

상과 어떤 관계가 있는지를 연구했다.

파스퇴르와 베르나르는 질병의 해결책을 찾아가는 방법에서 큰 차이를 보였지만, 결과적으로 두 사람 모두 인체와 질병에 관한 이해의 폭을 넓혀주었다. 19세기 프랑스와 독일을 중심으로 이루어진 의학의 발전으로, 4가지 체액이 질병을 일으킨다는 오랜 진리(4체액설)는 학문세계에서 서서히 자취를 감추게 되었다.

'미생물학의 아버지' 파스퇴르

1822년 프랑스에서 태어난 파스퇴르는 대학에서 화학을 공부했다. 그러나 그는 화학 외에도 의학 · 생물학 · 농학 · 축산학 · 생화학 · 미생물학 등 과학 내의 여러 분야에서 큰 업적을 남겼다. 원래 파르퇴르는 수학을 전공할 예정이었지만, 뒤마(Jean-Baptiste Dumas) 교수의 강의에 자극을 받아 화학으로 전공을 바꾸었다. 그리고 대학원에 진학해서는 유기입체화학 및 결정물리학에 전념해 박사학위를 받았다.

> **장밥티스트 뒤마**
> 1800~1884. 프랑스의 화학자로, 증기 밀도 측정법, 질소 정량법(定量法) 등을 창안했다.

1856년 릴 대학교에서 화학교수로 일하던 파스퇴르는 양조업자들에게서 포도주가 쉽게 부패하는 이유를 알고 싶다는 이야기를 듣는다. 자신의 본래 연구 영역과는 상관없는 분야였지만 흔쾌히 제안을 받아들인 파스퇴르는 발효에 관한 연구를 시작했다.

당시에는 발효를 화학반응으로만 설명하는 것이 일반적이었으나 파스퇴르는 미생물이 관련되어 있을 것이라고 생각했다. 그리고 정상적인 발효는 효모균에 의해 발생하지만 비정상 발효는 젖산균과 같은 또 다른 미생물에 의한 것임을 발견함으로써 자신의 생각이 옳음을 증명했다. 이는 파스퇴르가 미생물에 빠져드는 계기가 되었다.

1861년 파스퇴르는 백조목 플라스크를 이용한 실험으로 생물의 자연발생설이 잘못된 학설임을 증명해 명성을 얻었다. 이를 응용해 1863년에는 감염병을 예방하면서도 우유의 맛을 잘 보존할 수 있는 저온살균법을 개발하기도 했다.(2-13, 2-14)

학문 탐구에 평생을 바친 파스퇴르는 인생이 거의 말년에 접어든 58세의 나이에 가축 감염병인 탄저와 닭콜레라에 관한 연구를 시작했다. 당시 프랑스에서는 닭콜레라가 유행해 농부들을 괴롭히고 있었다.

이미 포도주 발효 연구를 통해 농부들과 친해진 파스퇴르는 감염성 미생물이 닭콜레라를 발생시킬 것이라고 생각했다. 그는 미지의 미생물을 찾아내기 위해 병에

백조목 플라스크
파스퇴르가 미생물의 자연발생설 원리를 반박하기 위해 만든 실험도구. 가늘고 긴 목이 아래로 구부러졌다가 다시 위쪽으로 향하는 유리 플라스크로, 구부러진 목에 내용물을 담아두면 미생물의 유입을 막아 플라스크 안의 내용물을 살균된 채로 유지할 수 있다.

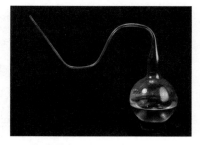

2-13 백조목 플라스크.
© Wellcome Library, London

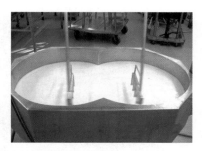

2-14 저온살균 처리 중인 우유.

걸린 닭의 벼슬에서 혈액을 소량 채취하여 미리 준비한 따뜻한 닭고기 수프에 떨어뜨렸다. 그리고 수프를 실온에 며칠간 방치한 뒤 현미경으로 관찰하자 엄청난 양의 세균이 배양되어 있었다. 이 수프를 빵에 적셔 닭에게 먹이자 닭은 닭콜레라의 증세를 나타내며 죽고 말았다. 현미

경으로 관찰한 엄청난 수의 세균이 닭콜레라의 원인균으로 밝혀지는 순간이었다.

파스퇴르는 원인균을 찾았다는 생각에 기쁜 마음으로 휴가를 떠났다. 휴가에서 돌아온 파스퇴르는 의도치 않게 닭콜레라균을 배양한 후 며칠이 지난 수프를 건강한 닭에게 먹였다. 건강했던 닭은 비실비실하며 곧 죽을 듯이 보였지만 서서히 기력을 되찾더니 며칠 후 완전히 회복했다. 닭이 살아난 원인을 조사하던 파스퇴르는 84년 전 종두법을 개발해 인류를 두창(천연두, Smallpox)에서 구해준 영국의 제너를 떠올렸다.

파스퇴르는 닭콜레라균이 포함된 닭고기 수프를 여러 개 준비하고, 보관 기간을 달리해가며 건강한 닭에게 먹였다. 그리고 어떤 수프를 먹은 닭이 살아나는지를 확인한 결과, 배양 후 며칠이 지난 수프는 닭콜레라균이 약해져 감염되어도 곧 회복된다는 사실을 발견했다. 파스퇴르는 이 실험 결과를 토대로 약화된 세균을 이용한 예방접종법을 개발했다. 그는 이 방법에 사용한 약화된 균을 '백신(vaccine)'이라 명명하고, 고안한 예방법을 '예방접종(vaccination)'이라 명명했다. 여기서 '백신'이란 제너가 종두법을 개발할 때 암소를 이용한 것에서 착안한 단어로, 라틴어로 암소를 뜻하는 'vacca'에서 유래한 것이다.

이후에도 파스퇴르는 미생물 연구를 계속하여 한때 '죽음의 병'이라 불리던 탄저와 광견병의 예

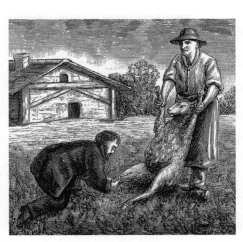

2-15 탄저균 예방주사를 놓는 파스퇴르. C. E. Chamberland, *Le Charbon et la Vaccination Charbonneuse*, B. Tignol, 1883.
© Wellcome Library, London

방접종법을 개발하기도 했다.[2-15] 세균(탄저)과 바이러스(광견병)에 의한 질병을 모두 해결했다는 점에서 그는 훗날 '미생물학의 아버지'라고 불리게 되었다. 19세기 후반 프랑스에서 활약하며 미생물 연구에 전념한 파스퇴르는 미생물이 감염병의 원인임을 밝혀내고 이를 예방하는 방법을 개발함으로써, 그때까지 가장 문제가 되던 감염병의 위험에서 인류를 구할 수 있음을 보여주었다.

프랑스 과학아카데미는 이런 파스퇴르의 업적을 높이 평가해 1886년부터 파스퇴르 연구소를 설립하기 위한 모금 운동을 전개했다. 그렇게 탄생한 파스퇴르 연구소는 오늘날 우리나라를 포함한 세계 곳곳에 지부를 운영하고 있으며, 지금까지 수많은 유명 의학자들이 이 연구소에서 훌륭한 연구 업적을 많이 남김으로써 지구촌을 대표하는 의학연구기관의 역할을 하고 있다.

20세기 후반부터 각광받기 시작한 베르나르

사람의 몸은 정상적인 상태에서는 어떻게 기능하며, 질병이 발생한 상태에서는 그 기능에 어떤 변화가 생길까?

파스퇴르와 동시대를 살면서 이 질문의 해답을 찾기 위해 노력한 학자가 바로 베르나르다. 18세 때 약제상에서 견습생으로 일하다 그만둔 그는 희곡작가가 되기를 원했다. 1834년 대학에 입학한 베르나르는 소르본 대학의 불문학 교수에게 자신의 작품을 보여주었으나 그의 작품을 읽은 교수는 희곡작가가 되기에는 감수성이 부족하다고 평하면서 약제상에서 일해본 경험도 있고 하니 의학을 공부해보라고 권유했다. 베르

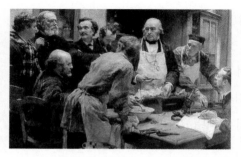
2-16 소르본 대학 생리학 교실의 베르나르(오른쪽에서 세 번째).
레르미트의 그림, 1889, 파리 국립의학아카데미.

나르는 의사가 되면 돈도 벌고 문학적 취미를 살릴 시간도 충분히 가질 수 있을 것이라는 교수의 충고를 받아들였다.

베르나르는 의과대학생 시절 마장디의 조수로 일했던 경험을 바탕으로 생리학을 전공하기로 했다. 그는 살아 있는 동물을 이용한 실험을 구상하고 실현하는 데 비상한 능력을 보였고, 의사가 된 뒤에도 탁월한 연구 업적을 꾸준히 내면서 파리 생리학계에서 떠오르는 별이 되었다. 그리고 마장디의 뒤를 이어 모교 생리학 교실의 교수가 되었다.[2-16]

생리학에서 베르나르가 남긴 가장 중요한 업적은 인간의 체내 환경, 즉 섭취하는 영양소와 각 장기의 고유한 기능, 이들 장기에서 생산되는 화학물질, 이러한 과정에서 발생하는 노폐물의 배설이 정교한 균형을 이루고 있다는 사실을 발견한 것이다. 베르나르는 우리 몸을 구성하는 각 부분이 서로 다른 기능을 수행하지만 이들 모두 신체 내부의 환경을 일정하게 유지하려는 하나의 목표를 가지고 있다고 주장했다. 그리고 이를 '내부환경(milieu intérieur)'이라는 말로 정의했다.[2-17]

내부환경
사람이 항상 접하고 있는 환경을 자연계와 자신의 체내로 구분하여 자연계를 외부환경, 체내를 내부환경이라 한다.

사람의 신체가 여러 부분이 모여서 이루어진 정교한 복합체이고 혈액이 장기와 조직 간에 전달자 역할을 한다는 생각은 사람의 몸을 바라보는 완전히 새롭고 획기적인 사고방식이었다. 특정 조직으로 이루어진 특정 기관은 자신의 고유한 기능을 수행하고 이 기능에 혈액이 중요한

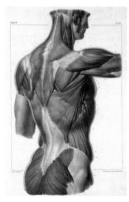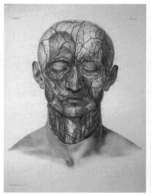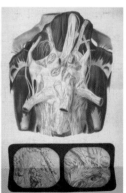

2-17 부르게리, 베르나르, 자코브, 『인체해부학 총론(*Traité complet d'anatomie de l'homme*)』(2nd ed.), 1866～1871 삽화.

역할을 한다는 사실이 알려지면서, 사람들이 기존에 가지고 있었던 피에 대한 신비감도 사라지게 되었다.

18세기 말부터 시작된 임상 증상과 부검 결과를 비교하는 관찰연구는 질병 발생 기전을 설명할 수 있게 해주었다. 베르나르는 우리 몸의 정상 기능이 여러 가지 화학반응의 절묘한 조화에 의해 유지된다는 사실을 입증했다. 모든 질병에는 고유한 원인이 있으며 질병에 걸렸을 때의 증상은 특정한 장기나 체내 화학반응의 변화의 결과로 나타난다는 사실을 알게 된 것이다. 이로써 실험실의 과학자들에 의해 질병이 연구되고 규정되기 시작했다.

파스퇴르와 베르나르의 의학적 대결

파스퇴르는 세균이 질병을 일으킨다는 개념을 명확

히 함으로써 우리 몸을 둘러싸고 있는 외부환경에 대한 사람들의 생각을 바꿔놓았다. 그러나 어떤 질병이나 죽음이 특정 세균에 의해 야기된다는 사실을 아는 것만으로는 질병을 막을 수 없었다. 단지 세균과 접촉하지 않도록 조심하거나 예방접종을 받는 등의 소극적인 방법으로는 질병에 적극적으로 대처할 수 없었던 것이다. 어떠한 사실을 아는 것과 그에 대해 어떠한 행동을 취할 수 있는 것 사이에는 엄연한 차이가 있었다. 질병에 대한 지식이 아무리 깊더라도 이러한 지식이 치료 기술로 전환하지 못한다면, 우리가 질병에 대해서 갖고 있는 생각에는 변화가 있을지 몰라도 질병에 대처하는 방식에는 별다른 변화가 없을 것이기 때문이다.

파스퇴르의 업적은 첫째 미생물이 감염병의 원인임을 알아낸 후 (비록 치료제는 찾아내지 못했지만) 예방이 가능함을 보여준 것이고, 둘째 과학자들로 하여금 의학자나 생물학자가 아니라도 생명체를 연구할 수 있다는 사실을 확인시켜준 것이다. 물론 그와는 달리 리비히(Justus von Liebig)나 뵐러(Friedrich Wöhler) 같은 당시의 유명 화학자들은 생명현상 연구에 뛰어들지 않았다.

의학 연구에서 파스퇴르는 단세포 미생물이 인체에 침입하여 병을 일으키는 과정에 초점을 맞췄고, 베르나르는 인체를 구성하는 각 부분이 한데 모여 어떻게 인체가 통합적인 기능을 하는지에 초점을 맞췄다. 그러나 서로 달라 보이는 두 관점 모두 우리 몸을 이루는 세포와 조직, 그리고 이들이 생성하고 주고받는 화학적 신호를 포함한 모든 생명현상을 과학적 용어로 기술할 수 있는 토대를 마련하는 데 공헌했다. 이로 인해 그때까지 1,700년 이상 지속되어온 인간의 건강과 질병에 대한 4가지 체액의 중요성에 관한 생각이 근본적으로 바뀌었고, 과학의 새로운 철학

이 마침내 의학에도 스며들기
시작했다.

파스퇴르가 마장디처럼 토의
석상에서 자신의 의견을 강하게
내세웠던 것과 달리 베르나르는
항상 조용히 품위를 유지한 것
에서 볼 때 둘의 성격은 판이했
다. 때로는 대중을 기피하는 듯

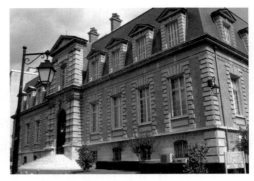

2-18 파리 파스퇴르 연구소.

이 보일 정도로 조용했던 베르나르와는 대조적으로 파스퇴르는 달변으
로 대중을 사로잡았다.

감염병은 19세기에 가장 중요한 의료 문제의 하나였다. 일단 유행하
면 속절없이 당하기만 했던 시기에 파스퇴르는 감염병을 예방할 수 있
음을 보여주었다. 프랑스 정부가 이러한 파스퇴르의 업적을 기려 설립
한 파스퇴르 연구소는 프랑스의 최신 의학 지식을 습득하고자 수많은
나라에서 몰려든 연구원들의 방문으로 19세기 말 세계 의학의 중심지가
되었다.[2-18]

비슷한 시기에 독일에서는 코흐가 탄저·결핵·콜레라를 일으키는
세균을 발견하면서 명성을 얻어 1891년 베를린에 로베르트코흐 연구소
가 문을 열었고, 당시 세계 의학계에서 파스퇴르 연구소와 라이벌 구도
를 형성했다.

이렇듯 파스퇴르는 국가의 전폭적 지지를 받았지만, 베르나르는 학자
로서의 명성은 얻었으나 국가의 도움을 받지는 못했다. 그가 내세운 이
론이 당시에 가장 큰 문제가 되고 있던 감염 질환 해결에는 별 도움이 되
지 않았기 때문이다. 또 베르나르는 생리학 실험에서는 최초로 동물을

이용한 마장디의 뒤를 이어 실험동물 연구 기법을 완성했는데, 당시 프랑스에는 동물실험에 대한 강한 반감이 널리 퍼져 있었다.

그러나 20세기를 거쳐 21세기를 보내고 있는 지금, 질병의 양상은 그들이 활약하던 시기와 완전히 달라졌다. 급성인 감염병의 비중이 낮아지고, 당뇨·고혈압·암·치매 등 만성병이 대세로 자리 잡은 것이다. 감염병이 사람의 생명을 위협하던 시절에는 만성병에 관심을 둘 겨를이 없었지만, 급성 감염병이 어느 정도 해결되고 나자 이전에는 문제가 되지 않던 만성병이 새로운 문제로 등장하기 시작했다.

질병의 양상이 바뀌었으니 대응책도 달라져야 했다. 19세기에 베르나르의 이론은 이론적으로는 옳으나 눈앞의 문제 해결에는 별 도움이 되지 않는 한가한 것이었지만, 만성병이 대세로 자리 잡은 21세기에는 그렇지 않다. 이제는 인체의 내부환경을 중시한 베르나르의 이론에 맞춰 건강한 내부환경을 조성함으로써 현대의 만성병이 사람의 몸에 자리 잡지 않도록 노력하는 일이 중요해진 것이다.

백신 발견 이전에 인류를 위협했던 감염병들

감염병이 크게 유행하면서 인류를 공포에 몰아넣은 일은 오래전부터 있었다. 역사서에 나타난 기록으로는 기원전 430년경 아테네에서 유행한 전염병이 최초이며, 다른 자료에서는 이보다 더 오래된 기록을 찾을 수가 있다. 페스트(흑사병)에 의한 것이라는 설이 가장 유력한데, 2세기 로마에서는 두창으로 의심되는 발진성 열병이 유행했고, 5세기 터키에서는 페스트로 의심되는 전염병이 크게 퍼지기도 했다.[2-19]

성경에도 등장하는 한센병은 중세시대에 많은 환자들을 양산했다. 1348년부터 약 300년 동안 유럽에서는 페스트가 크게 유행하여 결국 중세사회가 몰락하는 계기가 되기도 했다. 15세기 말부터 16세기에는 매독이 인류를 위협했고, 17세기와 18세기에는 두창과 발진티푸스가 유행했다. 스페인 군대는 두창의 힘으로 멕시코에서 아즈텍 문명을 멸망시키고 남아메리카를 차지하는 발판을 마련했다.

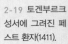
2-19 토겐부르크 성서에 그려진 페스트 환자(1411).

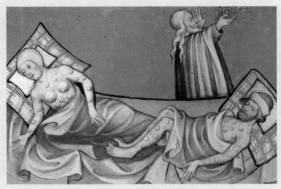

십자군 전쟁으로 외상환자가 많이 발생하면서 상처 부위를 그대로 두면 새로운 병(미생물에 의한 감염성 질환)이 발생한다는 사실을 알게 된 중세인들은 이를 해결하기 위해 상처 부위에 끓는 기름을 붓기 시작했다. 끓는 기름은 그 자체로 신체에 해를 입힐 수 있어 좋은 방법이 아니었지만, 이른바 돌팔이 의사들이 판치던 당시 상황은 이를 묵인했다. 외과와 산부인과 발전에 큰 업적을 남긴 파레가 16세기에 이 방법을 사용하지 말자고 부르짖었지만 큰 효과는 없었다.

이후 파스퇴르가 1885년 광견병 백신을 개발하기는 했지만 감히 임상시험을 할 엄두를 내지 못하고 있을 때, 광견병에 걸린 개에 물린 환자 한 명이 찾아왔다. 자신의 아들에게 개에 물린 부위를 불에 달군 쇠로 지지는 치료를 도저히 행할 수 없었던 환자의 어머니가 닭콜레라와 탄저병을 해결한 적이 있는 파스퇴르에게 도움을 요청한 것이다. 파스퇴르는 자신이 개발한 광견병 백신이 잘못하면 환자를 죽일 수도 있다는 사실을 설명한 후 치료에 처음 사용했고 결과적으로 성공을 거두어 바이러스성 질환인 광견병을 해결할 수 있게 되었다.

나이팅게일이
전쟁터로 나간 까닭은?
간호학의 발전

'백의의 천사' 나이팅게일, 크림 전쟁에 참전하다

러시아는 빈회의(1814~1815) 이래 오스만투르크 영
내로의 남하를 기본적인 대외정책으로 삼았
다. 나폴레옹 3세가 프랑스 내 가톨릭교도의
인기를 얻기 위해 오스만투르크의 술탄에게
예루살렘 성지에서의 가톨릭의 특권을 요구
하자 그 땅의 그리스정교도의 비호자임을 자

> **빈회의**
> 오스트리아 빈에서 1814년 9월부터 이듬해 6월에 걸쳐, 나폴레옹 전쟁 이후의 유럽 질서 재편에 대해 논의한 국제회의.

처하는 러시아의 니콜라이 1세가 그에 대립한 것이 크림 전쟁이 일어난 직접적인 계기였지만, 기본적으로는 남진 정책을 편 러시아와 그에 반대하는 오스만투르크·영국·프랑스·프로이센·사르데냐 연합군이 크림반도·흑해를 둘러싸고 벌인 전쟁이었다.

전쟁은 2년 반 정도 치열한 공방을 벌이다가 1856년 파리조약으로 종결되었으며, 그 결과 러시아는 다뉴브 하구 및 흑해 인근에서의 영향력을 잃게 되었다.

그런데 크림 전쟁은 전신이 처음 사용되고, 종군기자가 처음 참여했다는 점에서 이전 전쟁과 달랐다. 이로써 일반인들이 전쟁에 대한 정보를 접할 수 없었던 과거와 달리, 전쟁터에서 부상당하거나 콜레라 등 전염병에 걸린 병사들의 참혹한 소식이 실시간으로 후방에 전해졌다.

이러한 크림 전쟁에 나이팅게일은 영국군의 일원으로 참가했다. 그녀의 눈부신 활약으로 여성들이 전쟁에 더 적극적으로 참여하게 되었으며, 이는 새로운 분야인 간호학이 발전하는 계기가 되었다. 나이팅게일보다 수백 년 앞선 십자군전쟁 때도 종교적 의무감 또는 신념에 의해 '기사간호단'과 같이 전쟁에 참전한 여성들이 있었다. 그런데 왜 나이팅게일이 간호 분야의 선구자로 칭송받는 것일까?

부유한 집안의 차녀로 태어난 나이팅게일은 성격이 괴팍하고 타인과의 만남을 꺼리는 성향을 가지고 있었다. 나이팅게일은 "간호에서 종교적인 차이를 두면 안 되고, 간호사는 인류애를 바탕으로 신앙을 가진 사람이어야 한다"는 생각으로, 집안의 반대를 무릅쓰고 간호학을 공부했다. 당시는 '간호학'이라는 학문이 정립되기 전이어서 낮은 계층의 사람들이 간호를 담당하던 시절이었다.

31세에 간호사로 활동하기 위해 집을 떠난 그녀는 독일 카이저스베르크에서 공부한 후 간호사와 관리자로서 두각을 나타내기 시작했다. 크림 전쟁 때 군대의 위생상태는 매우 나빠서, 스쿠타리(지금의 터키 위스퀴다르)의 병원에서는 콜레라나 비타민C 결핍에 의한 괴혈병으로 목숨을 잃는 병사가 전투에 의한 부상으로 죽는 병사들보다 4배 이상 많을 정도였다. 종군기자에 의해 이 소식이 전해지자 시민들은 충격에 휩싸였고, 여론은 급격히 나빠졌다.

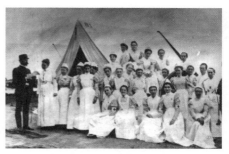

2-20 나이팅게일과 함께한 간호사들(1854).

국방장관 허버트는 여론을 잠재우고 군 위생상태를 개선하기 위해 나이팅게일을 팀장으로 하는 간호사들

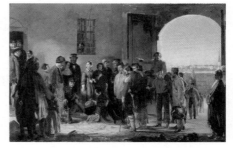

2-21 제리 베릿, 〈자비로운 임무: 스쿠타리에서 부상자들을 받아주는 나이팅게일〉, 1857, 런던 국립초상화미술관.

을 보내기로 결정했다. 일반 간호사의 2배의 임금을 주고 40명을 선발하려 했으나 지원자는 38명에 불과했다. 나이팅게일은 스쿠타리의 병원에서 위생 개선을 위한 청소, 환기 유지, 화장실과 배수시설 정화 등에 힘썼으며, 불합리한 군 행정체계를 바로잡아 물품창고와 병동을 만들었다. 그때까지 인간 이하의 취급을 받아오던 병사들은 밤낮을 가리지 않고 헌신적으로 환자를 돌보는 나이팅게일에게 '백의의 천사', '등불을 든 여인'이라는 별명을 붙여주었다.[7] (2-20, 2-21)

행정력을 크게 인정받아 위생행정과 군대행정을 맡아보는 간호총감의 자리에 오른 나이팅게일은 실질적으로 관리국장의 일을 수행하게 되었다. 여성이 차별받던 시기에 나이팅게일이 고위직의 역할을 담당하자

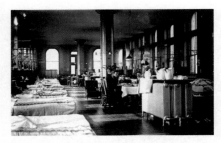

2-22 성 토마스 병원의 '나이팅게일 병동'(1910~1917년경).

이를 시기하는 적들도 생겨났다. 그러나 허버트의 견고한 원조와 대중 사이에서의 인기, 빅토리아 여왕의 환심 등을 바탕으로 능력을 인정받음과 동시에 더 큰 명성을 얻게 되었다.

전쟁이 끝난 뒤에도 나이팅게일은 군병원 시설을 개선하고자 노력했고, 1860년에는 성 토마스 병원(St. Thomas Hospital)에 간호교육과정을 신설했다.(2-22) 이 간호학교는 비종교적인 간호교육을 진행했다는 점과 간호학교의 운영을 병원에서 독립시켰다는 2가지 큰 특징을 가지고 있다. 이 학교의 졸업생들이 각 병원에서 맹활약한 것이 오늘날 간호사라는 직종으로 발전하는 토대가 되었다.[8]

나이팅게일이 간호학의 창시자로 성공한 요인은?

나이팅게일이 그 시대의 편견을 극복하고 성공할 수 있었던 요인은 다음과 같다.

첫째, 자신의 경험을 철저하게 신봉했다. '미아즈마설'을 믿었던 나이팅게일은 몸에서 나오는 모든 기운이 해로우며, 질병의 원인은 나쁜 공기와 악취 때문이라 생각했다. 그래서 환기를 매우 중요시했으며, 파스퇴르의 미생물 병인설은 완전히 무시했다. 잘못된 이론을 신봉했지만 위생을 중시하고 음식물의 상태를 개선한 그녀의 방법은 크림 전쟁에서 문제가 되었던 콜레라와 괴혈병에 매우 효과적이었다.

둘째, 나이팅게일은 뛰어난 정치력을 발휘해 동료들이 자신을 믿고 따르게 했으며, 자신과 뜻이 맞지 않는 적을 물리치기 위해 허버트나 빅토리아 여왕의 신뢰를 한껏 이용했다. 이는 주변 사람들과 토론하고 싸우느라 시간을 보내기보다 목표를 이루기 위해 한 걸음 더 나아가는 데 효과적인 방법이었다.

셋째, 비슷한 시기에 헝가리 출신의 젬멜바이스는 비엔나에서 산모를 산욕열로부터 보호하기 위해 의사들이 손을 씻어야 한다고 주장했지만 그다지 효과가 없었다. 이는 식료품 장수의 아들인 그가 사회의 주류에 속하지 않았던 것이 큰 이유였다. 나이팅게일은 유수의 귀족 집안 출신에 사교계에서 상류층에 걸맞은 교양 수준을 유지하고 있었으므로 무시당하지 않을 수 있었다.

넷째, 나이팅게일은 적당한 시기에 태어났다. 19세기 중반은 사회개혁과 함께 여성의 신분 상승이 시작된 시기였다. 또한 나이팅게일의 관심 분야가 이미 남성이 장악하지 않은 블루오션이라는 점도 그녀의 활동을 용이하게 했다. '천사'와 같은 여성의 이미지는 신비한 느낌을 주면서 일반인들의 인기를 끄는 데 도움이 되었다.

다섯째, 산업혁명이 일어난 시대 상황과 맞아떨어졌다. 농촌에서 도시로 사람들이 몰려들면서 인구집단이 형성되기 시작했지만 도시는 이들을 모두 받아들일 준비가 되어 있지 않았다. 인구가 밀집되는 가운데 기반시설은 갖추지 못한 도시에서는 쓰레기와 배설물이 식수원으로 사용되는 강으로 흘러 들어갔다. 그렇게 콜레라 · 이질 · 장티푸스 등 수인성 감염병이 전성기를 맞은 것이다. 나이팅게일은 급수시설을 개선하여 깨끗한 물을 환자에게 공급함으로써 콜레라를 효과적으로 예방할 수 있었다. 그 효과는 빠르게 나타났고, 대중의 관심을 끄는 데도 성공적이었다.

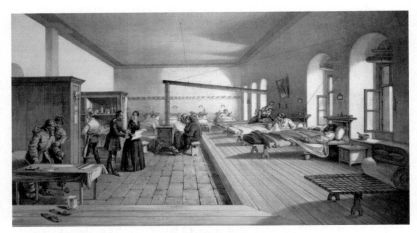
2-23 스쿠타리에 있는 병원의 모습을 그린 윌리엄 심슨의 판화(1856).

17~18세기 전장에서 병사들을 사지로 내몬 감염병 중 대표적인 것이 발진티푸스다. 발진티푸스는 이(蝨)에 의해 전파되므로 예방을 위해서는 모포를 세탁해야 했다. 나이팅게일이 크림 전쟁에서 활동할 때 아무리 옷과 음식에 관련하여 위생 개선에 힘을 썼다 해도 개인의 모포를 수시로 세탁하는 일은 매우 어려웠을 것이다. 그러므로 크림 전쟁에서 이전과는 다르게 발진티푸스 대신 콜레라가 주로 문제를 일으켰다는 것은 어쩌면 나이팅게일에게는 행운이자 여섯 번째 성공 요인이었다.(2-23)

일곱째, 나이팅게일이 종교적인 면을 배제하고 활동한 것도 성공 요인이었다. 나이팅게일이 관여한 간호학교는 비종교적인 이념으로 간호사를 양성했고, 이 사실은 그 졸업생들이 종교와 문화가 다른 세계 여러 나라에서 활동하는 데 큰 도움이 되었다. 오늘날도 마찬가지지만 종교적 이념이 충돌하면 공익을 위한 일도 반대에 부딪히는 경우가 흔하기 때문이다.

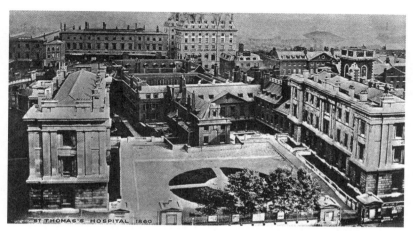

2-24 성 토마스 병원(1860).　　　　　　　　　　　　　　　　　© Wellcome Library, London

근대 간호학을 정립하다

크림 전쟁에서 자신이 이끈 간호팀의 활동이 사람의 생명을 구하는 데 큰 효과가 있음을 확실히 보여준 나이팅게일은 전쟁 후 영국으로 돌아와 간호학교를 세워 간호사를 양성하고, 이를 전 세계적인 운동으로 확산시켰다. 그리하여 나이팅게일은 '근대 간호학'이라는 학문을 정립하고 '간호사'라는 전문직업을 확립한 사람으로 남게 되었다.

나이팅게일의 사상을 받아들인 간호사들이 의료 현장에 투입되자 병원 환경은 획기적으로 개선되기 시작했다. 특히 1860년 성 토마스 병원에 간호교육과정을 신설한 것이 병원의 변화에 결정적인 역할을 했다.[2-24] 이전까지 오랜 기간 변천 과정을 거치며 변화해온 병원은 '발전'이라는 용어를 사용할 수 없을 만큼 그 환경이 열악했다. 나이팅게일이전에도 간호사 역할을 하는 여성들이 병원에서 근무하기는 했지만 의식 수준과 지위가 낮았고, 위생 관리는 엉망이었다. 거기다 운영의 부도덕성까지 더해져 병원은 질병을 치료하는 곳이 아니라 죽기 전에 거쳐가는 장소가 되었다. 그러다 보니 귀족들은 병원에 가지 않고 필요하면 의사를 불러 자신의 집에서 진찰을 받았다.

크림 전쟁에서 나이팅게일이 활약한 지 약 한 세기 반이 지나는 동안 의학과 의료에서 간호학은 결코 빼놓을 수 없는 중요한 학문의 위치를 차지했고, 물리치료사 · 작업치료사 · 방사선사 · 임상병리사 등 여러 직종의 의료인이 탄생했다. 앞으로 분자의학이 더 많은 역할을 하게 되면 유전자 검사와 설명을 담당하는 직종이 생겨날 가능성도 있고, 정보기술(information technology, IT)이 의학에서 차지하는 비중이 높아지면 이를 담당하는 직종이 생겨날지도 모른다.

나이팅게일이 일으킨 사회운동은 간호사라는 전문직종을 탄생하게 했을 뿐 아니라, 병원의 역할이 일반인들의 건강과 보건에 큰 도움이 될 수 있게 해주었다. 사고의 전환이 의학의 역사에 큰 획을 그은 것이다.

발진티푸스 연구에 혼연의 힘을 쏟은 의학자들

발진티푸스라는 전염병은 리케차균(rickettsia)의 한 종류에 의해 피부에 생기는 빨간색 발진을 특징으로 한다. 역사적으로 가장 유명한 발진티푸스의 유행은 나폴레옹이 러시아를 침공했을 때 발생했다. 약 50만 명에 이르는 군대를 이끌고 러시아로 쳐들어간 나폴레옹의 군대는 차이콥스키의 〈1812년 서곡〉의 주제가 된 것처럼 모스크바를 점령하기는 했으나 춥고 굶주린 상태에서 물러나야만 했다. 역사책에서는 추위와 작전 실패 등이 패배의 원인으로 거론되지만, 출발과 함께 군대에 유행한 발진티푸스가 심각한 전투력의 손실을 가져온 것도 무시할 수 없다.

그 후 프랑스에서 태어난 니콜(Charles J. H. Nicolle)은 1903년 튀니지의 파스퇴르 연구소 소장을 맡으면서 본격적으로 열대성 질환을 연구하기 시작했다. 당시에 발진티푸스는 아프리카 북부와 유럽을 넘나들며 수시로 유행하고 있었다. 직접 유행 지역을 돌아다니며 발진티푸스를 연구한 니콜은 발진티푸스가 환자에 의해 전파되는 질병이고, 목욕 후에 새 옷을 입으면 전파력이 떨어진다는 사실을 확인했다. 전파력을 떨어뜨릴 방법을 찾았다는 것은 연구자들이 안전하게 질병을 연구할 수 있게 되었다는 것을 뜻하므로 그의 발견 이후 연구가 훨씬 활발해졌다.

니콜은 1909년 침팬지를 이용한 실험에서 이(蝨)가 발진티푸스를 전파하는 매개체임을 밝혀냈고, 4년 뒤 발진티푸스 예방백신을 개발하여 인류를 발진티푸스의 공포에서 해방시켰다. 니콜은 그 공로로

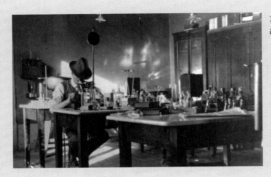

2-25 멕시코시티 연구실의 리케츠(1910년경).

1928년 노벨 생리의학상을 수상했다.

다른 연구자들도 발진티푸스 병원체를 찾기 위해 노력했는데, 특히 미국의 리케츠(Howard T. Ricketts)는 멕시코에서 발진티푸스가 록키산 홍반열과 아주 유사한 미생물에 의해 발생한다는 사실을 알아냈다. 그러나 결론을 내리지 못한 상태에서 발진티푸스에 걸려 사망하고 말았다.[2-25]

한편 1914년 제1차 세계대전이 일어나자 발진티푸스가 수시로 유행하기 시작했다. 많은 학자들이 연구에 뛰어들었는데, 이 중에는 세르비아의 프로바제크(Stanislaus von Prowazek)와 브라질의 리마(Henrique da Rocha Lima)가 포함되어 있었다. 두 사람 모두 독일에서 러시아 포로들에게 유행하고 있는 발진티푸스의 원인균을 찾기 위해 연구하다가 발진티푸스에 걸리고 말았다.

프로바제크와 달리 목숨을 건진 리마는 발진티푸스의 병원체를 발견한 다음 '리케차 프로바제키(Rickettsia Prowazeki)'라는 이름을 붙임으로써 먼저 간 학자들의 이름을 후세에 남겨주었다.

새로운 의학적 발견은
늘 도전을 받는다
신기술 논쟁

신의 의학과 인간의 의학, 그 첨예한 대립

"중세는 암흑시대"라는 말을 처음 사용한 사람은 페트라르카다. 중세의 중심지 이탈리아에서 태어난 페트라르카는 르네상스 시기에 활약한 시인이자 인본주의자였다. 그는 로마 제국의 화려함이 남아 있는 도시의 모습에 경외심을 가지고 있었다. 돌과 대리석으로 만들어진 찬란한 역사적 기념물에서 큰 영향을 받은 페트라르카는 고대와 그 후를 비교하면서 역사에 관한 글을 썼다. 페트라르카는 콘스

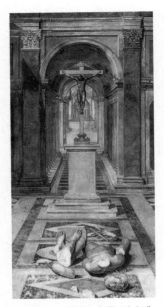

탄티누스 황제가 기독교를 공인한 이래 지금까지 자신이 살고 있는 시기를 언급하면서 '암흑기'라는 용어를 처음 사용함으로써, 오늘날 현대인들에게 "중세는 암흑시대"라는 말을 접하게 해준 인물이다.

르네상스 시대의 인본주의자들은 자신들이 살고 있던 시기를 인간의 위엄과 학식이 재탄생한 시기라 여기며, 앞서간 암흑기의 황폐함과 구별하려 했다. 인간을 세상 속에서 조화를 이루며 살아갈 수 있는 이성적인 존재로 생각한 것이다. 르네상스기를 전후하여 사람들의 생각이 이전과 달라지자 교회의 중심성에 대한 논쟁이 일기 시작했고, 이러한 사고 변화가 훗날 과학 혁명으로 이어졌다고 볼 수 있다.

2-26 토마소 라우레티. 〈기독교의 승리〉. 1585, 바티칸 궁전 콘스탄티누스의 방. 그리스의 신 헤르메스의 조각상이 바닥에 부서져 있다.

페트라르카가 중세를 암흑시대라 칭한 가장 큰 이유는 모든 일상사가 교회의 지배를 받으면서 인간의 창조성이 철저히 무시되었다고 판단했기 때문이다.(2-26) 모든 학문이 신학에 종속되는 바람에 이성보다는 내용이 모호한 성경의 해석에 따라 판단되었고, 이로 인해 학문의 발전이 이루어지지 않았으므로 중세 유럽은 당시의 아랍 지역보다 학문적으로 뒤떨어지게 되었다.

신본주의에서 벗어나 인본주의의 재발견이 이루어진 르네상스 시기부터 사람들의 사고방식에 변화가 생겨남으로써 중세가 붕괴하고 근대로 들어서게 되었다. 그러나 오늘날처럼 매스컴과 교통이 발전한 시기가 아니었으므로, 유럽에서 중세의 사고방식이 사라지기까지는 수백 년

이 소요되었다. 또한 유럽인들의 사고방식이 하루아침에 바뀐 것도 아니었으므로 그 뒤로도 성서와 신학은 많은 영역에서 적지 않은 영향력을 발휘했다.

의학의 역사에서 중세는 고대 로마의 의사이자 해부학자였던 갈레노스의 의학이 지배하던 시기였다. 6세기에 그리스에서 활약한 의사 팔라디우스(Palladius)는 "그리스 의학은 히포크라테스가 씨를 뿌리고 갈레노스가 수확을 했다"는 기록을 남겼다. 르네상스기에 이르러서야 가끔씩 새로운 이론들이 등장하기는 했지만 갈레노스의 의학은 감히 범접할 수 없는 절대적인 위치를 차지했다. 그러나 중세 말 페스트가 유럽을 강타했을 때 철석같이 믿어온 성경에 페스트에 대한 구절이 하나도 없는 사실로 인해 성경도 완전한 것은 아니라는 생각이 싹트면서 종교의 영향력은 서서히 약화되었다.

영국의 하비가 혈액이 순환한다는 이론을 발표한 것은 앞에서 소개한 바와 같이 1628년의 일이다(제1장 '과학적 방법과 자연철학으로 성장하다: 의학의 성장' 참조). 어느 면으로 보나 완벽한 이론이었지만, 하비를 미친 사람으로 취급하는 이들이 많았고, 그의 진료실을 찾아오는 환자의 수가 격감했다는 기록도 있다. 초기에 하비의 이론에 반대하는 사람이 많았던 이유는 갈레노스의 의학 이론이 종교적으로 신의 교리에 잘 맞는다고 생각됐기 때문이었다. 영국의 해부학자 크루크섕크(William Cruikshank)는 1790년에 쓴 책에서 다음과 같은 기록을 남겼다.

하비의 반대론자들은 그의 저서가 발표되었을 때 그의 이론이 틀렸다는 사실을 증명하려 했다. 그러나 그들이 노력하면 할수록 하비의 이론이 옳다는 결과들만이 나타나자 다음에는 그의 이론이 오래전부터 알려져 있었던 것이라는 주장을 했다. 그러나 하비 외에는 그 사실을 알지 못했다는 것이 증명되자 그의 발견은 의학에 아무 영향을 주지 못하는, 있으나 마나 한 발견이라고 태도를 바꾸었다.[9]

유전자 조작 기술과
시험관 아기

1973년 코헨(Stanley Cohen)과 보이어(Herbert Boyer)는 유전자 재조합 기술을 이용해 유전자를 조작하는 데 성공했다. DNA를 절단할 수 있는 제한효소를 이용하여 서로 다른 곳에서 얻은 2가지

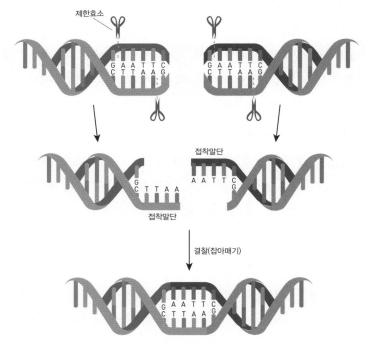

2-27 두 DNA로부터 새로운 DNA가 형성되는 유전자 재조합의 원리.

DNA를 같은 모양으로 절단한 다음 서로 짝을 바꿔 이어붙이는 데 성공한 것이다.[2-27] 이로 인해 자연적으로 존재하는 유전자 대신 이 세상에 존재하지 않는 새 유전자를 만들어내는 일이 가능해졌다. 보이어는 곧 바로 제넨테크(Genentech)라는 회사를 설립하고, 유전자 조작법을 이용해 인슐린을 생산하기 시작했다.

유전자 재조합에 의한 유전자 조작 기술은 오늘날 생명과학을 공부하는 대학원생이라면 가장 먼저 습득해야 하는 기술이며, 학부 학생들이 실험 시간에 직접 시행하는 경우도 있다. 그러나 이 기술을 이용하면 영화나 소설에서나 볼 수 있는 기이한 생명체가 탄생할 가능성도 배제할 수 없으며, 유전자 조작 식품 (genetically modified organism, GMO)과 같이 사람에게 해가 되는지 득이 되는지 불분명한

> **유전자 조작 식품**
> 한 생물의 유전자 중 일부를 잘라내 다른 유전자에 붙여 만든 식품으로, 생산성 향상과 품질 강화를 위해 유전자를 변형한 농축산물을 말한다.

음식을 일상에서 흔히 보게 되는 일이 벌어지기도 한다.

혈당 조절 호르몬인 인슐린은 1921년에 캐나다의 생리학자 밴팅 (Frederick G. Banting)이 발견하여 1923년에 노벨 생리의학상을 수상한 것으로, 당뇨 환자들에게는 필수 의약품의 하나다. 밴팅이 찾아낸 혈당 조절 단백질인 인슐린은 후에 생어(Frederick Sanger)가 아미노산 서열을 알아내는 방법을 고안한 후 이를 이용함으로써 최초로 아미노산 서열이 규명된 단백질이 되었다.

밴팅이 인슐린을 발견한 시기에는 개를 실험동물로 이용했고, 그 후 50여 년이 지나는 동안 돼지를 비롯한 각종 동물들로부터 인슐린을 분리하여 환자들에게 이용해왔다.[2-28] 제넨테크에서 만들어낸 인슐린은 사람의 인슐린 유전자를 분리해 대장균의 DNA에 집어넣은 다음, 대장

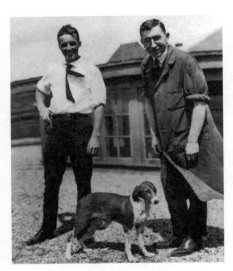

2-28 개의 이자에서 인슐린을 추출하는 데 성공한 밴팅(오른쪽)과 생리학자 찰스 베스트(왼쪽)(1921).

균을 배양하는 과정에서 대장균이 스스로 필요로 하는 단백질을 만들어낼 때 사람의 인슐린도 함께 만들어내도록 한 것이다.

동물에게서 인슐린을 분리하는 데는 많은 비용과 시간이 들기 때문에 가격이 비쌀 수밖에 없었다. 게다가 아직까지 동물에게서 사람으로 전파된 적 없는 새로운 바이러스와 같은 미생물이 옮겨질 가능성도 있다. 그러나 대장균 배양을 통해 만들어진 인슐린은 대장균이 포함되지 않은 상태로 순수하게 분리하는 것이 가능하므로 오염의 위험이 없고, 가격도 싸다. 유전자 조작이라는 용어에 거부감을 갖는 사람들도 있겠지만 1973년 재조합에 의한 유전자 조작 기술이 탄생한 후 지금까지 인슐린을 포함한 수많은 약이 이 방법으로 생산되어 사용되고 있으며, 앞으로도 그럴 것이다.

누구나 따라 할 수 있을 정도로 쉬운 유전자 조작 기술이 개발되었을 때 많은 과학자들이 이래도 될 것인지 의문을 가졌다. 그리하여 1977년 이 분야를 주도하는 과학자들이 캘리포니아에 모여 회의를 했다. 회의 결과 학문의 발전 과정에서 유전자 조작은 필연적으로 따랐던 것이니 금할 수 없고, 안전성을 담보할 수 있는 제한적인 범위에서 시도해보자는 결론이 내려졌다. 그리고 꽤 오랜 시간이 지난 지금 유전자 조작은 과거에 우려한 만큼 위험하지도 않고 큰 문제를 일으키지도 않은 채 생명과학의 발전에 기여하고 있다.

1978년에는 최초의 시험관 아기가 탄생했다.[2-29] 아기의 이름은 루이스 브라운이었다. 아기가 세상에 처음 모습을 드러냈을 때 '의학적 기술의 개가'라는 의료계의 평가는 종교 · 철학 · 윤리 전공자들의 반대 의견에 부딪혀야 했다. 생명체가 자손을 출산하는 과정은 신성한 것인데 어떻게 이 과정을 조작하여 자손을 만들어낼 수 있는가 하는 것이 이슈였다. 그리고 31년이 지난 2009년, 성인이 된 브라

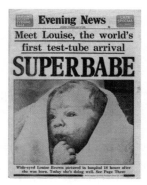

2-29 세계 최초의 시험관 아기의 탄생. 「이브닝뉴스」 1978년 7월 27일자.

운은 결혼하여 자신의 아기를 출산했다. 그동안 체외수정에 의해 수많은 시험관 아기가 탄생했는데, 이제는 어떤 이유로든 수정이 되지 않아 자녀를 갖지 못하는 부부에게 도움을 줄 수 있는 중요한 기술이 되었고, 현대의학에서 빼놓을 수 없는 위치를 차지하게 되었다.

출산의 고통을 없애준 무통분만

역사적으로 통증에 대한 마취 효과를 얻기 위해 알코올과 아편을 사용하곤 했다. 고대인들도 알코올을 마시면 취한다는 사실을 알았고, 적당량 마시면 기분이 좋아지고 노래가 절로 나오며, 춤을 추다 넘어져서 상처가 생겨도 평상시와 달리 통증이 감소된다는 사실을 알고 있었다. 역사 기록에 아편이 나타나기 시작한 것은 기원전 3세기경부터이며, 아편의 효과에 만족하여 여러 방면으로 이용했던 중국의 양귀비는 그것을 '기쁨의 식물'이라 일컫기도 했다.

1800년대가 되자 화학의 발전에 힘입어 새로운 물질이 마취 효과를 얻기 위해 사용되기 시작했다. 들이마시면 기분이 좋아져서 웃음을 자아낸다고 하여 '소기가스(laughing gas)'라는 별명을 지닌 아산화질소(N₂O)가 첫 후보였다. 아산화질소는 처음에 치아를 뽑을 때나 파티의 분위기를 돋우기 위해 사용되기 시작했으나 이후에는 수술에도 이용되었다. 뒤이어 에테르가 발견되어 발치하거나 수술할 때 이용되었는데, 에테르를 처음 수술에 사용한 보스턴에서는 10월 16일을 '에테르의 날'이라는 이름으로 기념하고 있다.[10]

영국의 심슨(James Y. Simpson)은 1847년 클로로포름의 마취 효과를 처음 발견했다. 그는 이를 무통분만에 이용해 성공함으로써 산모의 고통을 덜어주어 마취법의 일반화에 크게 공헌했다.

그러나 이와 같은 심슨의 업적도 초기에는 많은 사람들의 비판을 받았다. 대표적인 것이 "분만 때 통증을 느끼는 것은 신의 뜻이므로 무통분만을 해서는 안 된다"는 것이었다. 『구약성서』의 「창세기」 3장 16절에 "잉태하는 고통을 크게 더하리니"라는 구절이 있기 때문이다.

이에 대한 심슨의 대답은 "통증은 하나님의 뜻이 아니다. 우리가 믿고 있는 가장 명확한 증거인 성서를 다시 한 번 잘 읽어보라. 「창세기」 2장 21절에 '여호와 하나님께서 아담을 깊이 잠들게 하신 후 아담의 갈빗대를 하나 뽑아'라는 구절이 나오는데 아담이 통증을 느낀다는 표현이 어디에 있는가? 수술 시 마취법을 처음 실시한 분이 바로 하나님이다. 이래도 하나님께서 마취를 반대한다고 할 것인가?"라는 것이었다.

논쟁이 결론이 나지 않은 상태에서 무통분만은 서서히 영향력을 넓혀갔다. 심슨의 뒤를 이어 스노는 빅토리아 여왕이 여덟 번째 아이를 출산할 때 클로로포름을 이용한 무통분만을 성공적으로 수행했다.[2-30] 그리

고 그때부터 지금까지 무통분만은 산모를 고
통에서 해방시키는 훌륭한 방법으로 자리 잡
았다.

　역사적으로 시대를 뛰어넘는 획기적인 발견
이 이루어지는 경우 이게 과연 바람직한 일인
가에 대한 논쟁이 일어나는 것은 흔히 있는 일
이다. 그러나 지나간 역사를 돌이켜보면 논리
의 적합성보다는 그것을 인간사회에 적용했
을 때 편리해지는가에 의해 받아들여지는 경
우가 많았음을 부인할 수 없다.

　이와 같은 맥락에서, 역사는 시간의 흐름을
따라 살아 숨쉬는 것이므로 훗날 지금의 판단

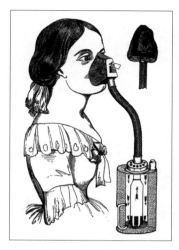

2-30 스노가 클로로포름 마취에 사용했던 흡
입기. John Snow, *On chloroform and other
anaesthetics: their action and administration*,
1858.

이 잘못되었다는 사실을 깨닫고 지금 내린 결론이 바뀔 수도 있다는 사
실을 인정해야 할 것이다.

Chapter 3

미술 안에서
살아 숨쉬는
의학적 통찰

—— 집 지을 기술이 없어서 동굴에 터를 잡은 원시인류 중에는 한가한 시간에 그림을 그린 이들이 있었다. 현대인들은 구석기인들이 스페인 알타미라 동굴이나 프랑스 라스코 동굴에 그린 벽화를 보면서 그들이 풍요와 다산을 빌며 그림을 그렸을 것이라 상상하기도 하고, 여러 가지 색으로 그림을 그린 재료를 어디서 얻었을지를 연구하기도 하며, 지금보다 여유로운 상황에서 정성 들여 그림을 그렸을 것이라 생각하기도 한다.

그림은 인류의 역사와 함께했다. 레오나르도 다 빈치, 미켈란젤로, 라파엘로 등 르네상스 후기에 활약한 화가들은 미술작품을 통해 그림에 등장하는 사람들과 그들이 활약한 시대적 배경을 표현했다. 이것이 옛사람들이 남긴 그림을 보며 역사를 공부하고, 작품에 담긴 의미를 찾아내고자 노력하는 이유다. 글로는 이해하기 쉽지 않은 4체액설을 표현한 그림을 보면 화가의 번득이는 아이디어에 감탄이 나오고, 루크 필데스의 그림에서는 진료에 최선을 다했지만 더 이상 어쩔 수 없는 상태에서 환자를 앞에 놓고 고민하는 의사의 모습을 통해 인간미를 느끼기도 한다.

인류의 미술활동에 담긴 의학의 모습을 들여다보며 그러한 미술작품을 남긴 사람들이 의학과 질병을 어떻게 이해했는지 공감하는 것은 참으로 흥미진진한 일이다.

베렌가리우스,
최초의 해부도를 남기다
해부학과 해부도

최초로 인체 해부를 시도한
헤로필로스

　　사람의 몸을 해부하는 일은 언제부터 시작되었을까? 지금도 가끔씩 사람이 맹수에게 잡아먹히는 사건이 벌어지곤 한다. 아나콘다처럼 사람을 흔적도 남기지 않고 삼켜버리는 경우도 있지만 야생 동물들은 대부분 흔적을 남긴다. 물론 맹수의 습격을 받았을 때 사람들이 몰려와 힘을 합친다면 상처를 입는다 해도 목숨을 잃지 않을 수 있다. 상처가 심할수록 인체 내부에 대해 알게 되는 것이 많아지고, 인류는 이를 통해 경험적으로 인체 내부와 관련한 지식을 쌓아왔다.

수많은 생물종 중에서 인류가 세상의 지배자로 우뚝 서게 된 데는 여러 가지 이유가 있겠지만 세상에 대한 남다른 호기심도 중요한 이유의 하나일 것이다. "사람의 몸에 생긴 이상에 의해 질병이 발생하는 경우 이를 해결하기 위해서는 해부학적 지식이 필요하다"는 사실을 깨달은 것처럼, 인류는 인체 내부에 대한 호기심을 해결하고자 도전에 도전을 거듭해왔다. 그 와중에 종교적으로 인체 해부를 금기시한 시대도 있었다.

원시시대에 지구촌 어딘가의 누군가가 오로지 자신의 호기심을 충족하겠다는 이유로 시체를 훔쳐 해부를 해보았는지 어쨌는지는 확실치 않다. 여러 가지 정황을 감안해 고대 그리스의 알렉산드리아에서 활약한 의학자 헤로필로스(Herophilus)가 인체 해부를 했다는 사실이 정설로 받아들여지고 있다.

또한 의학부를 설립해 교육자로도 명성을 얻었던 헤로필로스는 뇌가 신경계의 중추이자 인간의 지성이 자리하는 곳이라고 생각했으며, 산파들을 위한 편람을 집필하기도 했다. 정맥동이 모여 후두골에 생긴 움푹

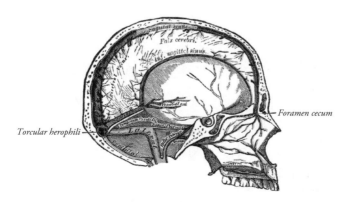

3-1 정맥동합류(torcular herophili). 『그레이 해부학(Gray's Anatomy)』(1858)에 실린 석판화의 복제본.

들어간 부분을 가리키는 정맥동합류(torcular herophili)라는 명칭에 그의 이름이 남아 있는데, 라틴어로 'torcular'는 포도즙 짜는 기구를 가리킨다.[1][3-1]

갈레노스의 이론을 몰아낸 르네상스 의학

　　　　　　일반인들에게는 히포크라테스보다 명성이 훨씬 떨어지지만, 갈레노스는 히포크라테스가 세상을 떠나고 약 500년 뒤에 로마에 등장하여 그로부터 약 한 세기 반이 지날 때까지 인류 역사상 가장 오래 영향력을 발휘한 의학자다.[3-2] 영화 〈글래디에이터〉에도 등장하는 갈레노스는 의사 생활 초기에는 주로 외과의로 활약하면서 골

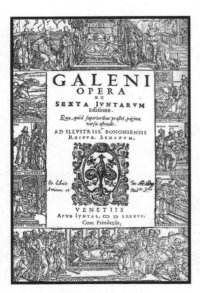

3-2 1586년 베네치아에서 출간된 갈레노스 전집 표지.

절과 탈구 치료법, 머리에 외상을 입었을 때 수술하는 방법, 찍힌 상처를 봉합하는 방법, 잘린 혈관을 결박하는 방법과 종양 및 낭포를 절단하는 방법 등 수많은 치료법을 개발했다.

　　아우렐리우스 황제의 시의가 된 이후에는 시간과 금전적 여유가 있는 상태에서 검투사를 치료하면서 인체 내부에 관한 지식을 쌓아갔다.[3-3] 당시는 인체 해부가 허용되지 않는 사회 분위기였으므로, 검투사나 전쟁 피해자를 치료하는 과정에서 얻은 지식을 확인하기 위해 동물을 해부했다.

갈레노스는 실험과 관찰에 의한 의학을 강조했지만 동물을 해부해서 얻은 지식을 인체에 그대로 응용했으므로 그의 방법에는 잘못된 점이 많았다. 그러나 중세 내내 그의 이론 및 방법에 이의

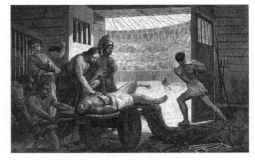

3-3 검투사를 치료하는 갈레노스. Ralph H. Major, *A History of Medicine*, Springfield, 1954.

를 제기할 수 없는 분위기가 조성되어, 1,000년이 넘도록 갈레노스의 학문에 대한 비판은 목숨을 걸어야만 할 수 있는 일이었다.

르네상스기가 시작되면서 사회·문화적으로 많은 변화가 일어났고, 인체 해부와 같은 오랫동안 금기시된 일들이 조금씩 가능해졌다. 르네상스 운동이 본격적으로 일어난 이탈리아는 거의 모든 분야에서 유럽의 선두 역할을 했으며, 이와 함께 인체 해부도 가장 먼저 허용되는 분위기가 조성되었다. 볼로냐에서 활약한 몬디노(Mondino de Liuzzi)는 해부 과정을 대중에 공개하는 등 인체 해부와 관련해서 많은 경험을 쌓은 뒤 1315년 『해부학(*Anatomia Mundini*)』이라는 저서를 발표했는데, 이 책은 200년 이상 의학교육기관에서 해부학 교과서 역할을 하게 되었다. 그러나 설명만 있을 뿐 해부도는 제시되지 않았다는 단점을 가지고 있었다.

몬디노를 비롯해 인체를 해부해본 학자들이 (동물실험으로 얻은) 갈레노스의 의학 지식에 오류가 있음을 깨닫고 비판하기 시작했지만 찻잔 속의 태풍에 불과할 만큼 갈레노스의 영향력은 여전했다. 게다가 당시 학자들에게는 갈레노스를 능가하겠다는 의지가 없었다. 인체 해부에 관심을 가진 의학자들에게 해부는 갈레노스의 의학을 확인하기 위한 작업에 불과했으므로 새로운 사실을 발견하더라도 예외적인 일로 치부하기 일쑤였다.

최초의 해부도를 남긴
베렌가리우스

　　　　　일반적으로 베렌가리우스(Jacobus Berengarius Carpensis)를 인류 최초로 해부도를 남긴 인물로 거론하는 경우가 많다. 외과학 발전과 매독 연구에 뛰어난 업적을 남긴 베렌가리우스는 100구 이상의 시체를 해부하여 그때까지 알려지지 않았던 많은 조직을 처음 발견했으며, 간, 막창자(맹장, 충수)와 그 꼬리(충수돌기) 등에 관해 상세한 서술을 남기기도 했다.

　베렌가리우스가 활약한 시기는 중세가 끝나고 근대에 접어드는 때였으므로 종교적 영향력이 전보다 약화되어 있었다. 따라서 비록 느린 속도이긴 하지만, 금기시되었던 인체 해부가 허용되는 지역이 점점 늘어나고 있던 시기였다. 그는 수많은 시체를 해부했으며, 때로는 살아 있는 사람을 해부했다는 이유로 고발당하기도 했다.

　베렌가리우스가 가졌던 큰 의문 중 하나는 "왜 몬디노는 해부도를 남기지 않았을까?"였다. 베렌가리우스는 1521년에 발표한 책(『*Commentaria cum amplissimis additionibus super anatomiam Mundini*』)에 인체 해부도를 그림으로

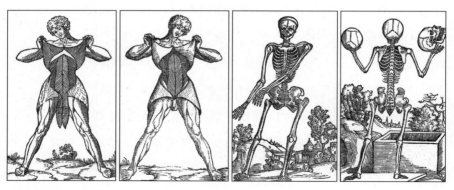

3-4 베렌가리우스가 남긴 해부도들.

써 인류 역사상 최초의 해부도를 남긴 사람이 되었다.[3-4]

베렌가리우스는 갈레노스가 전해준 지식에 잘못된 것이 있음을 직접 발견하고도 그 학문에 오류가 있다는 사실은 꿈에도 깨닫지 못한 채, 갈레노스의 의학에 의심을 품은 다른 의학자들을 비판하는 태도를 취함으로써 학자로서의 한계를 보여주었다. 바로 이와 같은 태도가 베렌가리우스가 후대에 낮은 평가를 받게 된 이유다.

공식적으로 인류 최초의 해부도를 남긴 사람은 베렌가리우스지만, '근대 해부학의 창시자' 또는 '해부학의 아버지'라는 별명은 1543년 『인체의 구조에 대하여』를 저술한 베살리우스에게 돌아갔다. 갈레노스의 오류를 인정하지 못한 것에서 보듯 베렌가리우스의 해부학 지식에는 한계가 있었기 때문이다.

그런데 해부학 지식이 없는 사람들도 중세의 팔방미인이라 할 수 있는 다 빈치가 해부도를 그렸다는 말은 들어본 적이 있을 것이다. 생몰연도를 보면 알 수 있듯이, 베렌가리우스의 해부도는 다 빈치가 세상을 떠난 뒤에 그려졌다. 그렇다면 다 빈치가 그린 해부도가 먼저일 수밖에 없다.[3-5]

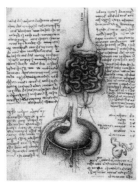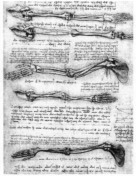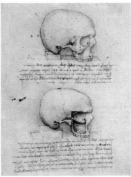

3-5 다 빈치가 남긴 해부도들.

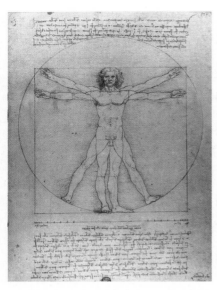

3-6 다 빈치, 〈비트루비우스적 인간〉, 1452, 아카데미아 미술관, 이탈리아 베네치아.

해부도보다 〈모나리자〉로 더 유명한 미술가인 다 빈치는 독학으로 해부학을 공부하여 해부도를 남겼을 뿐만 아니라, 심장박동 및 혈액순환에 관한 생리학적인 개념을 정립해 훗날 하비가 혈액이 순환한다는 사실을 입증하는 데 큰 영향을 미쳤다. 또한 액체 왁스를 인체의 공동(구멍, 강(腔))에 주입해 그 부피를 측정하는 등 모두 7,000쪽 분량의 의학에 관한 저술을 남기기도 했다.

회화와 조각 등에도 뛰어났던 다 빈치가 인체 해부를 시도한 이유는 다름 아니라 인체의 바탕을 이루는 구조를 정확히 알아내고 그렇게 얻은 지식을 인물화를 그릴 때 이용하기 위해서였다. 다 빈치가 남긴 〈비트루비우스적 인간〉(또는 〈인체비례도〉라고도 함)에서 볼 수 있듯이 그는 인체의 구조를 알아내기 위해 수십 구의 시체를 해부했고, 이를 토대로 인물을 가장 아름답게 그리는 방법을 알아내고자 했다.[3-6]

〈모나리자〉가 다 빈치의 '여장한 자화상'이라는 설도 있는데, 이를 반박하는 사람들은 "다 빈치가 인체 해부를 통해 알게 된 인체의 비를 그림의 주인공에 적용하다 보니 자화상과 〈모나리자〉의 인체비가 유사하게 나타난 것일 뿐"이라고 주장한다.

다양한 학문에 대한 다 빈치의 관심은 인체의 구조를 나타내는 해부도를 남겼을 뿐 아니라 각 구조물의 기능에 대해서도 자세한 기술을 남기게 했다. 그러나 다 빈치가 남긴 해부도는 그가 세상을 떠나고 200년이 지나서야 발견되는 바람에 해부학 발전에 별다른 기여를 하지 못했다. 따라서 유럽인들은 공식적으로 베렌가리우스의 해부도를 최초의 해부도로 취급하고 있으며, 다 빈치의 해부도가 베렌가리우스의 해부도보다 앞섰다는 기록은 다 빈치에 관한 설명에서나 찾아볼 수 있다. 한국인들은 『직지심경(直指心經)』이나 『무구정광대다라니경(無垢淨光大陀羅尼經)』이 구텐베르크의 금속활자보다 앞선 것이라 주장하지만 서양인들은 이를 잘 인정하지 않는 것과 마찬가지로, 다 빈치의 해부도나 『직지심경』· 『무구정광대다라니경』이 시기적으로 먼저 만들어졌다는 사실은 인정하지만 역사에 미친 영향이 미미하므로 '최초'라 할 수는 없다는 논리다. 그러나 어떤 판단이 옳은지, 또 정확히 측정할 수 없는 '영향력'을 어떤 식으로 평가해야 할지는 앞으로도 계속 고민해야 할 문제다.

그런데 다 빈치 이전에 그려진 해부도는 없었을까? 정답은 "있다" 이다.

중국에서 가장 오래된 해부도는 10세기 전반에 송나라 사람이 그렸다는 기록이 있으나 현존하지는 않는다. 그 후 중국에서 많은 해부도가 발견됐지만, 해부도에 나타난 인체 내부 구조가 실제와 많은 차이가 있고 정확성이 떨어진다는 점에서 서양인들은 이를 최초의 해부도로 인정하지 않으며, 베렌가리우스 이전의 서양 해부도도 마찬가지의 평가를 받고 있다.

TIP

우리나라 최초로 해부를 시도한 사람은?

아무리 최초로 해부를 했다 하더라도 그 사실을 기록이나 그림으로 남겨놓지 않으면 알 수가 없으므로 우리나라에서 누가 최초로 해부를 했는지에 대해서는 정확히 알려진 바가 없다. 다만 기록에 나타난 바로는 조선 중기의 문신으로 임진왜란 때 의병을 일으킨 전유형이 3명의 시신을 해부했다는 내용이 이익이 쓴 『성호사설(星湖僿說)』에 실려 있다. 전유형이 남긴 『학송집(鶴松集)』이나 그의 의술과 관련된 기록 어디에도 해부를 했다는 사실은 나타나지 않으나, 당대 최고 학자 중 한 명인 이익이 기록을 남겨놓았으므로 신빙성이 있을 거라 생각된다. 또 시체 해부가 금기되던 시기에 이를 행했다는 점에서 전유형이 해부한 3명은 조선인이 아니라 왜병일 것이라는 주장이 있기도 했다. 이익은 『성호사설』, 「오장도(五臟圖)」라는 제목의 글을 통해 전유형이 3구의 시신을 해부한 후 '오장도'라는 해부도를 그렸다고 기록해 놓았지만 이 해부도는 전해지지 않는다.[2] 혹자는 인체에 대한 제자의 지식을 넓혀

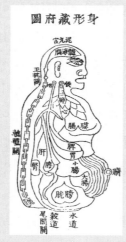

3-7 〈신형장부도〉.

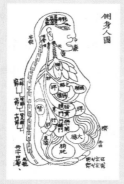

3-8 『만병회춘』(1587)의 해부도.

주고자 경상남도 밀양의 얼음골에 해부에 필요한 도구를 남겨두고 세상을 떠난 스승 유의태의 몸을 해부한 『동의보감(東醫寶鑑)』의 저자 허준이라고 주장하지만 이는 사실이 아니다.

물론 그럴 가능성이 없는 것은 아니지만 사실 여부를 확인할 방법이 없으며, 허준이 스승의 몸을 해부했다는 근거를 아무 데서도 찾을 수 없기 때문이다. 『동의보감』 첫 권에 실린 〈신형장부도(身形臟腑圖)〉[3-7]를 가리켜 허준이 해부를 실시한 다음 그린 것이라고 주장할지 모르지만 그것을 해부를 한 뒤에 그린 해부도로 보기는 어렵다.

『동의보감』은 수많은 참고문헌을 토대로 쓰였다. 『만병회춘(萬病回春)』이나 『의학입문(醫學入門)』 등의 중국 의서에는 〈신형장부도〉와 유사한 해부도가 그려져 있다.[3-8] 그러나 이들 그림은 5개의 대표적인 장기를 중심으로 그려져 있고 실제와는 많이 다르다. 신경이나 혈관 등의 작은 구조물은 무시하고 큰 장기를 중심으로 그려져 해부학적 지식이 미약하다는 점에서 제대로 된 해부도도 아니고, 실제로 장기의 위치나 크기를 보더라도 해부를 제대로 해본 사람이 그렸다고 할 수 없다.

〈신형장부도〉가 중국 의서에 나타난 해부도와는 조금 차이가 있긴 하지만 이는 인체를 대하는 사고방식의 차이에서 비롯된 것일 뿐, 허준이 중국 의서를 참고하여 그린 것임엔 틀림이 없다.

허준이 스승 유의태의 유언을 받들어 인체 해부를 했다는 이야기는 전혀 근거가 없으며, '유의태'라는 인물의 실존 여부도 확인되지 않는다. 다만 '유이태(劉爾泰)'라는 이름의 의사가 허준보다 후대에 출현했다는 기록이 있을 뿐이다.

중세에 종말을 고한
의학자와 화가
베살리우스와 칼카르

근대 해부학의 아버지
베살리우스

　　　　　　　베렌가리우스의 뒤를 이어 중세 말기의 의학계를 이끌어간 인물은 '근대 의학의 창시자' 또는 '근대 해부학의 창시자'라는 별명을 가진 베살리우스이다.[3-9] 벨기에 브뤼셀에서 의사의 아들로 태어난 베살리우스는 그의 집 한구석에 처형당한 죄인의 시체를 두는 곳이 있어서 시체의 부패 과정을 관찰할 수 있었다. 이것이 그가 어린 시절부터 죽은 새나 동물을 해부하는 등 해부학에 흥미를 갖게 된 이유다.

어려서부터 직접 해부하는 일에 익숙해 있던 베살리우스는 전통적인 학교 교육에서 배운 갈레노스의 의학에 의심을 갖고 의학적 전통에 회의를 품었으며, 무엇이든지 직접 해부하여 확인해본 뒤에야 지식으로 받아들이는 태도를 취했다. 이와 같은 학습 태도는 그때까지의 전통적인 학습법에 배치되기는 했으나 훌륭한 업적을 남길 수 있었던 원동력이 되었다.

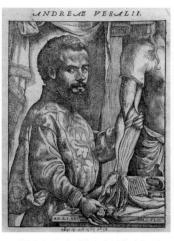

3-9 『인체의 구조에 대하여』에 실린 칼카르의 그림으로, 베살리우스의 초상화로 추정된다.

베살리우스는 1533년부터 파리에서 의학을 공부하면서 동물 해부와 수집한 사람의 뼈를 가지고 본격적으로 해부학을 연구하기 시작했다. 당시 해부학 실습시간에 신체 해부를 담당하고 지도한 이들은 일반적으로 교육을 제대로 받지 못한 사람들이었다. 그들은 면도를 잘한다는 이유로 선발된 이발사들이 대부분이었으며, 수업은 갈레노스의 저서에서 실습하고자 하는 부분을 찾아서 읽어주면 조수들이 교수의 지시에 따라 해당 부분을 해부하여 보여주는 방식으로 진행되었다.

학교에서 배우는 지식에 만족하지 못한 베살리우스는 뜻이 통하는 몇몇 친구들과 함께 공동묘지나 사형수들의 시체를 찾아다니곤 했다. 몬디노가 시체 해부를 시작한 지 200년이 넘는 세월이 흘렀음에도 불구하고, 르네상스의 중심지에서 멀리 떨어진 파리에서는 인체 해부가 자유롭게 허용되지 않았기 때문이었다. 베살리우스는 더 많은 해부 기회를 얻기 위해 인체 해부가 아무 제한 없이 허용되었던 이탈리아의 파두아로 갔다.

의과대학 졸업장을 받지 못한 그가 의학사 학위를 받은 것은 1537년 파두아 대학교에서였다. 실력을 인정받은 베살리우스는 그해에 의과대학 해부학 및 외과학 교수로 발령받았다. 파두아 대학교는 학문의 자유가 없었던 중세시대에 비교적 빨리 자유로운 분위기가 형성되어 중세 해부학의 메카로 떠오른 곳이었다. 베살리우스는 1년 뒤『6개의 해부학 그림』이라는 책을 출간하면서 서서히 학자로서의 명성을 얻어갔다.

베살리우스가 가장 강조한 교육 방식은 학생들로 하여금 실제로 해부하여 확인하고 밝혀낸 결과를 적극적으로 주장하게 한 것이었다. 그는 그리스 · 로마 · 아라비아 등의 의학서에만 의존한 채 자신의 손으로 아무것도 하지 않던 중세 의학의 분위기에 굉장한 거부감을 가지고 있었으므로 무엇이든 직접 연구하고 확인하는 방법을 택했다. 이와 같은 교육법과 연구법에 의해 예로부터 잘못 전해진 인체에 대한 기술을 바로잡을 수 있었으며, 갈레노스의 기록이 실제 해부 결과 알아낸 신체 구조와 다른 점이 많다는 것을 발견할 수 있었다. 따라서 자연스럽게 갈레노스의 오류를 지적하는 일이 많아졌고, 이는 그때까지 의학자들이 사로

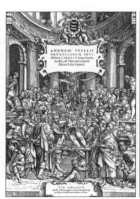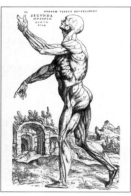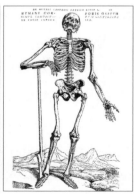

3-10 『인체의 구조에 대하여』의 표지와 해부도들.

잡혀 있던 갈레노스의 그림자에서 벗어나려는 적극적인 노력으로 발전했다.

1538년에 발표한 『6개의 해부학 그림』에는 6점의 해부도가 실려 있는데 이는 훗날 더 훌륭한 저서를 남기는 바탕이 되었다. 지속적으로 인체 해부에 대한 연구 결과를 쌓아간 베살리우스는 마침내 과거 1,300년간 이어져온 갈레노스의 인체 해부학이 잘못된 것임을 알리기 위해 1543년 『인체의 구조에 대하여』(일명 파브리카(Fabrica, 인체해부학)라고도 함) 초판을 발행했고, 1555년 제2판인 『인체의 구조에 대한 7권의 책』을 출간했다.[3-10] 이 책은 뼈, 근육, 혈관, 신경, 복부 및 생식기관, 흉부, 뇌 등 7권으로 구성되어 있으며, 같은 해에 코페르니쿠스가 저술한 천문학 책보다 훨씬 과학적인 태도로 기술되었다는 특징을 지닌다. 또한 내과학과 외과학을 분리함으로써 야기되는 바람직하지 못한 결과들에 대해 자세히 설명하고 있으며, 그때까지 남아 있던 시체 해부에 대한 일부 보수 학자들의 경멸감으로 인해 장차 의료인에게 닥칠 수 있는 위험에 대해서도 기술하고 있다.

과학계에서 중세의 종말을 선언한 1543년의 두 사건

베살리우스가 명저 『인체의 구조에 대하여』를 발표한 1543년은 코페르니쿠스가 우주의 중심은 지구가 아니며 "지구는 태양을 돌고 있다"는 주장을 담은 『천구의 운동에 대하여』를 출간한 해다. 지동설을 주장한 갈릴레이가 1633년 로마 교황청에서 재판을 받은 이야기는 유명하지만, 지동설의 원조인 코페르니쿠스가 어떻게 되었는지는

AD LECTOREM DE HYPO-
THESIBVS HVIVS OPERIS.

ON dubio, quin eruditi quidam, vulgata iam de
nouitate hypotheseon huius operis fama, quod ter-
ram mobilem, Solem uero in medio uniuersi im-
mobilē constituat, vehementer sint offensi, puténtq́;
disciplinas liberales recte iam olim constitutas, turbari nō o-
portere. Verum si rem exacte perpendere volent, inuenient au-
thorem huius operis, nihil quod reprehendi mereatur commi-
sisse. Est enim Astronomi proprium, historiam motuum cœle-
stium diligenti & artificiosa obseruatione colligere. Deinde
causas earundem, seu hypotheses, cum ueras assequi nulla ra-
tione possit, qualescunq́; excogitare & confingere, quibus sup-
positis, ijdem motus, ex Geometriæ principijs, tam in futurū,
quàm in præteritū recte possint calculari. Horū autē utrunq́;
egregie præstitit hic artifex. Neq́; enim necesse est, eas hypo-
theses esse ueras, imò ne uerisimiles quidem, sed sufficit hoc u-
num, si calculum obseruationibus congruentem exhibeant. ni-
si forte quis Geometriæ & Opticas usqueadeo sit ignarus, ut ec-
picyclium Veneris pro uerisimili habeat, seu in causa esse cre-
dat, quod ea quadraginta partibus & eo amplius, Solē inter-
dum præcedat, interdū sequatur. Quis enim nō uidet, hoc po-
sito, necessario sequi, diametrum stellæ in μερι γείῳ plusq́; qua-
druplo, corpus autē ipsum plusq́; sedecuplo, maiora, quàm
in ἀπο γείῳ apparere, cui tamen omnis æui experientia refraga-
tur? Sunt & alia in hac disciplina non minus absurda, quæ in
præsentiarum excutere, nihil est necesse. Satis enim patet, ap-
parentium inæqualium motuum causas, hanc artē penitus & sim-
pliciter ignorare. Et si quas fingēdo excogitat, ut certe quisplu-
rimas excogitat, nequaquā tamen in hoc excogitat, ut ita esse
cuiquam persuadeat, sed tantum, ut calculum recte instituant.
Cum autem unus & eiusdem motus, uarie interdum hypothe-
ses sese offerant, ut in motu Solis, eccentricitas, & epicyclium)
Astronomus eam potissimum arripiet, quæ compræhensu sit
quàm facillima. Philosophus fortasse, ueri similitudinem ma-
                                                            gis re-

3-11 『천구의 운동에 대하여』(1543)에 실린 오
시안더의 서문.

잘 알려져 있지 않다.

자신이 쓴 책의 출판을 기다리던 1542년 12
월, 코페르니쿠스는 뇌졸중으로 인해 신체 왼
쪽이 마비된다. 최종적으로 출판을 맡은 독일
의 루터파 신학자 오시안더(Andreas Osiander)
는 코페르니쿠스의 서문 앞에 "이 내용은 한
가지 가설일 뿐 사실이 아니다"라는 내용의
또 다른 서문을 자신의 이름을 밝히지 않은 채
임의로 삽입했다. 책은 1543년 3월에 출간되
었으나 5월 24일에 세상을 떠난 코페르니쿠스
가 출판본을 보았는지는 확실치 않다. 분명한
것은 저자의 허락 없이 삽입된 오시안더의 서
문 덕분에 코페르니쿠스가 가톨릭계의 비난을 피했다는 사실이다.[3] [3-11]

그에 반해 지동설을 논하거나 옹호하지 않겠다고 서약한 갈릴레이는
1632년 저서 『프톨레마이오스-코페르니쿠스 2개의 주요 우주 체계에 대
한 대화』에서 지동설을 주장했다가 이듬해에 재판을 받게 되었다. 갈릴
레이가 가톨릭계에서 복권된 것은 그로부터 347년이 지난 1979년의 일
이었다.

베살리우스의 『인체의 구조에 대하여』가 높은 평가를 받는 것은 의학
을 비롯한 과학 분야에서 최초로 실험적 방법을 도입했을 뿐 아니라, 그
때까지 절대적인 진리로 신봉되었던 갈레노스의 학설에 의문을 품고 실
제 해부의 중요성을 강조하여 1,300년간 전해 내려온 절대적 내용의 수
많은 오류를 지적함으로써 근대 의학 발전의 토대를 세웠다는 점이다.
사실 갈레노스의 오류는 베살리우스 이전부터 서서히 발견되고 지적되

었다. 하지만 다른 의학자들이 스스로의 발견에 확신을 갖지 못하거나 갈레노스라는 이름의 성역을 침범하는 데 두려움을 느끼고 주장을 굽혔던 것에 반해, 베살리우스는 자신의 새로운 발견을 거리낌없이 발표하여 잘못 지은 성곽을 무너뜨리는 데 크게 공헌했다.

베살리우스의 실험적 방법을 전수받은 몇몇 제자들은 인체해부학과 생리학에 관한 연구를 계속 발전시켜 다음 세대로 전해주었다. 한편 교회는 베살리우스의 주장에 대해 코페르니쿠스의 지동설에 보였던 것과 마찬가지의 반응을 보였으나, 그런 반응은 오래 지속되지 않았다. 그만큼 베살리우스의 업적이 반박할 수 없는 확실한 결과를 보여주었기 때문일 것이다.

당시 종교 지도자들은 성서에 나타난 여러 학문적 문제에 대해, 종교적인 해석이 어떻든 학자들이 인체의 실제 구조를 자유롭게 연구하도록 내버려두는 것이 바람직하다는 태도를 취했는데, 이와 같은 사회 분위기 또한 베살리우스의 업적 달성에 큰 도움이 되었다.

그러나 이러한 베살리우스의 업적이 모든 사람에게 좋은 평가를 받은 것은 아니었다. 아직까지 갈레노스의 영향력이 강하게 남아 있었으므로 역사적으로 새로운 이론이 도입될 때 어김 없이 등장하는 보수의 벽에 부딪혀야 했다. 그를 경멸과 질시의 눈으로 본 보수적인 교수들 중 스승이었던 파리 대학 교수 실비우스(Jacobus Sylvius)는 제자를 '미친놈'이라고 불렀을 정도다. 실비우스는 그가 발견하고 명명한 수많은 해부학적 명칭이 지금까지 남아 있는 당대 최고의 해부학자 중 한 사람으로 임상 실습을 의학교육에 도입한 교육자였다. 하지만 말년에 제자 베살리우스의 잘못을 지적하기 위해 직접 해부하여 확인해본 실비우스는 그때서야 오히려 갈레노스의 오류를 인정하게 되었다.

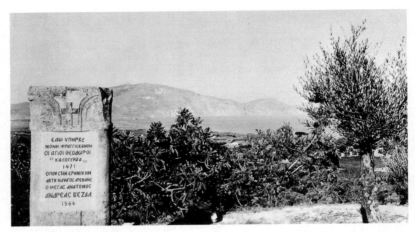

3-12 그리스 잔테 섬에 있는 베살리우스 추모비.　　　　　　　© Wellcome Library, London

　　그러나 이는 훗날의 일이며, 베살리우스는 『인체의 구조에 대하여』를 발표한 직후 보수적인 학자들과 종교계의 벽에 부딪혀 결국에는 학술 연구를 포기해야만 했다. 말년에는 스페인 궁정에서 의사 생활을 했지만 해부학 연구에는 끝내 복귀하지 못했다. 1563년에는 갈레노스의 진리에 위배되고 종교적 가르침에 맞지 않는 연구 결과를 발표한 죄를 사면받기 위해 예루살렘으로 성지순례를 떠났다. 그러나 돌아오는 배가 난파당해 머물렀던 지중해의 잔테(Zante) 섬에서 풍토병에 걸려 쓸쓸히 최후를 맞았다.[3-12]

　　코페르니쿠스의 지동설이 쉽게 받아들여지지 않은 것처럼 베살리우스의 업적도 처음에는 배척되었으나, 에우스타키우스(Bartolomeo Eustachius)와 팔로피우스(Gabriel Fallopius), 파브리치우스 등 뒤를 이은 의학자들에 의해 그 주장은 진리로 판명되었다.

　　세계사에서는 오스만투르크에 의해 동로마 제국의 수도 콘스탄티노플이 함락된 1453년을 중세의 종말로 보지만, 교통과 통신이 발달하지 않은 당시에는 아무리 콘스탄티노플이 중요한 도시였다 해도 그 함락 소식이 금세 전해지지도 않았고 세상이 금방 달라지는 것도 아니었다. 단지 상징적인 면에서 그 사건 이후 국가 · 사회적 분위기나 문화 · 사상 등이 이전과 차이를 보인다는 점에서 그때를 중세와 근대를 가르는 기준으로 삼고 있을 뿐이다.

그와 같은 맥락에서 당시 사람들에게 '과학(science)'이라는 용어에 대한 개념이 없었다 해도, 베살리우스와 코페르니쿠스가 쓴 두 권의 책은 학문을 대하는 후대 과학자들의 태도와 학문 발전 속도에 큰 영향을 주었다. 그러므로 과학계에서는 두 책이 발표된 1543년을 '중세 종말의 해'로 받아들이고 있다. 오늘날의 관점에서 볼 때 이후의 학자들이 과학적으로 연구를 진행하면서 과학 발전의 신기원을 이루었기 때문이다.

베살리우스의 해부학을 빛나게 한 칼카르의 해부도

1538년 베살리우스는 베네치아 여행 중에 만난 화가 칼카르(Jan van Calcar)의 도움을 받아 『6개의 해부학 그림』을 출판했다. 여기에는 6점의 해부도가 실려 있으며, 이는 훗날 더 훌륭한 저서가 탄생하는 바탕이 되었다. 베살리우스는 1543년에 출판한 『인체의 구조에 대하여』와 1555년 2판격인 『인체의 구조에 대한 7권의 책』을 통해 해부학에 대한 자신의 연구를 종합했다. 이 책이 과학계에서 중세에 종말을 고했다고 평가받는 것은 내용이 훌륭하기 때문이기도 하지만, 칼카르가 그린 해부도가 학문적으로는 물론 예술적으로도 워낙 뛰어났기 때

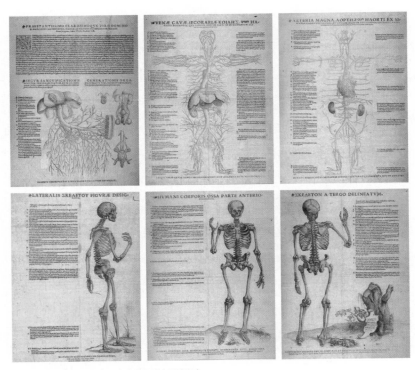

3-13 『6개의 해부학 그림』(1538)에 실린 해부도들(사본).

문이었다.[3-13]

한편 베살리우스보다 한 해 늦게 태어난 이탈리아의 해부학자 카나노 (Giovanni Battista Canano)는 페라라의 대학에서 해부학을 연구하고, 1541 년 근육을 중심으로 하는 해부학 책을 발간했다. 카나노는 파브리치우 스보다 먼저 정맥판을 발견한 바 있고 로마 교황의 시의로도 활약한 능력 있는 의학자였는데, 자신의 책이 발간되고 곧이어 출판된 베살리우 스의 책을 본 후 스스로의 능력에 회의를 품고 자신의 책을 모두 폐기처 분했다는 이야기가 전해진다. 그러나 한편에서는 "카나노의 책은 베살리우스에 앞서서 발행된 해부학에 관한 최초의 본격적인 저작물이고, 근육에 대해서는 베살리우스가 발견하지 못한 여러 가지 내용을 담고 있다"라는 좋은 평가를 받고 있기도 하다.[4]

역사에서는 라이벌의 존재가 주인공의 가치를 높여주기도 하고, 주인공이 될 뻔한 인물을 역사 속에 묻어버리기도 하며, 선의의 경쟁에 의해 모두가 큰 업적을 남기거나, 당시에는 라이벌이었지만 세월의 흐름에 따라 평가가 달라져 한 사람만 추앙받기도 한다.

베살리우스의 입장에서 스승이자 자신의 반대 입장에 섰던 실비우스의 존재는 처음에는 앞길을 막는 장애물이었으나, 결국 그의 업적을 인정하는 편에 서서 후대에 이름을 떨칠 수 있게 해주었다. 그러나 베살리우스는 업적을 인정받은 뒤에도 희망하던 해부학 교수로의 복귀를 이루지 못했는데, 이는 또 다른 라이벌 팔로피우스 때문이었다. 파두아 대학교는 베살리우스를 해부학 교수로 초빙하려 했으나 여러 가지 복잡한 문제에 휩싸인 베살리우스가 주변 상황을 정리한 후 뒤늦게 제의에 응하려 했을 때는 팔로피우스가 이미 그 자리를 차지한 뒤였다. 그 때문에 베살리우스는 염원하던 해부학 교수직 복귀를 이루지 못하고 세상을 떠나야만 했던 것이다.

직접 해부하는 교수 — 렘브란트의 〈튈프 박사의 해부학 강의〉

아래 그림은 네덜란드 출신 화가 렘브란트(Rembrandt Harmenszoon van Rijn)의 작품이다.[3-14] 베르메르(Johannes Vermeer), 고흐 (Vincent van Gogh)와 함께 네덜란드의 대표 화가 3인이라 할 수 있 는 렘브란트는 자화상을 많이 그린 화가로 유명하지만 그룹 초상화 도 많이 그렸다.

〈튈프 박사의 해부학 강의〉에서 렘브란트는 비슷한 그림을 그렸던 당시의 화가들처럼 모델을 화면에 나란히 배치하지 않았다. 모델들 은 모두 그림의 왼쪽에 모여 있고, 화면의 오른쪽은 해부대에 누인 시신과 강의 중인 튈프 박사에게 집중되어 있다. 이러한 비대칭적 구

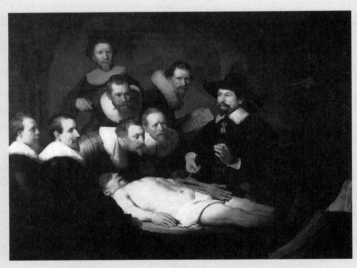

3-14 렘브란트, 〈튈프 박사의 해부학 강의〉, 1632, 마우리츠하우스 왕립미술관, 네덜란드 헤이그.

조와 모델의 다양한 표정
들은 작품 속에서 긴장감
을 유발한다.[5]

이 작품에서 의학사적 특
징을 찾으면, 바로 튈프
박사가 조수를 시키지 않
고 직접 해부를 실시하고
있다는 것이다. 베살리우
스 이후 약 100년의 시간
이 흐르자, 여전히 이발사
출신 조수에게 해부 실습
을 맡기는 경우도 있긴 했
지만 직접 해부를 하는 교
수가 생겨났다.

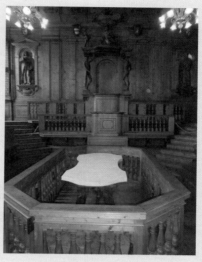

3-15 세계 최초로 해부실습이 행해진 볼로냐 대학교 해부실습실. 의대생은 물론 일반인들에게도 실습 장면이 공개되곤 했으며, 실습이 행해지는 해부 테이블에서 적당히 떨어져야 관찰이 가능하다.

또한 세계 최초로 인체 해부가 실시되었던 이탈리아 볼로냐 대학교 해부실습실에서는 (렘브란트의 그림에서처럼 해부 장면을 가까이에서 볼 수는 없지만) 인체 해부가 이탈리아 밖으로 전파되면서 일반화하여 의학을 공부하는 학생들이 좀 더 가까이에서 관찰할 수 있게 수업이 진행되었다.[3-15]

진보적인 학문관을 지녔던 그림 속 해부학 교수 튈프는 이후 암스테르담 시장에 오른 니콜라스 튈프(Nicholaes Tulp)다.

그림에 나타난 의학의 현실
의사와 의학

〈과학과 자비〉에 보이는
의사와 환자의 관계

'과학과 자비'라는 제목은 로버트 래드키라는 비영리단체의 경영자가 2012년 한 신학교 학위수여식에서 〔3-16〕의 그림을 설명하기 위해 사용한 표현이다. 그림 왼쪽에 앉아 맥박을 재고 있는 의사와 오른쪽에서 아기를 안은 채 환자를 내려다보는 수녀를 각각 '과학'과 '자비'로 표현한 것이다.〔3-16〕

수녀에게 안긴 아기의 엄마는 아마도 환자일 것이고, 구레나룻이 특징적인 의사는 진단하는 일에 여념이 없는지 환자와 눈을 마주치지 않고 있다. 한의학에서 진맥의 역사가 오래된 것처럼 서양의학에서 맥박을 잰 시기는 고대 그리스까지 거슬러 올라갈 수 있다. 그러나 진단을 위해 정확히 맥박을 잰 것은 영국의 의학자 플로이어(John Floyer)가 맥박시계를 발명한 1707년의 일이었다.

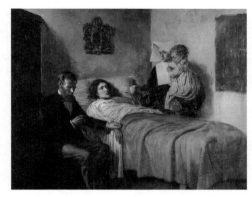

3-16 피카소, 〈과학과 자비〉, 1897, 피카소 미술관, 스페인 바르셀로나.

의사가 맥박시계를 보는 것으로 보아 18세기 이후에 그려진 그림임을 유추할 수 있다. 영국의 목사이자 과학 여러 분야에서 인공호흡기, 방광결석 제거용 겸자 등 흥미로운 기구를 많이 제작한 헤일스(Stephen Hales)는

> **맥박시계**
> 1707년 영국인 의사 존 플로이어가 정확하게 1분간 작동하는 맥박시계를 발명함으로써 초까지 잴 수 있게 되었고, 그 정확성 덕분에 의사들은 환자의 분당 심장 박동수를 체크할 수 있게 되었다.

1733년 맥박이 호흡에 따라 달라진다는 사실을 처음 발견함으로써 맥박을 다양한 질병 진단에 이용할 수 있으리라는 기대를 갖게 했다.

'과학과 자비'라는 표현은 신앙적 믿음과 안식이 과학적 근거에 바탕을 둔 의학과 어떻게 조화를 이룰 수 있는지에 대한 풍자적인 표현이다. 그러면 이 작품의 화가는 누구일까?

놀랍게도 이 그림을 그린 화가는 스페인 출신으로 프랑스에서 활약했으며 20세기 입체파를 대표하는 피카소(Pablo Picasso)다. 피카소를 비롯한 입체파 화가들의 그림은 워낙 특징적이어서, 이미 몇 작품이라도 봤다면 이 그림의 작가가 피카소일 거라고는 쉽게 생각하지 못할 것이다.

이 그림은 19세기가 끝나기 직전인 1896~1897년경의 작품이다. 피카소의 화가로서의 자질이 드러나기 시작한 작품으로 평가되며, 그림에 화가의 생각이 잘 표현되어 있다. 어린 시절 피카소를 가르친 스승은 그의 아버지였는데, 그림 속 의사의 모델이 바로 그 아버지다. 인간미가 물씬 풍기는 이 작품 속 수녀의 모델은 피카소가 알고 있던 실제 수녀이고, 환자와 아기는 노숙자로 알려져 있다.

보는 이로 하여금 자연스럽게 환자에 시선을 집중했다가 주변을 살펴보게 만드는 이 그림에서는 의사가 보여주는 과학적인 태도와 수녀가 보여주는 정신적 측면이 조화를 잘 이루고 있다. 21세기인 오늘날에는 질병을 치료하는 데서 과학적 의학 지식과 기술이 환자를 대하는 의료진의 태도나 환자의 마음가짐보다 훨씬 중요하겠지만, 이 그림이 그려진 19세기 말에는 진단은 가능해도 치료할 수 있는 질병이 거의 없었으므로 당시의 의학 수준을 잘 반영한 작품으로 볼 수 있다.

의사는 지금
무얼 하고 있을까?

〈의사〉라는 제목의 이 그림은 영국의 화가 필데스(Luke Fildes)의 1891년 작품이다.[3-17] 사업가이자 자선활동으로 런던에 있는 두 군데의 유명 미술관, 즉 테이트모던 갤러리(Tate Modern Gallery)와 테이트 갤러리(Tate Gallery)에 이름을 남긴 테이트(Henry Tate)가 필데스에게 의뢰하여 그린 이 그림에 대해 미국의 외과의사이자 작가인 누랜드(Sherwin Nuland)는 다음과 같이 설명했다.

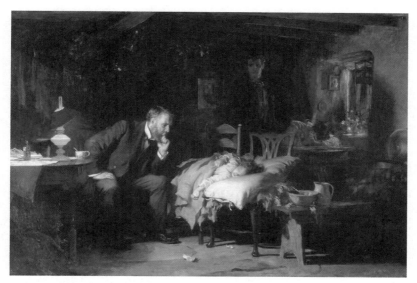

3-17 필데스, 〈의사〉, 1891, 런던 테이트 갤러리.

의사라는 직업을 예술로 승화시켜 표현한 그림으로 1891년의 루크 필데스의 〈의사(The Doctor)〉라는 작품이 있다. 영국 해안에 있는 어느 어부의 자그마한 오두막집 안에 어린 소녀가 죽음을 맞이해 잠 자듯 조용히 누워 있는 장면을 그린 그림이다. 소녀 옆에는 고뇌하는 부모와 죽음의 강인한 괴력 앞에 두 손을 놓은 채 묵묵히 침대가를 지키고 있는 의사가 그려져 있다. 그 그림에 관한 자평을 할 때 필데스는 "내게 있어 죽음이란 주제는 두려움이라기보다는 연민 어린 감성으로 다가올 뿐 아니라 아름답게 느껴지기까지 한다"라고 말한 바있다. 필데스가 그 그림을 발표하기 14년 전, 그러니까 현대의학의 여명이 밝기 전인 19세기 후반 무렵, 어린이들 사이에 유행했던 전염병으로 그의 어린 아들이 죽어가는 모습을 지켜봐야 했었다. 어떤 전

염병으로 그의 아들이 죽었는지 알 순 없지만 분명 어린 생명을 평화

롭게 앗아간 죽음은 아니었을 것으로 짐작된다.[6]

앞서 소개한 피카소의 그림보다 먼저 그려졌으니, 이 시기에 의사가 할 수 있는 일은 많지 않았을 것이다. 필데스는 자신의 경험을 토대로, 해결사 역할을 하는 의사보다 함께 고민해주는 의사의 모습을 그림에 담았다.

의사는 필데스 자신을 닮았고, 소녀는 그의 딸의 머리와 아들의 팔을 모델로 삼았다. 그는 수많은 스케치를 했는데, 그중 6점이 현재 테이트 갤러리에 보관되어 있다.

의사는 어둠 속에서 등불의 빛을 받아 창백해 보이는 아기의 얼굴을 걱정스럽게 지켜보고 있다. 아기의 아버지는 아마도 기도를 하는 듯한 어머니의 어깨에 손을 얹고 있지만 어둠에 가려져 있어 얼른 눈에 띄지 않는다. 그림 왼쪽과 오른쪽에 있는 테이블 위 약을 담은 그릇을 볼 수 있지만, 치료약이 거의 없던 시기였으니 의사와 부모 모두 아이의 증상을 완화해주는 약에 의지한 채 모든 것을 운명에 맡긴 듯한 모습이다.

바닥에 떨어져 있는 종이는 휴지인지 처방전인지 알 수 없지만, 필데스는 어둠 속에서도 선명한 빛을 통해 자신이 14년 전에 경험했던 죽음이 아닌 병든 아이의 회복을 기원하고 있는 것처럼 보인다. 필데스는 이 작품에 대해 "오두막의 창에서 새벽이 스며들고 있다. 새벽은 죽음에 직면한 질병에 대한 아주 중요한 시간을 의미한다. 새벽이 되면 부모는 가슴에 희망을 품는다"[7]라는 기록을 남겼다. 이 그림은 테이트가 1897년 국가에 기증한 57점의 작품 중 하나다.

의학 관련 지식이 지금과는 비교할 수 없을 정도로 미약했던 19세기

말, 불의의 질병으로 아들을 잃은 필데스는 보호자 입장에서, 더 이상 치료할 여력이 없는 상황에서 의사가 보여주길 바라는 자세를 그림으로 표현한 것이다.

그림에서 의미하는 '의사의 방문'

아래 두 그림의 제목은 모두 〈의사의 방문〉이며, 네덜란드의 화가 스틴(Jan Havickszoon Steen)이 그린 것이다.[3-18, 3-19] 스틴은 이외에도 같은 제목의 그림을 더 남겨놓았다.

여러 화가들이 '의사의 방문'이라는 제목의 그림을 남겼는데, 한 예로 네덜란드의 여성 화가 바선베르흐(Elisabeth Geertruida Wassenbergh)가 1760년에 그린 작품이 있다.[3-20]

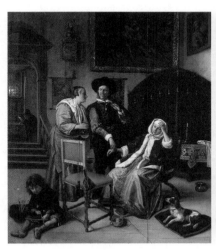 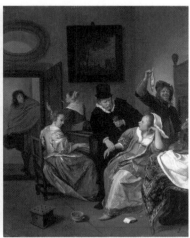

3-18 스틴, 〈의사의 방문〉, 1658~1662, 앱슬리하우스, 영국 런던.

3-19 스틴, 〈의사의 방문〉, 1660~1665, 필라델피아 미술관.

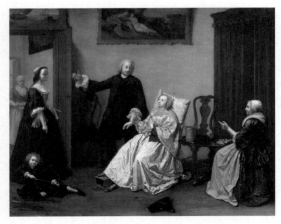

3-20 바선베르흐, 〈의사의 방문〉, 1760, 레이크스 미술관, 네덜란드 암스테르담.

16세기 프랑스에서는 파레가 등장해 이전에 이발사들이 주로 담당하던 외과학 발전에 크게 공헌함으로써 '외과학의 아버지'라는 별명을 얻었고, 이후 수술과 관련해서 많은 발전이 있었다. 외과학 발전에 반드시 필요한 마취제는 1840년대에, 수술 후 이차감염을 예방할 수 있는 무균처리법은 1860년대에 발견되었지만 이전에는 이 2가지 문제를 해소하기 위해 얼마나 빨리 수술을 하느냐가 관건이었다. 마취제와 무균법 발견 이전에 활약한 스코틀랜드의 리스턴(Robert Liston)은 사지를 28초에 하나씩 자를 정도로 수술 실력이 좋았다는 전설 같은 얘기가 전해진다.[8](3-21)

외과 분야에서는 이와 같은 발전이 있었던 반면, 고대 그리스 때부터 의사들이 담당했던 내과 분야는 19세기가 끝날 때까지 진단에서는 발전했지만 치료에서는 별다른 발전이 이루어지지 않았다. 이것이 '의사의 방문'이라는 제목의 수많은 그림에서 보듯 환자들의 병색이 완연한 경우 의사도 침울한 표정을 짓고 있는 이유일 것이다. 환자의 모습이 밝다면 중병이 아니므로 치료할 가능성이 있지만, 병색이 짙다면 의사 입장에서는 증상에 따라 효과가 있다고 알려진 약용식물이나 조잡

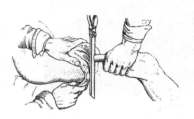

3-21 Robert Liston, *Practical surgery*, 1837의 삽화.

한 약을 처방해주는 것 외에 그다지 해줄 수 있는 일이 없었던 것이다.

오늘날에는 의사가 모두 지니고 다닐 수 없을 정도로 많은 의료기구가 개발되어 있는 데다가, 환자 한 명을 위해 충분한 시간을 내는 일도 불가능한 의료체계가 구축된 까닭에 의사가 환자의 집으로 왕진하는 일도 거의 사라졌다. '의사의 방문'이 완전히 구시대 유물이 되어가고 있는 것이다.

19세기 후반부터 가속도가 붙은 의학의 과학화는 증거에 바탕을 두는 현대의학으로 이어졌다. 19세기까지 그려진 많은 그림들이 죽어가는 사람을 살리는 모습보다는 환자의 상황에 공감하고 환자와 함께 고민하는 의사의 모습을 보여주고 있다. 반면 현대의학에서는 객관적 이상이 발견되지 않으면 환자의 고통과 호소를 무시하고, "검사상으로 이상이 없으니 스트레스를 줄이고 본인이 느끼는 이상이 심해지면 다시 오라"고 말하는 경우가 늘고 있다. 의사가 환자를 고치는 것이 아니라 질병을 고치는 역할만 하게 된 것이다.

환자가 통증을 느낀다면, 검사 결과 아무 이상이 발견되지 않았더라도, 의사는 환자의 말에 귀를 기울이고 공감하는 태도를 가져야 한다. 이미 오래전의 그림에 등장한 의사들이 보여주듯 그림을 그린 화가를 포함한 환자들이 기대하는 것은 의사의 관심과 공감을 비롯한 감정이입이다.

알렉산드로스가
요절한 진짜 이유는?

의학적 사인 추정

미술작품에서 나타나는
알렉산드로스의 건강상태

　　미국 화가 웨스트(Benjamin West)가 그린 알렉산드로스 대왕은 얼핏 보아서는 세상을 호령한 장군이라기보다는 병든 여성이라는 생각이 들 정도로 연약해 보인다. 런던 웰컴재단이 보유하고 있는 이 그림 속에서 오른쪽에 있는 의사 필립포스는 알렉산드로스를 치료할 생각은 하지 않고 뭔가를 열심히 들여다보고 있다.(3-22)

　　기원전 356년, 마케도니아 왕 필립포스 2세의 아들로 태어난 알렉산드로스는 정복전쟁에 여념이 없었던 아버지 밑에서 전쟁을 체험하며 자랐다. 필립포스 2세에게서 국가 통치 및 전쟁에 필요한 여러 지식과 전술·행정 등에 관한 실제적인 일을 배웠고, 18세이던 기원전 338년에는 그리스와 한판을 겨룬 카이로네이아 전투에 직접 참가하기도 했다. 그리고 필립포스 2세의 초

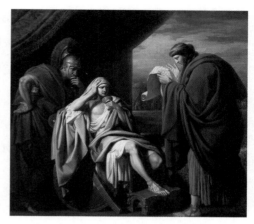

3-22 웨스트, 〈알렉산드로스 대왕과 그의 의사 필립포스〉, 1772.
© Wellcome Library, London

청으로 마케도니아 수도였던 펠라의 궁전에 초빙되어 온 당대 최고의 학자 아리스토텔레스를 3년간 개인 스승으로 모시면서 여러 학문을 배웠다.

필립포스 2세가 암살당하자 20세의 나이에 왕위에 오른 알렉산드로스는 세상을 떠날 때까지 너무나 바쁜 인생을 살면서도 마치 취미생활을 하듯 여러 가지 일을 해결해나갔다. 재위 초기에 테베에서 일어난 반란을 제압했고, 기원전 334년에는 페르시아 원정을 위해 소아시아로 건너가 페르시아가 지배하고 있던 그리스의 여러 도시를 해방시켰으며, 오늘날의 북시리아 땅을 공략하기도 했다. 알렉산드로스의 행로는 한마디로 연전연승이라 할 정도로 거칠 것이 없었다. 페르시아를 시작으로 시리아·페니키아·이집트 등이 모두 그의 수중에 들어갔다. 오늘날 이집트에서 카이로 다음으로 큰 도시인 알렉산드리아는 그의 이름을 딴 약 70개의 도시 중 가장 유명한 곳이다.

알렉산드로스의 정복전쟁은 동쪽을 향해 오늘날의 이란을 지나 인도

지방에까지 이르렀으나, 장거리 이동에 따른 기후 적응 문제와 병영 내에 퍼지기 시작한 열대병(추정)으로 인해 기원전 324년 군대를 돌려 페르세폴리스로 돌아왔다. 그리고 다음 원정을 준비하던 기원전 323년, 알렉산드로스는 갑자기 세상을 떠났다. 그가 죽은 뒤 제국은 마케도니아·이집트·시리아로 분열했는데, 건강하던 알렉산드로스가 왜 갑자기 세상을 떠났는지에 대한 의문은 지금까지 계속되고 있다.

알렉산드로스의 사망 원인은?[9]

알렉산드로스는 기원전 323년 6월 10일 바빌론의 한 도시에서 세상을 떠나기 전 2주간 고열에 시달렸다. 당시의 많은 학자들과 의학자들이 그의 사인을 알아내기 위해 노력했지만 의견만 엇갈릴 뿐 통일된 결론에 이르지 못했다. 알렉산드로스에 대한 의료기록이 빈약해서 후세의 학자들이 연구를 하는 것도 쉽지 않았지만 지금까지 그의 사망 원인으로는 여러 가지가 주장되었다.

2세기에 그리스의 역사가 아리아노스(Flavius Arryanus)가 쓴 『알렉산드로스 원정기』에서는 알렉산드로스가 주변 인물인 이올라스에 의해 독살되었을 가능성을 제시했다. 그러나 그 시대에 독약으로 알려진 것은 거의 없었으며, 인체에 독작용이 크면서 열을 일으키는 것 또한 없었다. 당시에 사용된 것 중에서 식물 살리실산염은 온도 조절 장애를 일으키고, 알칼로이드는 발한 작용을 일으킬 수 있으며, 맥각독소는 열에 대한 이상 감각을 일으킬 수 있지만 독살설을 뒷받침하는 근거로는 미약하다. 플루타르크는 아리스토텔레스가 알렉산드로스를 치료하기 위해 비소를 구해주었다고 언급했지만 이 독들은 지속되는 고열을 일으키지도 못하고 살인을 위해 사용되는 일도 드물었다.

'급성 췌장염'이라는 주장도 있다. 1997년 그리스의 의사 스바로니스(Charalambos N. Sbarounis)는 "알렉산드로스가 그랬던 것과 같이 많은 양의 식사와 알코올 섭취는 급성 췌장염의 유발인자로 작용한다. 질병이 발생한 날 의사는 심각한 상태라 판단했지만 알렉산드로스는 둘째 날에도 술을 많이 마셨다. 14일간 질병이 진행되는 양상이 급성 췌장염과 같다. 급성 복통과 구토, 열, 한기를 동반한 채 가슴 쪽으로 퍼지는 것이 급성 췌장염의 특징이다. 괴사성 췌장염의 경우 패혈증이 발생할 수 있고, 병이 진행되면 여러 기관에 이상이 발생할 수 있다"[10]고 주장했다.

알렉산드로스는 인도 원정길에서 바빌론으로 돌아오던 길에 사망했다. 주변환경은 특별할 게 없었고, 유프라테스 강 유역(바그다드에서 90km 거리)에 위치한 바빌론은 동쪽에 늪지대가 있고 새와 동물, 곤충이 많은 지역이었다. 오늘날 이라크에서 볼 수 있는 리슈만편모충증(leishmaniasis) · 림프절페스트(bubonic plaque) · 출혈열(hemorrhagic fever) 등은 알렉산드로스가 세상을 떠났을 당시에는 사가들에 의해 기록되기 전이었다. 대부분의 마케도니아 출신과 일부 그리스 및 정복된 지역 병사로 이루어진 군대 내에 특별한 감염병이 유행했다는 증거도 남아 있지 않다. 또 알렉산드로스의 병에

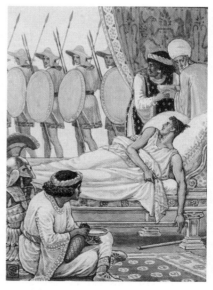

3-23 알렉산드로스의 죽음. 메리 맥그리거, 『그리스 이야기』(1917)에 실린 월터 크레인의 삽화.

관한 기록에서 붉은 반점, 황달, 구토, 설사, 혈뇨증, 간질 등은 찾아볼 수 없다.[3-23]

지금까지 알렉산드로스의 사망 원인으로 가장 많이 거론된 것이 바로 '말라리아'다. 근대에 들어서 유럽 국가들이 제국주의를 펼쳐나갈 때 가장 문제가 됐던 열대성 풍토병의 하나가 말라리아였던 만큼, 말라리아 사망설이 유행처럼 고개를 든 것으로 추정된다. 실제로 열이 지속되고, 냉기를 느끼며, 발한과 피로, 쇠약, 근육통이 있고, 서서히 몸이 약해지면서 정신이 몽롱해지고, 감각이 감퇴하고 정신착란에 빠지는 현상은 말라리아와 유사하다. 그러나 소변이 검정색이라거나 열이 주기적으로 오르내리는 증상은 보고된 적이 없다. 게다가 오늘날 이라크에서 발생하는 말라리아의 대부분은 우리나라에서도 볼 수 있는 삼일열원충으로 사망률이 아주 낮은 편이다.

알렉산드로스의 질병이 말라리아에 의한 것이라면 열대열말라리아일 가능성이 높다. 그러나 열대열말라리아 감염 시 발생하는 극적인 체온 변화가 없었던 것으로 보아 말라리아 감염일 가능성은 낮으며, 실제로 20세기 후반 이후의 의학자들이 알렉산드로스의 사망 원인으로 말라리아를 지목하는 경우는 거의 없다.

한편 알렉산드로스가 '웨스트나일바이러스 감염'에 의해 사망했다는 주장이 제기되기도 했다. 웨스트나일바이러스는 1937년 우간다에서 발생한 열성 질환을 지닌 환자에게서 처음 분리됐으며, 일본뇌염과 마찬가지로 모기가 전파하여 뇌염을 일으키는 바이러스 중 하나다.[3-24] 1990년대 초까지는 아프리카·아시아·유럽에 국한되어 있었으며, 미국에서는 1999년에 첫 환자가 발생한 이래 2000년대 중반까지 매년 환자 발생수가 늘었다. 바이러스를 지닌 조류의 수와 분포 범위도 계속 커졌는데, 미국의 칼리셔(Charles H. Calisher)가 알렉산드로스의 사망 원인으로 이를 지목한 것은 2003년의 일이다.[11]

건강한 성인이 웨스트나일바이러스에 감염되는 경우 독감이나 감기 증상이 나타났다가 자연스럽게 사라질 수도 있지만, 면역체계가 약한 노약자들의 경우에는 바이러스가 중추신경계를 교란시켜 사망에 이를 수 있다. 모기에 의해 전파되어 뇌에 염증을 초래하기도 하며, 조류나 포유류 등에도 바이러스가 잠복할 수 있으므로 철새의 이동이 바이러스 전파의 원인이 되기도 한다. 감염된 새는 머리와 목의 위치가 비정상적이고, 몸체가 떨리며,

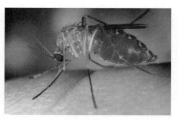

3-24 웨스트나일바이러스를 전파하는 모기 (*Culex quinquefasciatus*).

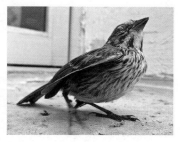

3-25 웨스트나일바이러스에 감염된 새. © Lee Peterson/Wikimedia Commons

빙빙 돌거나 방향을 제대로 잡지 못하고, 시력이 감퇴하는 증상을 보이는데, 이러한 증세가 나타날 경우 대부분 죽음에 이른다.[3-25]

칼리셔가 인용한 플루타르크의 기록은 이러하다. "알렉산드로스가 도시의 성벽 앞쪽에 다다랐을 때 수많은 갈가마귀떼가 날고 있는 것을 볼 수 있었으며, 이 갈가마귀 중에는 서로를 쪼아먹는 놈도 있었고, 일부는 알렉산드로스 앞에 떨어져 죽기도 했다." 플루타르크는 이러한 새의 행태가 알렉산드로스의 죽음과 어떤 관계가 있을 것이라 생각하며 기록을 남겼을지도 모른다.[12]

기원전 3세기에 웨스트나일바이러스가 메소포타미아 지역에 출현하여 그 지역의 새를 죽이고, 때때로 사람을 감염시켜 열성 질병을 일으켰을 것이다. 그 후 세월이 흐르면서 바이러스의 활동성이 새에게는 덜 치

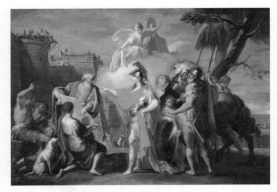

3-26 코스탄치, 〈알렉산드리아를 건설하는 알렉산드로스 대왕〉, 1736~1737, 월터스 미술관, 미국 볼티모어.

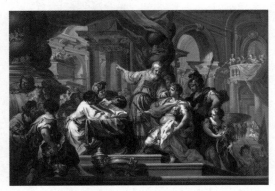

3-27 콘카, 〈예루살렘 궁의 알렉산드로스 대왕〉, 1735~1737, 프라도 미술관, 스페인 마드리드.

명적으로 변하면서 사람에게는 여전히 치명성을 유지했을 것이다. 추론이기는 하지만 이렇게 오랫동안 존재해온 바이러스가 1999년에 새로운 세계인 미국으로 전파되었다는 것이 칼리셔의 주장이다.

알렉산드로스는 늦봄, 오늘날의 바그다드 아열대 지역의 도시에서 세상을 떠났다. 인도 정복을 앞두고 잠시 숨을 고르기 위해 후퇴했다가 갑자기 세상을 떠나기 직전의 모습을 그린 웨스트의 그림에서는 건강상태가 매우 안 좋은 듯 그려져 있지만, 18세기 이탈리아의 화가 코스탄치(Placido Costanzi)나 콘카(Sebastiano Conca)의 그림에서는 병들기 전에 왕성하게 활동하는 알렉산드로스의 모습을 볼 수가 있다.[3-26, 3-27]

피를 뽑아내는 게
치료법이라고?
사혈 치료법

4체액설에 기반을 둔
사혈 치료법

피에 관한 지식이 거의 없었던 과거에는, 피가 아주 중요하다는 것을 알면서도 각종 상황에 대처하는 방법이 다양했다. 우리나라의 경우 중병에 걸려 생명이 오락가락하는 상태에서 손가락을 깨물어 흐르는 피를 환자의 입안에 떨어뜨리면 죽어가던 사람이 정신을 차리는 일이 이야기나 드라마 속에 등장하곤 한다. 한국 전통의학에서는 치료를 위해 특별한 순간에 피를 뽑아내기도 했다.

서양에서는 우리나라보다 훨씬 더 흔하게 피를 뽑는 치료법을 시도해 왔다. 이를 사혈이라 하는데, 현대의학에서는 거의 이용되지 않지만 역사적으로는 히포크라테스가 활약한 기원전 5세기부터 약 100년 전까지 널리 사용된 치료법의 하나다.

히포크라테스는 사람의 몸에 존재하는 4가지 체액, 즉 혈액·점액·황담즙·흑담즙의 균형이 건강을 유지하게 하며, 어떤 이유에서건 이 체액들 간에 불균형이 발생하는 것이 질병의 원인이라 생각했다. 이를 '4체액설'이라 하며, 갈레노스는 이 이론을 더욱 체계화하여 세상에 널리 퍼뜨렸다.

히포크라테스학파의 이론을 공부하고 이를 더욱 발전시켜 인류 역사상 근대에 이르기까지 가장 오랜 기간 의학계를 지배했다는 평가를 받는 갈레노스는 4체액설을 더욱 발전시켰을 뿐 아니라, 몸속 체액의 불균형이 발생하는 경우 이를 바로잡는 방법의 하나로 사혈을 소개했다.

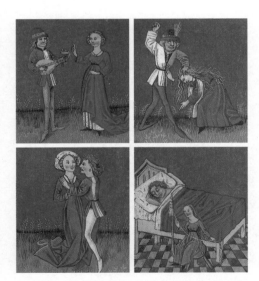

3-28 갈레노스의 4체액설 사본(1472년경). 취리히 중앙도서관 소장.

갈레노스의 4체액설을 나타낸 왼쪽 그림은, 왼쪽 위가 뜨겁고 건조한 황담즙(choleric), 오른쪽 위가 뜨겁고 습한 피(sanguinous), 왼쪽 아래가 차고 습한 점액(phlegmatic), 오른쪽 아래가 차고 건조한 흑담즙(melancholic)을 나타낸다.[3-28] 4체액설에 따르면 열이 나는 경우 뜨거움을 상징하는 피를 뽑아내는 것이 치료법이었다.

효과적으로
피를 제거하는 방법

피를 빼내려면 피를 담고 있는 혈관에 손상을 가할 수밖에 없다. 그렇다면 이런 의문이 따른다. 어떤 병이 생겼을 때 어느 부위에 있는 혈관에 얼마나 큰 상처를 내어 얼마나 많은 양의 피를 뽑아내는 것이 가장 적합할까?

이 질문에 대한 해답을 찾기 위해 노력한 의학자들도 있었지만 대부분 큰 고민을 하진 않았다. 피를 뽑는 것 자체가 좋은 치료법이니 피를 뽑는 부위나 양이야 어쨌건 뽑아내기만 하면 몸에 이롭다고 믿었기 때문이다.[3-29, 3-30] 물론 학자에 따라 질병 발생 부위에서 가까운 혈관에 상처를 내는 게 좋은지, 먼 곳에 있는 혈관의 피를 빼내는 것이 좋은지 논쟁이 벌어지기는 했지만 결론이 나지는 않았다.[3-31]

그러나 이러한 논쟁도 17세기에 하비가 발표한 혈액순환이론이 진리로 자리 잡으면서 거의 사라지다시피 했다. 혈액은 계속해서 온몸을 돌아다니므로 어느 위치에서 뽑든 어차피 같은 피이기 때문에 채혈 부위는 중요하지 않다는 사실이 밝혀진 것이다. 피를 '적당히' 뽑아낸 뒤에

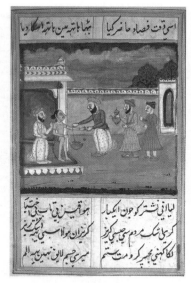

3-29 사혈 장면. 18세기 페르시아 문헌의 삽화 사본. 볼로냐 대학 리졸리 연구센터 소장.

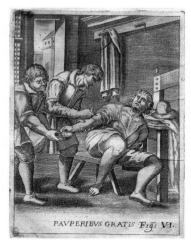

3-30 사혈 장면. *Nuoua et vtilissima prattica di tutto quello ch'al diligente barbiero s'appartiene*, 1671.

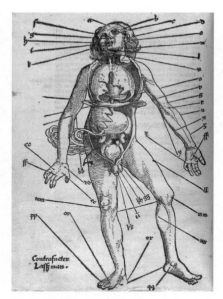
3-31 사혈 부위를 나타낸 그림. Hans von Gersdorff, *Feldtbůch der Wundartzney*, 1519.

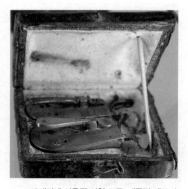
3-32 19세기에 사용된 사혈 도구. 베를린 메르키셰 박물관 소장.

도 질병이 낫지 않으면 양이 적다고 판단해서 더 뽑았고, 그렇게 계속 빼내다 결국 혈액 부족으로 사망하는 경우도 있었지만 그것은 "최선의 치료를 다한 뒤에 맞이하는 어쩔 수 없는 불행한 결과"일 뿐이었다.

상처가 생겨서 피가 나는 경우 상처가 크면 출혈량이 많아서 문제가 되고, 작으면 금세 아물어서 피가 흐르지 않게 되므로 원하는 만큼 피를 뽑아내는 것은 쉬운 일이 아니었다. 2,000년 이상 사혈이 적절한 질병 치료법의 하나로 받아들여지면서 사혈을 효과적으로 시행하기 위한 다양한 방법이 개발되었다.

사혈을 위해 시도한 방법은 크게 정맥에 상처를 내는 방법과 흡각(吸角, 국부적인 염증이나 농양 따위를 치료하는 데 쓰이는 종 모양의 유리그릇)과 같은 기구를 이용하는 방법으로 구분할 수 있다. 19세기 초 프랑스의 의사인 브루세(François-Joseph-Victor Broussais)는 사혈을 위해 거머리를 이용했다. 따라서 거머리를 얼마나 많이 확보하고 있느냐가 명의의 기준이 되기도 했다. 물론 화살촉이나 칼로 정맥에 상처를 내거나 의사들 각자가 고안한 기구가 사혈에 사용되기도 했으며, 세계 곳곳에서 이와 관련된 수많은 방법이 개발

되었다.(3-32)

19세기 후반에는 스웨덴에서 100만 마리, 런던에서 700만 마리, 파리에서 3,000만 마리의 거머리가 치료에 이용되었다. 스웨덴에서는 1972년까지 약품목록에 거머리가 들어 있었다. 피는 혈관 밖으로 나오면 응고되는데, 거머리가 달라붙은 상처 부위의 피는 왜 응고되지 않는지에 의문을 가진 학자들이 거머리의 침 속에서 혈액 응고를 방지하는 히루딘이라는 물질을 찾아내기도 했다.[13]

사혈에 대한 엇갈린 견해

사혈의 질병 치료 효과에 대해서는 고대 그리스 때부터 의문이 제기되었다. 에라시스트라토스(Erasistratos)학파에 속하는 이들은 인체 내 피의 양을 줄이는 것이 좋은 치료법이기는 하지만 사혈은 매우 위험한 방법이므로, 사혈 대신 단식을 통해 혈액량을 줄여야 한다고 주장했다. 17세기에 혈액순환이론이 제시되기 전까지는 섭취한 음식에서 피가 만들어진다고 생각했기 때문이다.

사혈을 시행하는 중에 환자가 의식을 잃으면 치료 효과가 나타나는 것이라 생각했는데 종종 사혈 도중 환자가 사망하기도 했다. 따라서 사혈의 위험성을 지적한 학자들도 계속 등장했다. 수많은 질병이 감염성을 지니고 있다고 믿었던 이탈리아의 프라카스토로(Girolamo Fracastoro)는 체액의 불균형으로 질병이 발생한다는 이론에 의문을 가졌기 때문에 사혈의 치료 효과에 대해서도 비판적이었다. 화학자로 유명하고 연금술사로도 알려져 있는 헬몬트(Jan Baptist van Helmont)도 사혈의 효과에 의문

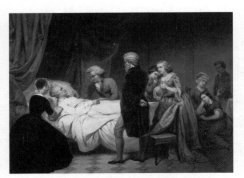

3-33 스턴스, 〈조지 워싱턴의 삶과 죽음〉, 석판화, 1853, 미국 의회
도서관.

을 갖고 환자를 두 집단으로 나누어 사혈과 다른 치료법을 별도로 실시하여 결과를 비교해보자고 제안했다. 그로부터 약 200년이 지날 때까지 몇몇 연구팀에서 비슷한 연구를 진행했으나 부정적인 결과가 도출되면서 사혈은 서서히 쇠퇴해갔다.

실험군과 대조군을 비교하는 연구를 통해 효과에 의문이 제기되면서 사혈은 점점 줄어들기 시작했으나 지금처럼 교통과 통신이 발달하지 않은 시절이라 그 속도는 제법 느렸다. 그 와중에 미국 초대 대통령 워싱턴도 한편에서는 사혈에 의해 목숨을 잃었다는 주장이 제기되었다. 미국이 독립하는 데 가장 큰 역할을 했고, 초대 대통령으로 일하다 적당한 시기에 후임자에게 자리를 넘겨줌으로써 민주주의를 실현한 워싱턴은 원인 미상의 질병으로 세상을 떠났다.[3-33]

워싱턴의 주치의였던 러시도 사혈의 효과를 신봉한 의사였다. 그는 동맥의 상태가 사혈의 효과에 영향을 미친다고 생각했으며, 1799년 워싱턴 대통령이 인후염으로 고생하던 시기에 여러 의사를 시켜 사혈을 시도하게 했다. 16시간에 걸쳐 2리터가 넘는 양의 피를 뽑아낸 것이다. 그리고 그 직후 워싱턴은 세상을 떠났다. 오늘날에는 아무리 헌혈을 자주 하는 사람들도 한 달에 400ml 이상을 뽑지는 않는다. 워싱턴의 직접적인 사인과 관계없이 그렇게 많은 양의 피를 몸 밖으로 내보내는 것은 목숨을 건 매우 위험한 행동이다.[14]

17~19세기에 걸쳐 질병 치료와 무관하다는 과학적인 연구 결과가 수

시로 발표되었음에도 사혈은 비교적 최근까지도 이어져왔다. 20세기 초에 최고의 의학연구기관 중 하나인 존스홉킨스 의과대학을 세워 오늘날과 같은 의학교육이 이루어지는 데 크게 공헌한 오슬러(William Osler)가 "사혈은 폐렴 치료에 좋은 효과를 지니고 있음에도 불구하고 지난 반세기 동안 너무 적게 사용되었다"[15]는 기록을 남긴 것만 봐도 그 사실을 알 수 있다.

체했을 때 바늘로 손가락 끝을 따는 것에서 볼 수 있듯이 오늘날에도 사혈은 계속 이용되고 있다. 이 방법이 과연 과학적으로 효과가 있는지는 의문이지만, 본인이 그렇게 느낀다면 효과가 있다고도 할 수 있다. 최대 단점이라면 손가락 끝에 생긴 상처를 통해 질병의 원인이 되는 미생물이 침입할 수 있다는 것이다.

사혈은 그 효과에 대한 이론적 근거가 부족하고 실제로 효과를 본 경우도 없으므로, 상처로 인한 감염 발생의 위험을 방지하기 위해서라도 사라져야 할 치료법임이 분명하다.

물론 사혈이 엉터리 치료법이라 해도 예외는 있다. 우리 몸에서 필요 이상으로 적혈구의 수가 크게 증가하는 진성적혈구증가증과 같은 질병에 걸렸을 때 과다한 적혈구를 제거하기 위해 몸에서 피를 빼내는 것은 지금도 행해지는 치료법의 하나다. 유전성 혈색소침착증과 같이 몸속에 철분이 과다하게 축적되는 경우 이를 배출하기 위해 사혈을 실시하면 철 농도가 줄어들면서 심폐 기능이 향상된다. 또 특발성 피부 포르피린증과 같은 질병은 피를 빼냈을 때 빛에 민감하게 반응하는 증상이 호전될 수도 있다.

아무리 현대인의 눈에 황당하게 보이는 치료법이라 해도 아주 특수한 질병에서는 실제로 치료를 위해 이용될 수도 있는 것이다.

지구를 공포에 몰아넣은 콜레라의 대유행, 그림으로 표현되다

콜레라

콜레라, 첫 모습을 드러내다

1970년대 초만 해도 여름철이 되면 콜레라 예방접종 관련 홍보물을 쉽게 볼 수 있었지만, 이제는 콜레라 환자가 발생했다는 소식을 듣기 어려울 정도가 되었다. 그러나 혹시라도 콜레라균(*Vibrio cholera*)에 감염되면 심한 설사로 인해 탈수에 이를 수도 있으므로, 의사표현을 제대로 못하는 아기들은 매우 주의해야 한다.

히포크라테스가 설사를 주증상으로 하는 질병에 대해 사용한 용어는

'콜레라 노스트라스(Cholera nostras)'와 '콜레라 인판툼(Cholera infantum)' 이지만 이는 오늘날의 콜레라와 일치하지 않는다. 오늘날과 같은 콜레라가 처음 유럽에 소개된 것은 1563년이었다. 포르투갈의 의사로 열대의학의 개척자로 여겨지는 가르시아(Garcia de Orta)는 1563년에 발행한 저서 『콜로퀴오(Colóquios)』에서 인도 지방에 유행하던 질병에 대해 '콜레라(cholera morbus)'라는 이름을 붙여 유럽에 처음 소개했다. 그로부터 200여 년이 지난 1768년, 콜레라는 인도에서 서서히 세계로 뻗어나갈 준비를 시작하고 있었다.

18세기가 지나고 19세기에 접어들자 인도에서는 콜레라 환자가 대량으로 발생했다. 원인은 불명. 역사 속에서 가끔씩 모습을 드러냈다가 자취를 감추곤 하던 콜레라가 왜 이때부터 세계적으로 유행하기 시작했을까?

아마도 근대화 과정 중에 사람들의 이동과 교류가 빈번해진 것이 한 원인이라고 해야 할 것이다. 18세기까지 인도를 비롯해 지구의 극히 일부 지역에만 머물러 있던 콜레라는 풍토병의 지위를 버리고 인류를 습격하기 시작했다.

콜레라의 대유행, 19세기를 지배하다

기록에 나타난 콜레라의 대유행은 1817년 인도에서 시작됐다. 벵갈 지방에서 발생한 콜레라는 콜카타를 습격한 후 당시 인도에 침입해 있던 영국군과 사막의 대상(카라반)들에 의해 1818년 네팔과 스리랑카로 전파되었고, 다음 해인 1819년 말라카 해협과 동인도

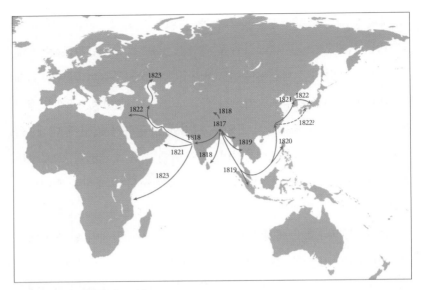

3-34 제1차 콜레라 대유행(1817~1823).

를 거쳐 양 방향으로 진격을 계속하여 미얀마와 태국, 인도네시아를 침범했다. 1820년에는 중국과 필리핀, 그리고 아프리카 동부에 이르기까지 활동 영역을 넓혀갔으며, 조선 순조 21년인 1821년에 드디어 한반도에도 상륙했다. 그해에 서남아시아의 아라비아반도를 완전히 덮어버린 콜레라는 더욱더 기세를 올려 그다음 해 일본 본토에 상륙함으로써, 메이지유신 전까지 일본 문물은 대부분 한반도에서 유래했다는 속설을 증명해주었다(중국 본토에서 일본으로 직접 오가던 배를 통해 전파되었다는 설도 있다). 1823년 아프리카까지 퍼져나간 콜레라는 3보 전진을 위해 1보 후퇴하듯 첫 번째 유행을 마감했으며, 유럽에까지 퍼지지는 못했다.[3-34]

제2차 유행은 1826년 또다시 인도에서 시작되었다. 제2차 유행 때는 제1차 때보다 더 강력한 영향력을 발휘하여 당시 세계의 중심이었던 유

럽에까지 상륙했다. 제국주의에 의
해 멀리 떨어진 나라로 파견된 본
국인들이 모국으로 보내는 국제우
편물이 급증하면서, 유럽의 강국들
은 세계 각지의 식민지로부터 본국
으로 배달되는 편지 등의 우편물에
대한 검역을 철저히 실시했다. 검

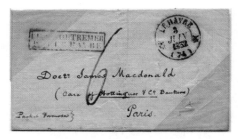

3-35 소독됐다는 내용의 도장이 찍힌 1832년의 편지.

사를 완료한 편지에는 'disinfected mail' 또는 'disinfected letters'와 같
이 편지를 소독했다는 내용의 도장이 찍혀 있으며, 워낙 콜레라가 유행
하던 시기여서 'cholera letters'와 같은 취급을 받기도 했다.(3-35)

　벵갈에서 다시 세력을 결집한 콜레라는 수명을 연장하려는 듯 제1차
때보다 전파 속도를 느리게 하여 1829년 시베리아와 페르시아 지방에
상륙한 뒤 동유럽과 러시아로 퍼져나갔다. 동시에 페르시아와 메소포타
미아를 거쳐 메카의 성지순례자들까지 12,000명의 생명을 끝장내면서
아프리카로 돌진했고, 또 중국으로도 진격해 콜레라균이 동서양을 차별
하지 않는다는 사실을 여실히 보여주었다.

　유럽 대륙을 휩쓴 콜레라는 1832년 최고의
힘을 발휘해 뉴욕과 캐나다의 퀘백을 포함한
북아메리카 지방도 점령하고 말았다. 그러나
1833년 지중해 연안까지 퍼져나간 뒤에는 더
이상 세력을 확장하지 못하고 몇 년간의 소
강상태를 보인 후 1837년경 소멸했다.

　제3차 대유행이 시작된 곳 또한 전통적인
콜레라 발생국 인도였다. 1840년 아편전쟁이

> **아편전쟁**
> 청나라의 차(茶)를 수입하던 영국은
> 대금으로 결제할 은(銀)이 부족해지
> 자 은 대신 아편을 수출해 무역적
> 자를 해소하려 했다. 아편 중독으로
> 인한 문제가 심각해지자 청나라는
> 아편 단속 정책을 펼치고, 이에 반
> 발한 영국은 1940년 제1차 아편전
> 쟁을 일으켰다.

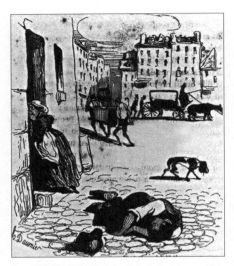

3-36 **콜레라의 습격.** *Némésis médicale illustrée, recueil de satires*(1841)에 실린 프랑스 화가 도미에의 삽화.

일어나자, 인도에 주둔해 있던 영국군과 함께 콜레라 또한 중국으로 옮겨갔다. 한 번 유행할 때마다 인간을 더 괴롭히기 위해 전파 속도를 조절하는 성질을 가진 콜레라는 1844년 중국에서 다시 육로를 타고 인도로 넘어가 세력을 확장하면서 서쪽을 향해 진격을 계속했다.[3-36]

1847년 러시아를 휩쓸어 약 100만 명의 목숨을 빼앗아간 것을 비롯, 콜레라는 유럽 사회의 혼란을 틈타 계속 세력을 확장하여 1848년경 거의 전 유럽을 한 손에 주무르게 된다. 아프리카라는 최후 목적지를 앞에 두고 잠시 주춤하던 콜레라는 1850년대에 들어서 세력이 점점 약화되는 듯했으나 1853년부터 약 2년간 다시 한 번 최후의 반격을 시도한다. 그리고 그렇게 동아시아 지방까지 퍼져나간 콜레라는 1860년을 기해 드디어 휴전을 선포했다.

이 제3차 유행으로 인해 프랑스에서 14만 명, 영국에서는 2만 명이 콜레라로 목숨을 잃었다. 콜레라가 영국 땅에 한창 유행 중이던 1854년, 훗날 '공중보건학의 아버지'라는 별명을 얻게 되는 스노는 런던의 특정 수돗물 공급 회사의 물을 식수로 이용하는 사람들 사이에서 환자가 발생했다는 사실을 발견하고 수돗물이 원인임을 알아냈다.[3-37] 19세기에 잡지에 실린 그림 또한 콜레라가 수돗물을 공급하는 펌프에 의해 전파됐다는 사실을 보여준다.[3-38] 같은 해에 파치니(Filippo Pacini)가 환자의

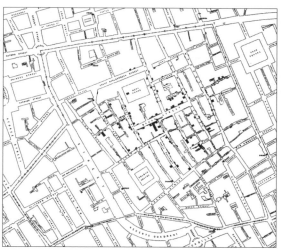

3-37 스노는 런던에서 발생한 콜레라 환자들의 집 주소를 지도에 표시하여 특정 수돗물 공급 회사의 물을 식수로 이용하는 사람들 사이에서 환자가 발생했다는 사실을 발견하고 수돗물이 원인임을 밝혀냈다.

대변에서 그때까지 보고되지 않은 균의 존재를 확인하고 '비브리오 콜레라'라고 이름 붙였지만 그는 이 세균이 콜레라의 원인이리라고는 생각하지 못했다.

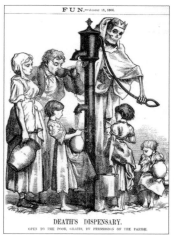

3-38 1866년 『펀(Fun)』지에 실린 조지 존 핀웰의 〈죽음의 진료소〉. 콜레라의 공포를 표현했다.

콜레라 퇴치의 실마리를 얻은 제4차 유행

   19세기에 마지막으로 가장 오래 맹위를 떨친 제4차 유행은 1863년에 역시 인도에서 시작되었다. 지난 실패를 교훈 삼은 듯 증기기차를 비롯한 교통수단의 힘을 빌려 전보다 더 빠른 속도로 세력을 확장한 콜레라는 창궐 2년 만에 파리를 점령하는 것을 시작으로 거의 전 유럽을 잠식했다.

현미경을 고안한 레벤후크와 파스퇴르의 등장으로 미생물에 대한 인식을 새롭게 하게 된 사람들은 미생물 연구에 박차를 가했다. 콜레라의 감염성에 큰 관심을 갖고 있던 '세균학의 아버지' 코흐는 1883년 이집트에서 콜레라의 원인균을 분리 동정(同定)하는 데 성공하는데, 코흐에게 이는 탄저균 · 결핵균에 이은 세 번째 위대한 발견이었다.

코흐가 콜레라균을 동정하는 데 성공했으나 콜레라는 전혀 그 세력을 줄이지 않은 채 이집트에서 유럽과 미국으로 전파되었고, 1886년에는 칠레를 비롯한 남미 국가들에까지 침입해 들어갔다. 유행의 막바지에 이른 1890년에는 러시아의 사망자가 80만 명 이상에 이를 것이라는 통계가 발표될 정도였다. 심지어 중국과 일본, 한반도에까지 번져가기도 했다.

코흐에 의해 콜레라균이 발견되자 이 연구에 의문을 가졌던 독일의 페텐코퍼(Max Joseph von Pettenkofer)는 함부르크에 콜레라가 유행하던 1895년 직접 콜레라균이 포함된 액체를 들이마셨다. 그 결과 콜레라는 발생하지 않았고, 페텐코퍼는 코흐의 연구 결과에 반론을 제기했다. 그러나 계속된 실험에서 콜레라균이 포함된 음료수를 마신 제자에게 콜레라가 발생하자, 코흐가 발견한 세균이 콜레라의 원인이라는 사실을 인정하지 않을 수 없었다.[16]

19세기가 다 가기 전에 염소가 수돗물 소독에 효과적이라는 사실이 발견되었고, 1900년부터 수돗물을 소독하는 방법이 시행되면서 콜레라의 유행은 급격히 감소했다.

콜레라를 해결하기 위해 백신 개발을 처음 시도한 사람은 스페인의 페란(Jaime Ferran y Clua)이었다. 그는 1884년 자신이 개발한 백신을 투여해 7.7%이던 콜레라 감염률을 1.3%로 떨어뜨리는 데 성공했다. 그러나 백신 개발에 관한 정보를 누구에게도 공개하지 않았기 때문에, 모국인 스페인 외에 다른 나라에서는 페란이 발견한 백신이 가치 없는 것이라 하여 인정하지 않고 있다. 러시아 출신으로 1889년부터 프랑스 파스퇴르 연구소에서 일하기 시작한 하프킨(Waldemar Mordecal Haffkine)은 콜레라 백신을 개발했다. 1893년 콜카타에 콜레라가 한창 유행할 때 하프킨이 개발한 백신을 사용한 결과 20~40%이던 사망률이 2%까지 떨어지는

효과를 보았고, 이를 시작으로 수 년에 걸쳐 여러 지방에서 백신을 투여해 좋은 결과를 얻었다.[3-39] 1903년에는 하프킨의 백신을 투여받은 사람 중 17명이 파상풍으로 사망하는 바람에 곤경에 처하기도 했으나, 훗날 면밀한 조사 결

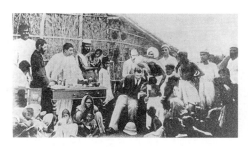

3-39 인도 콜카타에서 예방접종을 실시하고 있는 하프킨(1894).
© Wellcome Library, London

과 백신의 잘못이 아닌 것으로 판명되어 명예를 회복할 수 있었다. 그를 위해 1898년 설립된 프라하 연구소는 1925년에 '하프킨 연구소'로 개명되어 그 이름을 널리 알렸다.

미술작품에 나타난
콜레라의 풍경

그림 [3-40]은 예일 대학교 쿠싱-휘트니 의학도서

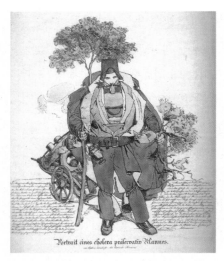

3-40 〈콜레라 방호복을 입은 사람〉(1830년대 초). 예일 대학교 쿠싱–휘트니 의학도서관 소장.

관에 보관되어 있는 컬러 에칭을 프린트한 것이다.(3-40) 콜레라로부터 사람을 보호해주는 것들을 상징하는 이 그림은 1832년경에 제작되어 1921년에 발행된 의학잡지에 실렸다.

작품 속 인물은 타르를 칠한 고무 패치를 피부에 붙이고, 플란넬(flannel)이라는 얇은 모직물로 그 위를 덮은 채 구리판으로 심장을 가리고 있다. 또한 주니퍼베리, 말린 후추 열매, 장뇌에 담긴 목화, 소금, 담배, 박하 반죽, 석회염소에 담근 옷 등을 가지고 있다. 그리고 인물 뒤에는 콜레라를 예방할 수 있다고 알려진 다양한 약물과 기구가 매달려 있다.

리스터의 무균처리법이 발견된 것이 1865년이므로, 작품이 제작된 1830년대는 감염질환이 사람에게서 사람으로 감염된다는 사실을 경험적으로 알기는 했지만 대책은 없던 시기였다. 오늘날의 지식으로 볼 때는 그저 엉뚱한 방법이라고밖에 생각할 수 없는 비과학적인 처치법만이 전해지던 시절이었다. 그림에는 민간에서 유행한 각종 처치법이 표현되어 있는데, 감염병은 더 이상 초자연적 현상이 아니고 사람의 힘으로 막을 수 있을 것이라는 생각으로 해결을 위한 방법을 고민한 것이 보인다.

그림 [3-41]은 영국 웰컴재단이 보유하고 있는 판화작품으로 1831년에 제작된 것이다. 빈에 살고 있던 23세 여성이 콜레라균에 감염되기 전과 후를 나타낸 그림으로, 당시는 나쁜 공기가 감염병의 원인으로 여겨지던 시절이었기에 콜레라에 걸린 여성은 유난히 지저분하고 끔찍하게 표현되어 있다. 콜레라의 원인이나 예방법, 치료에 대해 아무것도 알려진 것이 없던 시절에 이 질병에 대한 공포감을 표현한 것이다.(3-41)

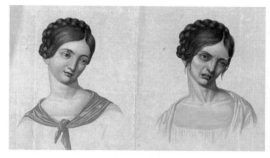

3-41 빈에 살고 있는 23세 여성이 콜레라에 감염되기 전과 후(1831).
© Wellcome Library, London

1883년 미국에서 그려진 만화에는 콜레라를 상징하는 괴물이 잠든 병사를 위협하는 듯한 모습을 하고 있다.(3-42) 코흐가 이집트에서 콜레라의 원인균을 발견한 해이기는 하지만 그때까지도 식수를 통해 감염되므로 물을 끓여 마셔야 한다는 사실만 알려져 있을 뿐 치료법은 알려지지 않았다. 인류 역사상 콜레라가 가장 극심했던 19세기에 수많은 미술작품 속에서 콜레라가 공포의 대상으로 형상화했음을 보여주는 예다.

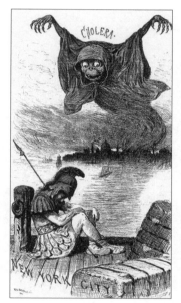

3-42 콜레라에 속수무책으로 당하고 있는 상황을 표현한 1883년 『라이프』의 카툰.

Chapter 4

의학,
영화와 드라마 속에서
길을 찾다

—— 드라마나 영화는 극적인 요소를 필요로 한다. 수시로 응급상황이 벌어지고, 생과 사를 오가는 장면이 등장하는 의학드라마는 손에 땀을 쥐게 하는 장면이 흔히 연출되므로 시청자의 시선을 모은다. 드라마를 제작하다 보면 흔히 비현실적인 요소가 삽입되기도 하지만, 이를 통해 의료 현장과 의료인을 이해하는 데 용이해지기도 한다.

이제는 고전의 반열에 들어선 〈러브 스토리〉(1970)의 여자주인공은 백혈병 환자였고, 김연아가 등장하기 전까지는 남의 나라 일로만 여겨지던 피겨스케이팅 선수가 주인공을 맡은 〈사랑이 머무는 곳에〉(1978)에서는 시력을 잃은 여자주인공이 역경을 이겨내는 모습이 그려져 있으며, 〈양들의 침묵〉(1991)에서는 사이코패스라는 질병의 존재가 일반인에게 처음 알려지는 등 의학적 상황이 영화에서 중요한 역할을 했다.

실제로는 외과 전문의보다 내과 전문의가 훨씬 많지만 드라마에서는 외과의사가 훨씬 자주 등장하는 이유, 수사 기법에 이용되는 의학 지식, 죽음을 눈앞에 둔 청춘 남녀가 죽음이라는 현실을 받아들이는 방법, 바이러스의 변종이 대한민국 전체를 혼란의 도가니로 몰아넣는 영화, 아직 현실이라기보다는 미래 기술이라 할 수 있는 최첨단 기술이 등장하는 드라마 등을 통해 영화와 드라마 속에 등장하는 의학의 모습을 살펴보며 의학적 내용에 대한 이해의 깊이를 더하고자 하는 것이 이 장의 목적이다.

의학드라마에는
왜 외과가 주로 등장할까?
외과와 내과

의학드라마에서 그려지는
외과 병동

　　　　　　　　드라마에 의사와 병원이 등장하는 것은 이제는 쉽
게 볼 수 있지만, 1990년대까지만 해도 드라마에서 병원에서 일어나는
모습이 생생하게 그려진 경우는 흔치 않았다. 1994년부터 약 2년에 걸
쳐 92부작으로 방송된 드라마 〈종합병원〉은 외과에서 벌어지는 이야기
를 생생하게 그려냄으로써 의학드라마의 새 장을 열었다. 최근에는 의
학드라마가 심심치 않게 방영되고 있지만 2007년에 제작된 〈외과의사

봉달회〉가 18부작, 같은 시기에 일본 드라마를 리메이크한 〈하얀 거탑〉
이 20부작, 그해 말부터 이듬해 초까지 방영된 〈뉴하트〉가 23부작, 2008
년에 방영된 〈종합병원 2〉가 17부작임을 감안하면 92부작이 방영된 〈종
합병원〉의 인기는 대단했다고 볼 수 있다.

　멋들어지고 신뢰감 넘치는 의사의 모습을 보여준 외과과장 황지만(심
양홍), 외과 교수 정도영(조경환), 개성 넘치는 전공의 대표 박재훈(오욱
철), 1년 후배로 다음 대표를 노리는 라이벌 강대종(주용만)과 한만용(김환
교), 외과 전공의 1년차로 등장하여 드라마를 이끌어간 김도훈(이재룡)과
이정화(신은경), 그 외에 백현일(전광열), 김소영(박소현) 등의 전공의와 인
턴 한동민(구본승), 외과병동 간호과장(최란), 병동 간호사 윤정혜(박성미),
주경희(김지수), 마상미(김소이), 강순영(전도연) 등 수많은 등장인물이 드
라마 〈종합병원〉을 통해 의사들의 생활에 대한 국민들의 이해를 넓히는
데 공헌했다.

　〈종합병원〉 시리즈는 외과를 중심축으로 내과 및 응급의학과가 보조
를 맞추어 의료계에서 벌어지는 희로애락을 잘 그려주었다. 특히 남자
주인공 도훈이 암투병을 시작하는 시즌 2 마지막 회의 언약식 장면은 숙
연한 감동을 느끼게 했다. 〈종합병원〉이 인기를 끈 이유는 '감동'과 함께
'따스함'이 넘치는 드라마였기 때문일 것이다. "나도 저런 의사들에게
진료를 받고 싶다"는 의견이 시청자 게시판 등에 계속 올라온 것에서 보
듯이 시민들이 바라는 의사상을 보여준 것이 드라마의 성공에 큰 역할
을 한 것이다.

　이에 비하면 〈하얀 거탑〉에서는 내과의사 최도영(이선균)이 인간미 넘
치는 모습을 보여주기는 했지만 장준혁(김명민)의 개성이 워낙 강했던 까
닭에 성공을 인생 최대의 목표로 삼은 주인공의 모습에 가려져 의료와

관련된 이야기는 많이 나오지 않았다. 게다가 한 과의 행정 책임을 맡은 사람이 전권을 차지하는 것은 한국의 실정과는 맞지 않아 한국 의료계가 오해를 사는 원인이 되기도 했다.

4편의 의학드라마가 쏟아진 2007~2008년은 의료계에서 더럽고(dirty), 위험하고(dangerous), 힘든(difficult), 이른바 3D 업종과 관련된 이야기가 많이 나오던 시기이기도 했다. 〈외과의사 봉달희〉는 울릉도 보건소에서 일하는 초보 의사 봉달희(이요원)가 흉부외과의사 안중근(이범수)의 도움을 받은 후 의사로서의 능력을 키우기 위해 큰 병원에 전공의로 들어가서 벌어지는 이야기를 그렸다. 힘들기 이를 데 없는 흉부외과 의사로 성장하는 과정은 시청자들에게도 목표를 향해 노력하는 아름다운 자세와 성취감을 맛보게 했다. 역시 흉부외과를 소재로 한 〈뉴하트〉는 유능한 의사 최강국(조재현)의 지도를 받으며 훌륭한 의사로 거듭나는 이은성(지성)과 남혜석(김민정)의 분투기가 로맨스와 잘 어우러져 흥미를 끌기에 충분했다.

현실과 조금 차이가 있을지라도 시청자들은 드라마를 통해 기쁨을 느끼고, 안타까워하며, 스트레스를 해소한다. 의료계에서 종사하는 사람들은 의학드라마에 열광하는 시청자들의 모습을 보면서 환자들이 원하는 모습을 현실에 반영할 것이며, 이를 통해 의료계 종사자들과 일반인들 사이에 더 바람직한 관계가 형성될 수 있을 것이다.

내과와 외과의 차이점, 그리고 관계

의학이 발전하면서 전문과목이 계속 나뉘다 보니,

이제는 몸에 이상을 느껴 병원에 가면 무슨 과 의사를 만나야 하는지 판단하는 일도 쉽지 않게 되었다. 앞서도 말했듯 의학은 크게 환자를 직접 진찰하는 임상의학과, 직접 진찰하지는 않지만 의학을 이해하는 데 도움이 되는 연구를 주로 담당하는 기초의학으로 구분할 수 있다. 임상의학도 환자를 직접 진료하는 과목과 직접 진료하지는 않지만 진료를 돕는 과목(예를 들어 영상의학·마취통증의학·진단검사의학 등)으로 구분된다. 그러나 이것도 과거의 기준일 뿐 최근에는 영상의학과에서 간암 환자를 치료하거나 마취과에서 통증 치료를 하는 식으로 발전하고 있다.

환자를 진료하는 임상과목은 다시 수술을 하느냐, 하지 않느냐에 따라 내과 계열과 외과 계열로 구분한다. 산부인과·안과·이비인후과 같은 과목은 내과와 외과적 치료를 모두 진행하며, 피부과와 같이 과거에는 외과적 처치를 하지 않았지만 현대에 와서 외과적 처치법을 적극적으로 수용하는 과목도 있다.

혼동스러운 건 내과와 외과도 마찬가지다. 외과수술을 한 후 환자가 회복되기를 기다리는 과정에서 약을 쓰는 것은 매우 흔한 일이므로 외과의사도 내과적 처치를 한다. 또 내과에서도 작은 카메라로 인체 내부를 들여다보는 내시경 사용이 보편화한 이래 작은 이상이 발견되면 내시경 카메라 옆에 부착된 칼을 이용해 이상 부위를 잘라내기도 하므로 외과적 처치를 하고 있는 셈이다.[4-1] 과거에는 칼의 사용 여부로 내과와 외과를 구분했지만 더 이상 칼 사용 여부로 이를 구분하는 것은 무의미한 일이 된 것이다.

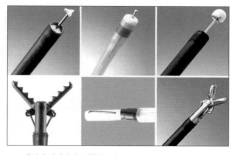

4-1 내시경 카메라에 부착된 수술칼.

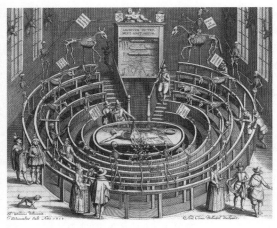

4-2 17세기 레이덴 대학 해부실습실. 레이덴 대학 도서관 소장.

히포크라테스는 수술에 관해서도 기록을 남겼지만 그가 남긴 내용의 대부분은 내과에 속하는 것이었다. 그 후 셀수스, 갈레노스, 이븐 시나, 파라켈수스 등 고대부터 16세기에 이르기까지 의학 역사에 이름을 남긴 의사들은 오늘날의 기준으로 볼 때 대부분 내과의사였다.

14세기부터 인체 해부가 부분적으로 허용되자 연구와 교육을 위해 시체를 해부하기 시작했다. 베살리우스처럼 직접 해부를 하며 인체 구조를 하나하나 확인한 학자도 있었지만, 수업시간에 해부학 교수가 갈레노스의 책을 읽어주면 조수가 시체를 해부하여 내용을 확인하는 경우가 대부분이었다.[4-2]

시체는 경직되어 있으므로 해부를 하려면 칼을 잘 써야 했다. 따라서 조수로 불려온 사람들은 주로 면도를 위해 칼을 자주 쓰는 이발사 출신이었다. 이들은 외과학이 발전하면서 수술을 하는 일에도 동원되었으며, 반대로 외과의사가 이발을 담당하기도 했다. 오늘날 이발소를 상징하는 삼색등의 빨간색 · 파란색 · 흰색은 각각 수술에서 중요한 요소라 할 수 있는 동맥 · 정맥 · 붕대를 가리킨다. 외과의사와 이발사가 잘 구별되지 않은 이유는 외과학이 제대로 분화하지 못했기 때문이기도 하다. 그러나 16세기 이후 외과학이 발전하기 시작하면서 서서히 외과의학도 의학의 한 분야로 받아들여지게 되었다.

오늘날 의학드라마에서 주로 외과가 등장하는 것은 극적인 효과가 크기 때문이다. 약만 처방하여 치료하는 것보다, 외과의사가 칼로 신체 부위를 절개하며 환자의 질병을 치료하는 것이 보는 이들에게서 훨씬 큰 공감과 극적 효과를 이끌어낼 수 있는 것이다. 〈종합병원〉 이후의 의학드라마가 인기를 끈 데도 수술 장면을 전보다 훨씬 생동감 있게 보여준 것이 한몫했다. 특히 〈뉴하트〉는 수술 장면을 현실감 있게 잘 묘사했다고 평가받았다.

의학계의 3D 업종에서
외과학이 벗어나는 방법은?

16세기에 파레가 외과의학의 수준을 한층 높이기는 했지만 그로부터 300여 년이 지나는 동안 외과의학은 크게 발전하지 못했다. 통증과 이차감염을 효과적으로 치료할 수 있는 방법에 더 이상 진보가 없었기 때문이다. 그러나 19세기 중반에 접어들자 외과의학을 획기적으로 발전시키는 사건이 연이어 터져 나왔다.

산소의 발견자 중 한 명으로 알려진 프리스틀리(Joseph Priestley)는 1772년 아산화질소를 발견했다.[4-3] 이 기체는 그 후 결핵 치료에 사용되기도 했으나, 들이마시면 기분이 좋아진다는 사실이 알려지면서 파티 등에서 흥을

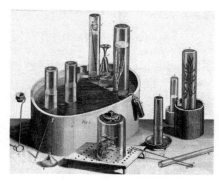

4-3 프리스틀리가 기체 실험에 사용했던 도구. *Experiments and Observations on Different Kinds of Air*, 1775.

돕우는 데 이용되었다. 우연히 참석한 파티에서 아산화질소를 들이켠 사람들이 유쾌하게 웃고 떠들며 상처 입는 것도 모른 채 이리저리 부딪치는 모습을 목격한 치과의사 웰스(Horace Wells)는 1844년 이를 뽑을 때의 통증을 해소하기 위해 아산화질소를 사용했다. 그러나 아산화질소는 큰 수술을 하는 경우 마취 효과가 충분하지 않았으므로 이를 뽑을 때 외에는 그다지 도움이 되지 않았다.

이러한 한계는 1846년에 에테르, 1847년에 클로로포름이 발견되면서 해결되었다. 에테르와 클로로포름 모두 혹을 제거하는 시술이나 사지절단술에서 효과를 볼 수 있었으므로 아산화질소와 달리 그 사용 범위를 급격히 넓혀갔다. 그리하여 외과적 수술 시 발생하는 통증을 해결할 수 있게 되면서 외과의학이 발전하는 기틀을 닦았다.[1]

오늘날 외과는 전문과목만 해도 일반외과 · 정형외과 · 신경외과 · 성형외과 · 흉부외과 등으로 나뉘어 별도의 전문의가 존재하고, 따로 전공의 과정을 밟는 것은 아니지만 이식외과 · 족부외과 · 수부외과 · 소아외과 등 의사들 각자의 관심에 따라 점점 세분화된 분야를 공부하는 방향으로 발전하고 있다.

앞서 예를 든 4편의 드라마는 모두 외과를 소재로 삼았는데, 그중에서 〈외과의사 봉달희〉와 〈뉴하트〉는 흉부외과를 소재로 한 드라마다. 우리나라 흉부외과의 실력은 세계적인 수준이지만 의학계의 대표적인 3D 업종에 속하는 데다 의사에게 강조되는 책임에 비해 보상이 턱없이 부족해 이 과목을 공부하겠다는 의학도를 만나기가 어려운 실정이다. 두 드라마의 인기에도 불구하고 지금까지 흉부외과의 인력 수급은 원활치 않으며, 자칫하다가는 현재의 수준을 유지하는 것조차 어려운 지경에 처해 있다.

2011년 소말리아 해적에게 납치되어 큰 부상을 입은 석해균 선장을 살려낸 것에서도 보듯이, 외과의학은 죽어가는 사람도 살릴 수 있는 '의학의 꽃'이라 할 수 있는 분야다. 후배 의사들이 줄어든 현실이 답답한 만큼, 젊은 의사들이 외과의에 더 많이 지원할 수 있도록 대책 마련이 시급한 실정이다.

한편 최근에는 '로봇수술'에 관련된 소식도 점점 늘어나고 있다. 로봇수술은 사람의 손으로 다루기 힘든 미세한 부분을 수술하기 위해 컴퓨

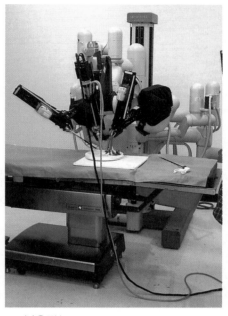

4-4 수술용 로봇.

터의 힘을 빌린 수술용 기계를 가리킨다.(4-4) 이를 이용하면 사람이 직접 하기 어려운, 아주 세밀한 부분까지 수술이 가능하므로 (로봇수술 기구를 잘못 다루는 경우 신속히 대처하기 어렵다는 단점에도 불구하고) 사용 범위를 점차 넓혀가면서 외과학 발전에 크게 이바지하는 중이다. 앞으로 만들어질 의학드라마에서는 로봇수술을 비롯해 과거에는 보지 못했던 새로운 외과의술이 소개되기를 기대한다.

〈CSI〉에서
죽은 자의 권리를 찾다
법의학과 법과학

CSI,
한 가족의 실종을 파헤치다

겉으로 보기에 평범한 가족이 있었다. 중년의 아버지와 어머니, 오빠와 여동생으로 구성된 이 가족이 살던 집에 우연히 찾아온 아이가 집 안에 피를 흘린 채 쓰러져 있는 사람을 발견했다. 부상자는 마약 복용 경력이 있는 전과자 더그인데 마약 중독상태에서 가구에 머리를 부딪혀 피를 흘리며 쓰러진 것이었다.

CSI 수사관들은 더그를 병원에 보내고, 사람뿐 아니라 가구가 거의 사

라진 집을 조사하기 시작했다. 카펫에는
피가 잔뜩 흐른 흔적이 발견되었고, 커튼
과 커튼띠가 하나씩 사라진 상태였다. 피
가 튄 방향은 피를 흘리게 한 사건이 두 번
이상 일어났음을 보여주었고, 천장을 비롯
해 여러 군데에 핏자국이 있었으며, 매트
에도 피가 스며든 흔적이 발견되었다.[4-5]

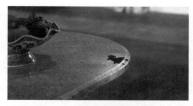
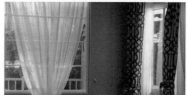

4-5 드라마 〈CSI 라스베이거스〉의 장면들.

이웃의 증언에 따르면 가족은 한 달 정
도 보이지 않았고, 라스베이거스 탁송회사
에서 나온 차로 가구를 실어나르는 걸 봤다고 했다. 병원에서 정신을 차
린 더그는 그 집 어머니와 아들이 청소를 도와주면 집에 머물게 해주겠
다고 했는데, 자신이 뒤뜰의 땅을 파는 동안 SUV를 타고 영화를 보러 나
간 후 돌아오지 않았다고 했다. 더그는 그 집에서 혼자 머물다 2주가 지
나면서부터 집에 있는 물건들을 내다팔며 끼니를 때웠다.

수사팀은 피의 흔적을 통해 누군가가 시체를 끌고 밖으로 나갔다고 판
단했다. 라스베이거스 탁송회사에 연락해 창고에 보관해둔 가구를 집으
로 옮겨 제자리에 놓자 가구에 튄 피를 통해 누가 어떤 도구로 어떻게 폭
행을 가했는지를 추정할 수 있었다.

수사팀은 피의 DNA를 검사하여 한 여성의 피와 두 남성의 피가 섞여
있음을 알아냈다. 남성의 피는 가족 중 아버지 드와이트와 그 집에 머문
더그의 것이었고, 여성은 드와이트와 가족관계가 성립하지 않는 것으로
보아 어머니 클레어의 피로 추정되었다. 회사 공금 50만 달러를 횡령한
혐의로 드와이트가 해고된 다음날 사건이 일어난 후 가족이 실종된 것
이었다.

한 달간 카센터에 보관돼 있던 아들의 차는 누군가가 고의로 브레이크를 고장낸 상태였다. 더그의 이름으로 임대한 보관창고에서 가족들이 타고 간 파란색 SUV가 발견되었는데 그 옆에는 드와이트의 시신이 있었다. SUV에 묻은 타르는 한 달 전 포장공사 중인 길을 달린 흔적이었으며, 이를 통해 자동차가 어디를 다녀왔는지를 추적한 끝에 제시카라는 여성의 시체를 찾았으나 가족과는 상관없는 사람으로 판명되었다.

CSI 수사관들이 내린 결론은 드와이트와 불륜관계에 빠진 제시카가 가족을 협박하자 클레어가 그녀를 집으로 불러들여 살해하고, 드와이트는 그 과정에서 부상을 입었으며, 결국 온 가족이 제시카의 시체를 내다 버렸다는 것이었다. 이때 사용한 SUV를 감추러 갔을 때 가정파탄 위기에 몰려 화가 난 아들 이단이 아버지를 살해했고, 딸은 제시카의 신용카드를 이용해 도망을 갔다. 에피소드가 끝나는 순간 드라마는 어머니와 아들이 땅에 파묻혀 있음을 보여주는데 누가 이들을 묻었는지는 알려주지 않으나 딸이 저지른 일임을 의심케 한다.

이상은 미국 드라마 〈CSI 라스베이거스〉 시즌 14의 제18화 내용이다. 〈CSI(Criminal Scene Investigation)〉는 범죄 현장에서 얻은 정보를 과학적으로 분석해 사건을 해결해가는 내용으로, 2000년에 첫 방송된 〈CSI 라스베이거스〉가 인기를 얻자 2년 뒤에 〈CSI 마이애미〉가, 또 2년 뒤에는 〈CSI 뉴욕〉이 제작되었다. 이제 많은 시간이 흘러 〈CSI 마이애미〉와 〈CSI 뉴욕〉은 끝나고 2015년 3월부터 〈CSI 사이버〉가 새로 방영되기 시작했다.

과학수사를 통한 증거 찾기

이 사건에서 가장 핵심이 되는 것은 피다. 거실 바닥에는 다량의 핏자국이 있고, 벽에서도 피가 튄 흔적이 발견되었으며, 제자리에 가져다둔 가구에서도 피가 발견되었다. 그러나 닦거나 씻어내 눈에 보이지 않을 만큼 적은 양의 혈흔을 찾기 위해서는 '루미놀'을 사용해야 한다.

루미놀은 산화제와 반응하여 푸른빛을 내는 특징을 지니고 있으므로 범죄 현장에서 주로 피의 흔적을 찾기 위해 사용된다. 핏속의 적혈구에는 헤모글로빈이 들어 있고, 헤모글로빈이 함유하고 있는 철은 루미놀의 반응을 촉매한다. 루미놀이 푸른빛을 띠면 피에 들어 있는 철이 남아 있다는 뜻이므로 피의 존재를 확인하게 되는 것이다.[4-6]

집 안 곳곳에 루미놀을 뿌리자 거실에서부터 문 밖으로 넓고 긴 형태의 푸른빛이 드러났고, 이를 통해 커튼으로 시체를 감싸 끌고 간 흔적이라 판단했다. 또 지름 60cm 정도의 넓은 피의 흔적에서는 더그가 마약에 취한 채 가구 모서리에 부딪혀 상처를 입었을 때 흘린 피와, 의자에 앉은 상태에서 커튼띠로 묶인 채 마구 폭행을 당하면서 흘린 피가 섞여

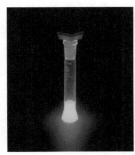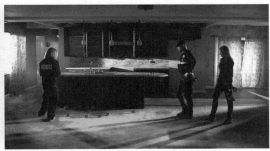

4-6 루미놀(왼쪽)을 이용해 피의 흔적을 확인하는 장면.

있음을 추정해냈다.

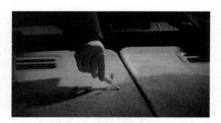
4-7 DNA 검사를 위해 혈액을 채취하는 장면.

창고에서 SUV와 함께 발견된 드와이트는 차고에 피가 튄 흔적과 상처에 흐른 핏자국의 모양으로 보아 도구를 이용한 가격에 상처를 입었으며, 두개골의 조각난 상태를 통해 무기를 추정할 수 있었다.[4-7]

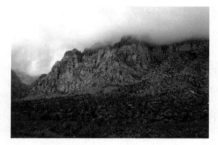
4-8 레드록캐니언.

또 드와이트의 바지에는 붉은색 흙이 묻어 있었는데, 그 흙은 라스베이거스 서쪽에 있는 레드록캐니언의 지질과 같았다.[4-8] 이는 그가 이 지역을 다녀 왔음을 의미하며, SUV에 묻은 타르 자국을 토대로 8억m²(800km²)에 이르는 이 넓은 지역에서 최근 도로포장공사를 한 곳 주변을 수색해 여성의 시체 한 구를 발견한 것이다.

시신은 커튼에 감싸여 있었고 손목에는 묶인 자국이 있었으며, 머리에서는 다수의 타박상과 지주막하 출혈이 발견되어, 커튼띠에 묶인 채 거실에서 구타당하고 다량의 피를 흘렸을 것이라는 가설이 옳았음이 증명되었다. 또 시신에서 자궁 내 삽입하는 피임기구를 발견함으로써 5년 전 자궁적출수술을 받은 클레어의 진료기록과 맞지 않다는 사실을 밝힘과 동시에 피임기구의 정보를 추적해 시신이 제시카라는 여성임을 알아낸 것이다. 그 후 제시카의 집을 수색해 제시카가 드와이트와 불륜관계였음을 밝혀냈다.

드와이트의 손톱 밑에서 그와 성염색체가 같은 사람의 DNA가 발견됨으로써 아들인 이단이 아버지를 살해했다는 혐의가 성립됐으며, 제시카의 증거물에서도 같은 DNA가 발견되었다. 모든 증거를 종합해보면, 제시카는 내연남의 가족을 파멸시키기 위해 드와이트가 회삿돈을 횡령한 것처럼 꾸미고, 개를 죽였으며, 아들 이단을 유혹하고, 클레어와 전화통화를 했다. 그에 화가 난 클레어가 제시카를 집으로 불러들여 살해했고, 이를 말리던 드와이트는 피를 흘렸으며, 제시카의 시체를 치운 후 SUV를 차고에 넣으러 간 드와이트는 화가 난 아들에게 살해당한 것이었다.

이 에피소드뿐 아니라 드라마 〈CSI〉의 수사관들은 과학수사 기법을 이용해 증거를 과학적으로 분석하는 방법을 잘 보여준다.

법의학에서
알아야 할 기초 지식

〈CSI〉의 부검의는 "시체는 살아 있는 사람보다 더 많은 말을 한다"라는 대사를 읊곤 한다. 시체에 나타난 증거를 보면 죽기 전에 어떤 일이 벌어졌는지를 추정할 수 있다는 것이다. 부검을 통해 범죄와 관련된 의학적 소견을 연구하는 학문을 '법의학'이라 하며, 법의학의 기원은 꽤 오래전으로 거슬러 올라간다.

조선시대에 원(元)나라의 『무원록(無冤錄)』을 토대로 편찬한 『신주무원록(新註無冤錄)』은 조선에서 살인사건이 발생했을 때 시체 조사의 지침서 역할을 했다. 이 책을 보면, 은비녀를 목구멍에 넣어 색이 변화하는지를 살펴봄으로써 독살 여부를 판정하거나, 밥알을 입안 가득 넣어두었다가 오랜 시간이 지난 뒤에 꺼내 닭에게 먹여보는

> 『신주무원록』
> 조선시대 세종의 지시로 최치운 등이 원나라 왕여가 편찬한 『무원록』의 중간본을 참작하여 주해를 더하고, 음훈(音訓)을 붙여 편찬한 의학서다.

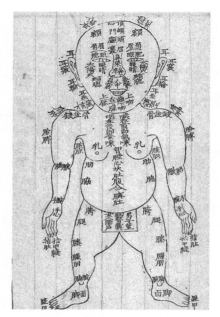

4-9 「신주무원록」(1438, 서울대학교 규장각 소장)의 해부도.

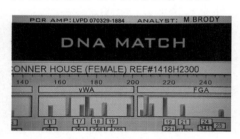

4-10 〈CSI 라스베이거스〉 편에 등장하는 DNA 분석 장면.

등 나름대로 객관적인 증거를 찾기 위해 노력했음을 알 수 있다.[4-9]

변사체가 발견된 경우 부검의가 해야 할 일은 육하원칙과 유사하다. 차이라면 '누가'가 가장 중요하고 '무엇을'이 상대적으로 덜 중요하다는 것이다. 따라서 시체가 발견되면 신원을 확인하여 누구인지를 알아낸 다음 언제, 어디서, 어떻게, 왜 살해되었는지를 밝혀내야 한다.

신원을 확인하는 방법으로는 소지품을 조사해 주민등록증을 비롯한 신분증을 찾는 것이 가장 쉬우며, 지문을 채취해 지문은행에 들어 있는 것과 대조하거나 안면 사진을 찍어서 찾는 방법도 있다. 이것이 불가능하면 치아 상태나 얼굴 골격을 이용해 신원을 확인할 수 있으며, DNA 분석도 유용하기는 하지만 현재 한국에는 전 국민의 DNA 은행이 설치되어 있지 않아 대조할 만한 DNA가 있는 경우에만 사용이 가능하다.[4-10]

사망 시간 추정을 위해 흔히 사용하는 방법은 간의 온도를 측정하는 것이다. 살아 있는 상태에서 간은 체온과 같은 온도를 유지하지만, 숨이 끊어지면 시간당 섭씨 0.5~1도씩 내려간다. 실온에 가까울수록 변동이

작으며, 한겨울과 같이 실외온도가 매우 낮은 상태에서 사체가 방치될 경우 여름보다 온도가 더 빨리 떨어진다.

숨이 끊어지자마자 혈액순환이 중지되는 것은 아니므로, 잠시 혈류가 지속되는 동안 동맥의 피는 정맥으로 모여들 수 있다. 이때 정맥으로 몰린 피가 보라색에 가까운 검붉은색을 띠면서 피부 밖으로 비쳐 보이는 것을 '시반(屍斑)'이라고 한다. 보통 사후 약 2시간에 인체에서 가장 낮은 부위에 흔히 나타나는데, 이는 혈액순환이 되지 않아 적혈구가 중력의 작용에 의해 가라앉기 때문이다. 일반적으로 사후 24시간이 지나기 전에 가장 잘 보이고, 색깔이 선홍색이면 일산화탄소나 청산가리 등에 중독되어 적혈구의 헤모글로빈이 이산화탄소와 결합하지 못했음을 의미한다.

사후에 시체가 굳기 시작하는 것은 심장이 혈액을 공급하지 못해 근육 세포가 산소를 얻지 못하면서 딱딱해지기 때문이다. 보통 사후 12~36 시간에 시체 경직이 나타나며, 더 많은 시간이 흐르면 굳기는 약해진다. 굳어 있던 손가락이 펴지는 것도 36시간이 지나면서부터다.

사망 원인은 자살, 타살, 사고사, 자연사, 원인 불명 등으로 구분할 수 있다. 칼에 배를 찔려 사망한 경우 자살이라면 한 번에 성공하지 못하고 여러 번 찌른 자국을 보이는 '주저흔'이 발견되지만 타살이라면 공격을 막는 과정에서 생기는 '방어흔'이 발견되므로, 상처의 모양에 따라 이를 구분하는 것도 가능하다.

법의학과 법과학으로
사망 원인을 밝히다

과학이 학문으로서 발전하기 시작한 것은 근대 이후로, 시체를 조사하여 죽음의 원인을 밝혀낸 것보다는 후대의 일이다. 따라서 법의학이 법과학보다 먼저 시작되었다고 할 수도 있다.

사망 원인을 찾기 위해 시체를 조사한 것이 법의학의 시작이지만, 지금은 사망 원인을 찾기 위해 의학 지식은 물론 과학 지식을 많이 이용하고 있다. 따라서 의학을 과학의 한 분야로 구분하듯이, 법의학도 법과학의 한 분야라 할 수 있다.

법의학이란 시체를 부검해 사망 원인을 알아내고, 또 시체에 담겨 있는 내용을 알아내는 '법의병리학'을 가리킨다. '법의유전학'은 혈액을 비롯한 검체를 대상으로 그 검체가 지닌 유전정보를 이용해 신원을 확인하는 것이며, '법의독물학'은 검체에 포함된 독성물질을 찾아내는 학문이다. 예를 들어 스포츠 경기에서 금지약물을 복용했는지 검사하는 과정은 법의독물학에 해당한다. 치아 정보를 이용해 신원을 확인하는 것은 '법치의학'이고, 오래된 뼈 등을 이용해 어느 조족(祖族)에 속하는지를 알아내는 것은 '법인류학'에서 담당하는 일이며, 지문 검사나 탄도 검사와 같이 수사에 도움이 되는 증거를 찾아내는 학문을 '감식학'이라 한다.

다음에 소개할 중합효소연쇄반응(polymerase chain reaction, PCR)과 같은 방법이 개발되기 전에는 극미량의 검체에 들어 있는 유전정보를 이용해 신원을 확인하는 일이 불가능했다. 세월호 참사와 같이 사체의 신원을 단번에 알아내기 힘든 사고가 일어났을 때 시신을 가족의 품으로 돌려보내는

중합효소연쇄반응(PCR)
1985년 뮬리스가 개발한 방법으로, 표적이 되는 DNA 부위를 많은 수로 증폭하여 검출하는 검사법이다.

일에 중합효소연쇄반응이 이용되듯이, 어느 학문이든 새 기술이 발견되면 법과학에 응용될 가능성을 지니고 있다. 드라마 〈CSI〉에서도 가끔씩 수사관들이 새로 개발된 기술을 습득하고 새 이론을 공부함으로써 과거에는 유용하지 않았던 방법으로 증거를 찾아내는 장면이 나온다.

저수지에서 사체가 발견된 경우, 상처 유무를 확인하고 만약 상처가 있다면 그 상처로 인해 사망한 뒤에 저수지에 유기된 것인지 또는 익사에 의한 사망인지 구별해야 한다. 익사한 것이라면 폐에 물이 차거나 폐에서 플랑크톤과 같은 수생 생물체가 발견될 수 있다. 그러나 다른 원인으로 사망한 후 유기되었다면 물에 들어가기 전에 이미 숨을 멈춘 뒤이므로 폐에서 물이 발견되지 않는다.

이와 같이 법의학과 법과학은 사망 원인 추정이나 도핑검사와 같은 다양한 분야에 활용되고 있다. 우리나라에서는 국립과학수사연구원과 서울 · 부산 · 대구 · 광주 · 대전에 위치한 그 산하 5개 연구소에서 법의학과 법과학을 이용한 과학수사를 담당하고 있다.

DNA의 흔적을 찾아라

중합효소연쇄반응

〈CSI〉에 가장 흔히 등장하는
신원확인 기법

     1990년에 출간된 크라이턴(Michael Crighton)의 소설 『쥬라기공원』을 통해 일반인들에게 소개된 중합효소연쇄반응이 처음 개발된 것은 1985년의 일이었다. 괴짜 과학자로 유명한 뮬리스(Kary Banks Mullis)가 소량의 검체에 존재하는 극미량의 DNA에서 자신이 원하는 부분만 골라 수천, 수만 배로 증폭할 수 있는 방법을 고안한 것이다.

    사람의 세포에는 핵이 있는데, 핵 안에 들어 있는 산성물질을 핵산이

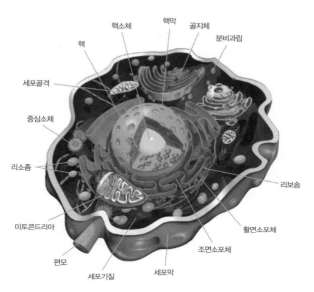

핵소체　핵막　골지체

핵　　　　　　　　분비과립

세포골격

중심소체

리소좀

리보솜

미토콘드리아

활면소포체

편모　　　　　　　조면소포체

세포기질　세포막

4-11 인간 세포의 구조.

라 한다. 핵산은 DNA와 RNA 2가지 종류가 있으며, DNA가 유전정보를 저장하고 있다가 다음 세대로 물려준다. 사람 · 원숭이 · 지렁이 · 장미 등 한 개체에서 각각의 세포에 들어 있는 DNA는 동일하다. 하나의 세포 속에 들어 있는 DNA의 총합을 '유전체(genome)'라 하는데, 이는 유전자 (gene)와 염색체(chromosome)를 결합하여 만들어낸 용어다.[4-11]

사람의 경우 유전체는 약 30억 쌍의 DNA로 이루어져 있으며, 이 DNA 덩어리는 23쌍의 염색체에 나뉘어 들어 있다. 보통 때는 염색체를 볼 수 없지만 세포가 분열기에 접어들어 핵이 보이지 않을 때 현미경으로 들여다보면 실타래 모양을 한 염색체를 볼 수 있다. 사람의 염색체는 22쌍 의 보통염색체와 1쌍의 성염색체로 구성되어 있으며, 22쌍의 보통염색 체는 남녀 구별 없이 같지만 성염색체는 남성은 XY, 여성은 XX로 구성 되어 있다. 세포핵 속에 들어 있는 DNA는 구별하기 어렵지만, 세포분열기에 볼 수 있는 염색체는 DNA 덩어리이다. 그리고 23쌍의 염색체에 담긴 DNA 전체가 유전체에 해당한다.

DNA는 유전정보를 담고 있지만 실제로 인체에서 특정 기능을 하는 것은 단백질이다. 따라서 부모에게서 DNA를 물려받은 자녀는 DNA에 들어 있는 유전정보를 이용해 부모와 동일한 단백질을 생산해야 한다. 사람이라는 고등동물의 기능을 결정하는 단백질의 종류는 10만 개 이상이고, 앞으로 더 많이 발견될 가능성도 있다. 단백질 각각을 이루는 아미노산 서열이 다르므로 이 아미노산을 합성하게 하는 유전정보도 다를 것이라 생각하기 쉽다. 그러나 사람이 어떻게 수많은 항원에 대해 서로 다른 항체를 합성할 수 있는가를 연구하는 과정에서 1개의 유전자가 1개의 단백질만을 만드는 유전정보를 가진 게 아니라 여러 개의 단백질을 만들어낼 수 있다는 사실이 밝혀졌다.

항원
생체 내에 투여하면 이것에 대응하는 항체를 혈청 속에 생성시켜 생체 내에서나 시험관 내에서 그 항체와 특이적으로 반응하는 성질을 갖는 물질이다.

항체
면역계 내에서 항원의 자극에 의하여 만들어지는 물질로 항원에 맞서 싸우는 역할을 한다. 특정한 항원과 특이적으로 결합하여 림프와 혈액을 떠돌며 항원에 대한 방어 기능을 한다.

2004년 '인간 유전체 프로젝트(human genome project)'가 완료되면서 사람이 지닌 유전자는 약 22,000개라는 사실이 밝혀졌다. 유전자는 유전체상에서 특정 단백질을 합성할 수 있는 정보를 지닌 DNA를 가리키는 것으로, 1개의 유전자를 선택했을 때 약 30억 쌍의 유전체 DNA로부터 기껏해야 수천, 수만 개의 DNA로 이루어져 있는 유전자 부위를 골라내는 것은 결코 쉬운 일이 아니다.

예를 들어 간 조직 1g에서는 약 1mg의 DNA를 얻을 수 있는데, 1mg의 DNA 덩어리 안에는 약 30억 쌍의 유전체가 셀 수 없을 만큼 존재한다. 만약 어떤 과학자가 관심을 가진 유전자의 크기가 3,000개짜리 DNA 조각이라면, 분리한 1mg의 전체 DNA 안에는 원하는 DNA가 100만 분의 1밖에 들어 있지 않은 셈이 된다. 연구자가 원하는 작은 크기의 DNA 를 얻으려면 분리하기도 힘들거니와, 아무리 여러 번 분리해봐야 얻게 되는 DNA 양이 너무나 적어서 연구에 이용하기도 어렵다. 따라서 전체 DNA 중에서 필요한 부분만을 선택적으로 얻는 일이 매우 중요한데, 이를 가능케 하는 방법이 바로 중합효소연쇄반응이다.

오늘날 이 방법은 생명과학은 물론 고고학, 법의학 등 생명체의 신분 확인이 필요한 분야에서 널리 이용되고 있다. 영화 〈쥬라기공원〉에서 공룡을 재현한 원리를 설명할 때 호박(琥珀)에 갇힌 모기에서 분리한 DNA 를 증폭해 공룡의 전체 유전자를 얻는 과정을 익살스런 만화로 보여주는 장면이 바로 이 방법을 설명한 것이다. 호박에서 얻은 DNA의 양은 매우 적지만, 중합효소연쇄반응을 이용해 DNA의 수를 원하는 만큼 늘림으로써 공룡을 만들 만한 충분한 양의 DNA를 얻는 일이 가능함을 보여주었다.[4-12]

범죄 현장에서 얻은 검체의 주인을 알기 위해 가장 흔히 이용하는 방법은 그 검체에서 DNA를 분리하는 것이다. 2002년에 방송된 〈CSI 라스베이거스〉 시즌 3의 제6화에서는 15년 전에 발생한 살인사건의 범인에게 사형이 집행되려는 순간 모방범행이 발생함으로써 집행이 정지되는 장면이 나온다. 자신이 찾은 범인이 진범이라 확신하고 있던 수사관

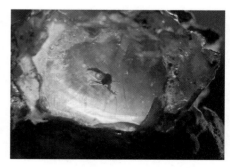

4-12 영화 〈쥬라기공원〉에서는 공룡의 피를 빨아먹은 후 호박에 갇힌 모기에게서 공룡의 DNA를 분리했다.

은 15년 전에 얻은 검체가 누구 것인지 DNA 검사를 의뢰하고, 결과적으로 사형선고를 받은 범인의 것임이 판명되어 결국 사형을 당하게 된다. 1987년은 오늘날 신원확인에 가장 널리 이용되는 중합효소연쇄반응법이 막 개발되던 시기였으므로 범죄수사에 본격적으로 도입되지는 않았다. 세월이 흘러 수사 과정에 의문이 제기되자 오래전에 얻은 검체를 현대화한 새로운 방식으로 검사해 진범이 맞음을 확인한 것이다.

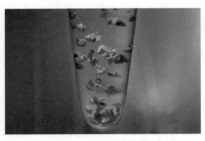

4-13 〈CSI 마이애미〉 시즌 8 제1화의 한 장면. 피에서 채취한 DNA를 중합효소연쇄반응으로 증폭하는 모습. 실제로 DNA는 별도로 염색해야 보이지만 드라마에서는 이해하기 쉽게 중합효소연쇄반응용 기계 내에서 DNA가 눈에 보이는 것처럼 영상을 보여주었다.

비슷한 예는 〈CSI〉 시리즈 곳곳에 등장한다. 2009년에 방송된 〈CSI 마이애미〉 시즌 8의 제1화에는 마이애미 경찰서에 CSI팀이 만들어지는 과정을 회상하는 내용이 나온다. 드라마 속에서 수사팀이 결성되기 전인 1997년, 경찰의 일원으로 살인사건을 수사하던 호레이쇼 반장은 범인으로 의심되는 사람의 코털에 묻은, 보이지 않을 정도로 적은 양의 피에서 혐의자의 DNA를 분리하여 범인을 찾아냈다.[4-13] 그때는 마이애미 경찰서에 중합효소연쇄반응용 기계와 설비가 도입되기 전이었으므로 반장은 검찰에서 일하는 친구의 도움을 받았다. 사건이 종결되고 마이애미 경찰서장이 원하는 바를 들어주겠다고 하자 반장은 과학수사팀을 만들어달라고 했고, 그것이 〈CSI 마이애미〉가 탄생한 배경이다.

드라마나 영화에서 수사관이 면봉을 들고 입을 벌려보라고 하는 것은 입안의 세포를 채취해 이 세포에 들어 있는 DNA와 범죄 현장에서 발견된 DNA를 비교하고자 하는 것이다. 신원확인에는 피, 침 묻은 담배나 컵, 손으로 쥔 컵, 칫솔 등 세포가 묻어 있는 것은 무엇이든 사용 가능하다.

우리나라 국립과학수사연구원에서는 대변에 포함된 세포(용변을 볼 때 대장에서 떨어져 나온 아주 적은 양의 세포)가 누구의 것인지를 확인하는 데 성공하는 등 세계적으로 내세울 만한 훌륭한 과학수사 기법을 연구, 활용하고 있다. 뒤에 소개할 영화 〈감기〉에서, 겉보기에는 멀쩡하지만 실제로 변형 조류독감바이러스에 감염됐는지 알 수 없는 사람들을 대상으로 가장 빨리 감염 여부를 확인하기 위해 사용한 방법도 중합효소연쇄반응이다.

필요한 DNA만 골라내는 중합효소연쇄반응

뮬리스는 제법 큰 DNA 덩어리에서 원하는 부위만 골라낼 필요성을 느꼈다. 그런데 유전체에서 필요로 하는 작은 DNA만을 분리하는 것은 너무도 어려우므로 전체 유전체를 대상으로 원하는 DNA 부분만을 증폭시켜 그 숫자를 늘리고자 했다. 그가 이런 생각을 하게 된 것은 DNA를 합성하는 기전이 이미 밝혀져 있다는 단순한 이유 때문이었다.

세포가 분열하기 전 세포 중앙에 배열한 실타래 모양의 염색체가 2배로 늘어난다는 것은 염색체 구성물질인 DNA가 2배로 증폭됨을 의미한다. 하나의 DNA 덩어리가 2개로 복제되는 기전을 연구한 콘버그(Arthur Kornberg)는 인체가 성장하고 몸이 커지는 과정에서 DNA 복제와 세포분열은 수시로 일어나고 있으며, DNA가 복제될 때의 반응온도는 인체 온도와 같은 37℃가 가장 적당하고, 이 과정에 작용하는 효소가 체내에 존재하는 DNA 중합효소(DNA polymerase)라는 사실을 알아냈다. DNA가 복제되는 과정에는 DNA 중합효소 외에도 DNA의 재료로 사용되는 dNTP, 효소의 기능을 돕는 Mg^{2+}, 어디서부터 복제를 시작할 것인지를 결정해주는 시발체(primer) 등이 필요하다.

뮬리스는 다른 재료는 DNA 복제 과정과 똑같이 사용하고, 시발체만 증폭시키고 싶은 DNA 염기서열 앞뒤 부분에 결합하면 원하는 DNA를 많이 복제할 수 있을 것이라고 생각했다. 그가 고안한 원리는 그림 〔4-14〕에 나타난 것과 같이 이중나선으로 결합된 DNA를 가열에 의해 변성시켜 한 줄씩 풀어준 다음 온도를 낮추고 풀어진 DNA가 재결합하는 과정에서 크기가 작은 시발체가 복제하고 싶은 DNA 부분의 양끝에 붙게 하는 것이다. 그다음 DNA 중합효소가 작용하여 시발체가 결합한 부위로 하여금 새로운 DNA 가닥을 만들게 하면 한 사이클이 돌 때마다 원하는 부위의 DNA는 2배로 늘어나므로 이 과정을 한 번씩 더할 때마다 DNA는 제곱수로 복제된다. 뮬리스는 반응 횟수만 늘리면 원하는 DNA를 대량으로 얻을 수 있으리라 생각하고 그 방법을 이론적으로 고안하

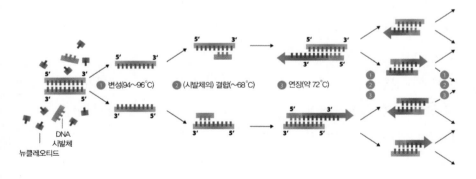

4-14 중합효소연쇄반응의 원리.

여 1985년에 논문으로 발표했다.[4-14]

그러나 해결하기 힘든 문제가 남아 있었다. 뮬리스가 고안한 방법으로 DNA를 복제하려면 반응 온도를 90℃ 이상으로 올리는 과정이 포함돼야 한다는 것이다. 반응에 가장 중요한 기능을 하는 DNA 중합효소의 최적 작용온도는 37℃인데, 이 효소는 대부분의 다른 단백질과 마찬가지로 70℃ 이상이 되면 그 성질이 변화해 DNA를 합성하는 고유 기능을 잃어버린다. 따라서 한 사이클을 돌 때마다 90℃ 이상으로 온도를 높였다가 37℃로 온도를 내리는 과정에서 효소를 첨가해주어야 하는 불편함이 있었다. 게다가 효소가 가장 잘 기능하는 온도인 37℃에서는 DNA 복제 반응이 일어나기 전 가열로 인해 떨어진 DNA 두 가닥이 서로 붙어버리는 현상이 일어나 복제가 힘들다는 것도 큰 문제였다. 이렇듯 뮬리스가 고안한 방법은 이론적으로는 매우 그럴듯하지만 실제로는 사용이 거의 불가능한 방법이었으므로 사장되다시피 했다.

중합효소연쇄반응의 실용화

뮬리스가 고안한 방법은 이론적으로는 흠잡을 데 없지만 DNA 중합효소는 37℃에서 기능을 잘하고, 이 온도에서는 변성된 DNA가 달라붙는 것이 문제였다.

"사람의 체온은 약 37℃이므로 인체의 DNA 중합효소는 37℃에서 가장 잘 기능한다. 그렇다면 높은 온도에서 작용하는 DNA 중합효소는 당연히 높은 온도에서 생존하는 생명체에서 얻으면 된다. 높은 온도에서 생존하는 생명체가 복제 과정에서 유전형질을 물려주려면 반드시 높은

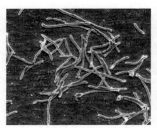
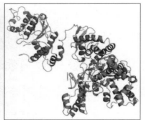

4-15 테르무스 아쿠아티쿠스
(왼쪽)와 Taq DNA 중합효소
(오른쪽).

온도에서 DNA를 복제할 수 있는 효소를 가지고 있을 것이다."

미생물 감염을 예방하기 위해 물을 끓여 먹는 것에서 알 수 있듯이, 끓인 물에서는 미생물이 사멸하는 것이 당연한 일이다. 1969년에 브록과 프리즈가 뜨거운 온천물에 생존하는 세균(테르무스 아쿠아티쿠스, *Thermus aquaticus*)이 있다는 사실을 발견했고, 이 세균이 가진 단백질 중 DNA 합성 기능을 하는 'Taq DNA 중합효소(Taq DNA polymerase)'가 이미 발견된 상태였다.[4-15] 높은 온도에서도 기능이 죽지 않고 DNA 합성이 가능한 Taq DNA 중합효소를 중합효소연쇄반응에 이용하면 끓는 물에서 DNA 를 변성한 뒤에 효소를 더 첨가하지 않아도 되고, 최적 작용온도가 약 72℃여서 DNA의 재생(DNA가 변성되기 전 이중나선 구조를 이루고 있던 상태로 돌아가려는 성질)을 방지할 수 있으므로 원하는 DNA를 대량으로 얻는 것 이 가능했다.

이 연구 결과는 곧 전 세계에 알려졌으며, 사이키가 분리한 Taq DNA 중합효소는 특허 취득 후 판매를 시작하자마자 날개 돋친 듯 팔려나갔 다. 극미량의 DNA를 원하는 만큼 대량 증폭할 수 있다는 점에서 이 방 법의 효용가치는 대단했다. 분자생물학 연구를 하는 실험실은 물론이 고, 법의학·고고학 등 DNA를 대상으로 하는 연구를 진행하는 수많은 연구실에서 이 방법을 이용하기 시작했다.

중합효소연쇄반응의 효용가치를 더욱 높여준 것은 뮬리스가 고안한 방법을 토대로 조금의 아이디어만 가미하면 새로운 연구법을 개발하는 것이 가능하다는 점이었다. 따라서 중합효소연쇄반응을 응용한 수많은 연구 방법이 계속 개발되고 있으며, 굉장한 파급효과를 지닌 독창적인 연구법을 고안한 공로로 뮬리스는 1993년도 노벨 화학상을 수상했다.

　이렇게 중합효소연쇄반응이 높은 평가를 받는 것은 효용가치가 무한하기 때문이다. 피 한 방울 또는 머리카락 하나로 신원을 알아낼 수 있는 것은 중합효소연쇄반응을 이용해 거기에 들어 있는 특정한 DNA 조각을 얼마든지 복제해낼 수 있기 때문이다. 중합효소연쇄반응은 생명과학에서 DNA나 RNA의 양이 아무리 적어도 이용 가능하다는 사실을 증명함으로써, 지금은 법의학적 신원확인, 친생자 감별, 인류 조상 추적 등 그 활용 범위를 점점 넓혀가고 있다.

뮬리스가 괴짜 과학자로 불리는 이유는?

1979년 시투스에 연구원으로 입사한 뮬리스는 1983년부터 중합 효소연쇄반응에 관한 이론을 고안하여 2년 뒤 완성된 이론을 발표했다. 시투스가 이 방법에 대한 특허권을 스위스의 제약회사 로슈에 3억 달러(일설에는 5억 달러)에 넘기고는 자신에게는 1만 달러의 포상금만을 지급하자 화가 난 뮬리스는 사표를 던져버린다. 그 후 여러회사를 거친 다음, 1988년에는 독립하여 핵산 화학에 관한 사항을 상담해주는 프리랜서 일을 시작했으며, 한때는 스타진이라는 회사를 창립하기도 했다.

젊은 시절의 뮬리스는 책상에 앉아 새로운 아이디어를 생각해내기를 좋아했다. 초보 과학자들이 흔히 하는 것처럼 휴일을 반납하고 실험실에서 반복 실험을 하는 것은 뮬리스에게는 고난이었다. 그는 연구를 하기보다 연구를 하기 위한 생각을 즐기는 편이었고, 끊임없는 노력보다는 새로운 아이디어 창출을 위해 시간을 보내는 사람이었다.

현재 네 번째 아내와 살고 있는 뮬리스가 괴짜라는 별명을 갖게 된것은 여성 편력이 심하고, 찢어진 바지를 즐겨 입기 때문만은 아니다. 50세가 채 되기 전에 노벨상을 수상했지만 다른 노벨상 수상자들과 달리 연구와 논문 쓰기를 그만둔 탓에 새로운 연구 업적이 전혀 나오지 않고 있다는 점도 괴짜라는 말을 듣게 했다. 1993년 노벨화학상 수상 후 특허를 취득하기도 했지만 연구 결과는 하나도 없는, 노벨상 수상자라고 하기에는 너무나도 특이한 이력을 쌓아가고 있는 것이다.

뮬리스는 인체면역결핍바이러스가 에이즈의 원인이 아니라는 주장을 제기함으로써 가끔씩 매스컴에 등장하곤 한다. 그는 이 바이러스가 에이즈를 발생시키는 인자의 하나에 불과할 뿐 주된 원인이 아니라고 주장한다. 에이즈 환자의 몸속에 들어 있는 바이러스의 양이 환자의 상태와 비례하지 않는다는 것이 그 이유지만, 그의 의견이 의학계에서 지지를 받는 것은 아니다. 또한 과학자임에도 점성술을 신봉하고, 인간 생활환경의 변화가 기후 변화를 초래해 지구온난화를 일으킨다는 사실에도 반대하는 등 과학계의 괴짜로 유명세를 더해가고 있다.

뮬리스는 2000년경 새로운 아이디어를 내놓기도 했다. 유명인의 시료를 얻어서 그들의 유전인자를 복제하여 판매하는 것이었다. 이때 필요한 시료는 머리카락 하나면 충분하고, 피 한 방울이나 아주 미미한 양의 조직 또는 세포도 가능하다. 과연 보통 사람들이 형체도 없고 눈에 보이지도 않는 유전자를 구입할지는 의문이지만, 유명인의 물건을 수집하는 수집광들도 많으므로 언젠가 그들을 재생(바로 '인간 복제')할 수도 있는 유전자를 수집하지 않을 리가 없다는 것이 그의 설명이다.

그 후 이 사업이 성공했는지 어땠는지는 알려지지 않으나, 노벨상 수상과 함께 학계에서 이름이 거의 사라지다시피 한 뮬리스의 행적을 추적하노라면 참으로 인생을 재미있게 사는 사람이라는 생각이 든다.

아름다운 생명력을 보여준
〈안녕 헤이즐〉
암과 치료법

10대 말기 암환자의
순수한 사랑

어릴 때 갑상선암이 발병한 헤이즐(셰일린 우들리)이라는 17세 소녀가 있다. 꾸준히 치료를 하고 있지만 상태는 점점 나빠져 이제는 폐에 암세포 군집까지 생겨나 있다. 폐에 물이 차면 숨을 쉴 수 없는 까닭에 코에는 항상 호흡을 돕는 관을 끼고 있지만 가끔씩 폐에 물이 차면 응급실 신세를 지기도 한다. 헤이즐은 어머니의 권유에 어쩔 수 없이 암환자 환우회에 갔다가, 한쪽 다리가 의족인 아우구스투스 워

터스, 일명 거스(안셀 엘고트)라는
18세 소년을 알게 된다. 거스는
1년 반 전에 골육종으로 인해 한
쪽 다리를 잘라낸 까닭에 의족을
하고 있다.[4-16]

모임에서 헤이즐이 다른 환우
들에게 "언젠가 우리는 죽을 것
입니다. 죽으면 기억할 사람도
사라집니다"라고 하자 거스가
"망각이 겁나면 무시하면 됩니
다"라고 이야기하면서 그들은 서
로 인사를 나누게 된다. 갑상선

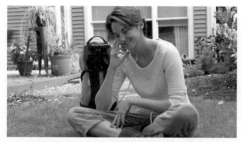
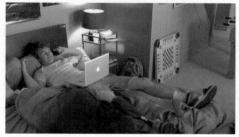
4-16 영화 〈안녕 헤이즐〉의 장면들.

암 4기로 수술, 방사선치료, 항암제의 복합치료를 받았고 지금도 암세포
를 추적하면서 항암치료와 방사선치료를 받는 헤이즐에게는 거스가 자
신보다 건강해 보이지만, 거스도 언제든 암이 재발하면 목숨을 잃을 수
있을 만큼 위험한 상태다.

헤이즐은 피터 반 후텐(윌렘 데포)이라는 작가가 쓴 『장엄한 고통』이라
는 책을 읽고 그의 팬이 된다. 작가가 살고 있는 암스테르담에 가서 책이
끝난 다음의 이야기가 어떻게 진행되는지 작가에게 물어보는 것이 그녀
의 꿈이다. 헤이즐은 이메일로 결말 이후의 이야기를 물어보았으나 답
장을 받지 못했고, 그런 헤이즐을 위해 거스는 암스테르담으로의 여행
을 계획한다. 건강상의 이유로 장거리 여행은 무리였지만 헤이즐의 부
모는 마지막이 될지도 모르는 여행을 결국 승낙하고, 헤이즐은 어머니,
거스와 함께 암스테르담행 비행기에 오른다.

작가의 비서가 예약해놓은 오린지 식당에서 둘만의 오붓한 시간을 가진 헤이즐과 거스는 약속된 시간에 즐거운 마음으로 후텐을 찾아가지만 그는 알코올중독자 같은 모습으로 괴팍한 삶을 살고 있다. 소설의 결말 이후의 이야기를 묻는 헤이즐에게 후텐은 대답 대신 "너는 진화 과정이 잘못되어 태어난 실패한 돌연변이"라고 말한다. 화가 난 헤이즐과 거스는 집을 뛰쳐나가고, 그 모습을 지켜본 작가의 비서는 그들의 기분을 풀어주기 위해 암스테르담의 유명 관광지인 '안네 프랑크의 집'으로 안내한다. 그곳에서 헤이즐은 극한 상황에서 안네가 쓴 일기 내용에 위안을 받는다.

미국으로 돌아온 거스는 헤이즐에게 암스테르담으로 떠나기 전 엉덩이에 통증을 느껴 양전자방출단층촬영술 사진을 찍어본 결과 암세포가 크리스마스트리 모양으로 가슴과 간 등 온몸으로 퍼져서 곧 죽을 것이라 고백한다. 거스는 헤이즐에게 자신이 죽으면 하게 될 추도사를 미리 해달라고 말한 후 상태가 악화되어 집중치료실에서 8일간 치료를 받다가 세상을 떠난다. 장례식장에 나타난 작가 피터는 암스테르담에서 마주쳤을 때의 괴팍한 모습으로 "장례식은 산 사람을 위한 것일 뿐 다 부질없는 짓"이라 핀잔하면서도 "내가 이 자리에 나타난 것은 거스가 부탁했기 때문"이라며 거스가 헤이즐을 위해 쓴 추도사를 전해준다.

영화 〈안녕 헤이즐(The Fault in Our Stars)〉(2014)에서 남자주인공 거스는 18세, 여자주인공 헤이즐은 17세로 나이는 어리지만 둘 다 죽음을 앞둔 상황임에도 아주 성숙한 모습으로 현실을 받아들이고 꿋꿋하게 버텨내는 모습이 매우 인상적이다. 이들에게는 죽음이 이 세계와 동떨어져 있는 무서운 뭔가가 아니라 자신들이 살아가야 하는 새로운 장소일 뿐이다.

미래에는 암을
해결할 수 있을까?

아기가 어른으로 성장하는 것은 아기의 몸을 이루는 세포의 크기가 커지는 것이 아니라 세포수가 증가하기 때문이다. 처음에 아기가 지니고 있던 세포는 영원히 살아 있는 것이 아니라 적당한 시기가 되면 완전히 사라져 없어지므로, 어른 몸에 있는 세포는 아기 때의 세포가 아닌 새로 생긴 것들이다. 수명을 다한 세포는 사라지고, 새로운 세포가 생겨나는 것이 자연계의 섭리다. 그런데 정상적인 조절 과정에 이상이 생기면 세포가 사라지지 않고 계속 존재하게 된다. 이 경우에도 생겨나야 할 세포는 계속 생성되므로 필요하지 않은 세포가 늘어나 덩어리를 이루는데, 이를 '종양(tumor)'이라고 한다. 종양에는 막에 둘러싸여 덩어리를 이루고 있는 양성 종양과, 경계가 일정하지 않은 상태로 주변 장기를 침범하거나 혈관과 림프관을 타고 온몸을 떠돌아다니면서 전이하는 악성 종양이 있다. 흔히 악성 종양을 '암(cancer)'이라 한다.

이처럼 암세포는 무한대로 자라나 주변 조직을 침식해 들어감에 따라 증상이 점점 심해진다.[4-17] 뇌종양의 경우 시신경을 침범해 눈을 멀게 할 수 있고, 청신경을 침범하여 귀가 들리지 않게 할 수 있으며, 기억을 담당하는 부위를 파괴해 기억을 못하게 하거나, 신체를 마비시키기도

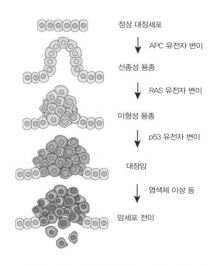

정상 대장세포

↓ APC 유전자 변이

선종성 용종

↓ RAS 유전자 변이

이형성 용종

↓ p53 유전자 변이

대장암

↓ 염색체 이상 등

암세포 전이

4-17 대장암에서 암세포가 증식하는 과정. 대장암은 비교적 진행 속도가 느리고, 정상세포가 암세포로 변해가는 과정이 잘 알려져 있는 암이다. 따라서 정기적으로 대장내시경 검사를 시행하면 암으로 발전하기 전 조기 진단을 통해 치료 효과를 높일 수 있다.

한다. 영화에 등장하는 거스의 친구 이삭처럼 눈의 망막에 종양이 생기면 시력을 상실하게 된다. 무슨 암이든 말기에는 심한 통증을 느끼게 되어 환자와 보호자 모두를 힘들게 한다.

죽음이라는 결과도 받아들이기 어렵지만 죽어가는 과정이 환자와 보호자를 힘들게 하므로 최근에는 암환자를 포함하여 죽음을 앞둔 환자들이 정신적·신체적으로 더 편하게 죽음을 맞이할 수 있게 하는 호스피스 완화의료가 강조되고 있다. 〈안녕 헤이즐〉에서 환자들이 환우회를 통해 서로 위안을 삼고 격려하는 것도 이 과정의 하나로 볼 수 있다. 인간이 존엄하다면 존엄하게 죽을 권리가 있으며, '어차피 죽을 목숨'이 아니라 '생명이 붙어 있는 순간까지 누구든 존중받을 권리'가 있기 때문이다.

영화에서 헤이즐은 말기 암환자로 치료를 포기하다시피 한 상태이며, 거스는 암 중에서도 특히 난치병인 골육종이어서 다리를 잘라내기는 했지만 언제 재발할지 모르는 상태다. 1971년 미국의 닉슨 대통령이 암과의 전쟁을 선포한 이래 우주 개발 비용에 맞먹을 만큼 막대한 비용을 투자하고 있음에도 암 해결의 실마리가 보이는 연구 결과가 나왔다가 곧바로 해결의 어려움에 직면하는 과정이 반복되고 있다.

수술·약물·방사선치료가 암의 3대 치료법이라 할 수 있는데, 그 외에 유방암을 치료하기 위한 호르몬요법, 암세포가 있는 부위에 열을 가해 암세포를 죽이는 온열요법, 장차 암 해결에 큰 역할을 할 것으로 기대되는 면역요법(제7장 '백신으로 암을 예방할 수 있을까?: 암과 백신' 참조) 등도 많이 이용되는 치료법이다.

만병통치약이 있다면 그 어떤 질병에서도 해방될 수 있을 것이라는, 이전 사람들이 꾸었던 꿈을 현대인들은 더 이상 꾸지 않는다. 불가능하다는 사실을 익히 알고 있기 때문이다. 암의 종류가 다양하고 그에 따라 특성도 서로 다르므로, 최근에는 특정 암을 표적으로 하는 치료법과 암의 특성을 이용한 새로운 개념의 치료제 개발이 널리 연구되고 있다.

암을 일격에 박멸하려는 노력의 일환으로 인간은 수많은 항암제를 개발해왔다. 그중에는 DNA 합성 억제제와 같이 이론적으로 모든 암에서 효과를 볼 수 있는 것도 있지만, 실제로 임상시험을 해보면 아무리 훌륭한 이론에 근거를 둔 약이라 하더라도 치료 효과가 잘 나타나는 경우와 그렇지 않은 경우가 있다. 그러므로 임상시험 결과를 토대로 새로 개발한 약을 어떤 암에 이용할 것인지를 잘 판정해야 한다.

악성이든 양성이든 종양이 계속 자라려면 성장에 필요한 영양분을 공급받아야 한다. 그래야 세포분열에 필요한 DNA · RNA · 단백질을 합성할 수 있기 때문이다. 영양분을 공급받으려면 혈관이 분포해 있어야 하므로 종양세포의 성장에는 혈관 생성이 필수 조건이 된다.

암세포에 분포하는 혈관을 막음으로써 암세포를 죽이는 방법은 이미 오래전부터 시도되어왔다. 1996년 하버드 대학교의 포크먼이 발견한 '앤지오스태틴(angiostatin)'이 바로 새로운 혈관 생성을 막아 암세포의 성장을 억제하는 약이다.[2]

이와 비슷한 개념으로 2009년에는 코넬 대학교의 미탈이 논문을 통해 골수에서 유래한 혈관내피전구세포(endothelial progenitor cell, EPC)가 새로운 혈관 형성에 매우 중요한 역할을 하는데, 이 세포의 기능을 통제하여 새로운 혈관 형성을 억제하면 암세포의 증식을 막을 수 있다는 내용을 발표하기도 했다.[3]

새로운 혈관이 생성되려면 혈관내피세포(endothelial cell)가 이미 존재하고 있는 혈관과 상호작용해야 한다. 혈관 신생 능력은 골수에서 유래하는데, 골수의 어느 세포가 이런 기능을 담당하는지를 알아내기 위한

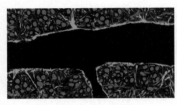

4-18 생쥐의 뇌혈관 주위를 절단한 면. 빨간색은 뇌세포, 초록색은 신경교세포를 나타내며, 신경교세포가 혈관내피세포에 가깝게 위치함을 알 수 있다.
© C.J. Guerin, MRC Toxicology Unit/Science Source

연구가 진행되던 중 혈관내피세포로 분화할 수 있는 혈관내피전구세포가 새로운 혈관 형성에 매우 중요한 기능을 한다는 것이 밝혀졌다.[4-18]

미탈의 연구팀은 골수의 혈관내피전구세포가 종양이 자라는 데 필요한 혈관 형성 과정에 관여하고 있고, 이 전구세포가 혈관내피세포로 분화하며, 이를 제거함으로써 종양세포의 성장을 억제할 수 있음을 증명했다. 저자들은 이 연구 결과가 혈관내피전구세포를 제거함으로써 암세포 성장을 억제하는 새로운 치료 표적을 발견한 것으로, 기존의 신생혈관을 억제하는 치료법과 함께 사용하면 암해결에 도움이 될 것이라고 전망했다.

1990년대에 노바티스에서 개발한 '글리벡'이 과거에 불치병이었던 만성 골수성백혈병을 치료 가능한 병으로 바꾸어놓은 것처럼, 전 세계 수많은 의학 연구자들이 밤낮을 가리지 않고 암을 해결하기 위해 노력하고 있다. 암과의 전쟁 선포 이후 오랜 기간 많은 연구가 진행되었음에도 암 치료율은 50%를 웃도는 수준에 머물고 있다. 이는 인간 수명의 증가와 생활환경의 변화가 계속해서 난치암 발생을 증가시키고 있기 때문이다. 그러나 최근에는 암 치료율이 조금씩 나아지고 있으므로 앞으로 암 연구에서 더 큰 결실을 거두어 암으로 고통받은 이들에게 희망이 되길 기대한다.

사상 최악의 바이러스의 습격, 〈감기〉

조류독감

한국을 습격한
변종 조류독감

평택항으로 밀입국하고자 하는 외국인들이 홍콩에서 컨테이너에 실린 채 배에 올랐다. 그중 한 명인 몽사이가 초췌한 모습으로 기침을 하며 병색을 드러냈지만 아무도 관심을 갖지 않는다. 그로부터 9일 후 그들이 평택항에 도착했을 때 살아남은 사람은 몽사이 한 명뿐이었고, 나머지는 모두 피를 흘리며 사망했다. 밀입국자 운반책 병기(이희준)와 병우(이상엽)가 이들을 데리러 왔고, 몽사이는 목적지로 가던 중 죽전휴게소에서 도망친다. 얼마 후 병우는 피를 토하며 응급실로 실려온다. 병원에서는 광범위항생제와 도파민을 투여했지만 효과가 없었고, 딸 미르(박민하)를 혼자 집에 남겨두고 응급실로 달려온 의사 인해(수애)는 타미플루(Tamiflu)를 처방한다.

한편 동영상을 통해 컨테이너 속의 변사체를 확인한 양박사(김문수)는 조류독감이라 추측하고, 컨테이너 속의 사체를 모두 불태우도록 조치한다. 그런데 병우의 휴대전화에 찍힌 동영상에서 한 명의 생존자(몽사이)가 있음이 확인되자, 병의 전파를 막고 그가 보유하고 있는 항체를 얻기 위해 그를 쫓기 시작한다. 그사이에 감염자가 계속 늘어나면서 분당 지역을 공포로 몰아넣는다.

베트남에서 발생한 조류독감바이러스가 컨테이너 안에서 돌연변이를 일으켜 역사상 가장 치사율이 높은 바이러스로 변한 것으로 확인되자 정부는 다급해진다. 잠복기가 거의 없이 감염 36시간 만에 사망에 이르고, 호흡기를 통해 사람에서 사람으로 전파되므로 전 세계를 위협할 수도 있는 상황에 처한 것이다.

정부는 분당을 폐쇄하고, 한 명의 시민이라도 더 구하려는 대통령(차인표)과 전국이 위험에 처하는 상황을 막으려는 국무총리(김기현), 새 전염병이 전 세계로 전파될 것을 우려하는 스나이더 사령관의 의견 대립이 이어지는 가운데, 바리케이드 밖으로 나가지 못한 채 죽음의 공포 속에서 시간을 보내야 하는 시민들과 그들을 제지해야 하는 경찰도 일촉즉발의 긴장 속에서 대치하

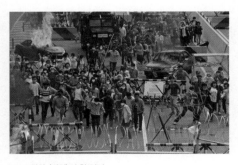

4-19 영화 〈감기〉의 한 장면.

게 된다.[4-19]

〈감기〉는 2013년에 제작된 영화로, 영화가 시작되면 한글 제목과 〈The Flu〉라는 영어 제목이 함께 제시된다. 감기를 영어로 'cold' 또는 'flu'라 흔히 표현하지만 이는 잘못된 지식이다. 우리나라에서 감기와 독감을 혼동해서 쓰는 것처럼, 영미권에서 독감(flu)과 감기를 구별 못하던 시절에 감기를 'flu'로 잘못 쓴 것을 지금까지 따라 하고 있을 뿐이다. 영어로 감기는 'cold'이고, 독감은 'flu'라 해야 옳으며, 영화에 나타나는 질병도 감기가 아니라 독감이다.

독감과 감기는 우선 원인이 다르다. 독감은 오로지 인플루엔자바이러스에 의해 발생하는 질병이다. 즉 인플루엔자바이러스에 감염되면 독감이지만, 인플루엔자바이러스에 감염되지 않으면 독감이 아니다.

91년 만에 다시 찾아온 독감, 신종플루

제1차 세계대전이 끝나갈 무렵, 유럽에 듣지도 보지도 못한 감염병이 나타났다. 이 병에 대한 경험이 없으니 대책이 있을 리도 없고, 오늘날처럼 의학이 발달한 시기도 아니어서 우왕좌왕하는 사이에 피해는 늘어만 갔다. 사망자 수는 적게는 2,000만 명, 많게는 2억 명이라는 주장도 있지만 5,000만 명 정도 사망했을 거라고 추정한다.[4-20, 4-21] 당시의 의학 지식으로는 세균을 구별할 수는 있어도 바이러스를 구별할 수는 없었다. 따라서 수십 년의 세월이 흐른 뒤에야 이 감염질환의 원인이 인플루엔자바이러스라는 사실이 밝혀졌다.

인플루엔자바이러스에는 A, B, C형이 있는데 사람이 B와 C형에 감염

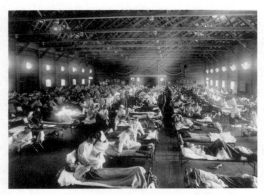
4-20 캔자스의 펀스턴 기지에서 인플루엔자 감염 치료를 받는 병사들 (1918).

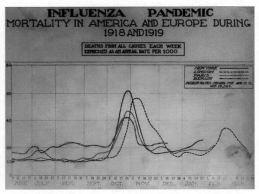

INFLUENZA PANDEMIC
MORTALITY IN AMERICA AND EUROPE DURING
1918 AND 1919

4-21 1918~1919년 주요 대도시 인플루엔자 사망자 수. 미국 국립의학도 서관 자료.

되는 경우는 극히 드물므로, 흔히 인플루엔자바이러스라고 하면 A형을 가리킨다.

A형 바이러스의 표면에는 헤마글루티닌(hemagglutinin)과 뉴라미니다아제(neuraminidase) 라는 단백질이 존재한다. 헤마글루티닌은 피 속에 존재하는 세포인 적혈구를 응집시키는 물질(적혈구 응집소)을 총칭하며 모두 16가지 종류가 있다. 뉴라미니다아제는 뉴라민산을 분해하여 시알산을 만들어내는 효소로, 모두 9가지 종류가 있다. 인플루엔자바이러스의 종류를 구분하기 위해 헤마글루티닌은 H, 뉴라미니다아제는 N으로 표시하고, H 는 1에서 16까지, N은 1에서 9까지의 숫자로 각각의 종류를 표시한다. 따라서 A형 인플루엔자바이러스는 16×9=144가지로 구분할 수 있다.

1918년의 대유행 이후 약 10년에 한 번씩 새로운 독감이 유행했다. 인플루엔자바이러스의 종류를 확인하고 그것이 어떤 방식으로 변이를 일으키는가에 대한 연구는 수십 년 전부터 진행되어왔으나 1918년에 유행한 인플루엔자바이러스가 어떤 형인지는 오랫동안 밝혀지지 않았다.

1997년 3월이 되어서야 미 육군 병리연구소의 토벤버거가 1918년에 사망한 사람들의 시체와 환자들이 남겨놓은 검체에서 바이러스를 분리하여 H1N1형임을 밝혀냈을 뿐이다.[5]

매년 실시되는 예방접종은 그해 겨울에 어떤 종류의 H와 N을 가진 인플루엔자바이러스가 유행할 것인지를 예측하여 개발한 백신이다. 지금까지 144개가 모두 자연계에서 감염을 일으킨다고 확인된 바는 없으며, 그중 많은 종류가 인체에 감염되더라도 특별한 증상을 일으키지 않을 것으로 예상된다. 또 같은 종류라도 사람에 따라 모르고 지나칠 수도 있고, 생명을 좌우할 만큼 위험한 증상을 일으킬 수도 있다.

대략 10년 주기로 인플루엔자 A형 바이러스의 종류가 바뀌면서 인류에게 큰 피해를 입혀왔다. 그러다 2009년 91년 만에 다시 출현한 것이 바로 신종플루(H1N1)다. 불행 중 다행으로 멕시코에서 첫 환자가 출현한 후 약 1년 정도 전파됐지만 1% 미만의 사망률을 기록하고 물러갔다. 관계당국의 발 빠른 대처와 개개인의 철저한 위생관리는 물론 타미플루 · 릴렌자와 같이 이미 개발된 치료약도 피해를 줄이는 데 큰 역할을 했다.

인류가 만난 가장 위험한 감염병, 조류독감

1918년에 처음 독감이 유행한 후 지금까지 1957년 경의 아시아독감(H2N2), 1968년의 홍콩독감(H3N2) 등이 맹위를 떨치고 뒤이어 1997년에는 조류독감이 등장했다. 조류독감은 문자 그대로 조류(鳥類)에 발생하는 독감이라 할 수 있는데, 144가지 종류의 독감 중 조류에 감염될 수 있는 종류는 꽤 많고, 실제로 모두를 확인한 것도 아니므로 용어 사용에 주의해야 할 필요가 있다. 조류독감 중 가장 유명한 것은 144가지 A형 인플루엔자바이러스 중 5번 헤마글루티닌과 1번 뉴라미니다아제를 가지고 있는 H5N1형이다.

조류독감은 1996년 중국 광둥지방에서 처음 발생하여 1997년에 인간에게 전파되었다. 인간이 가금류를 집단으로 사육하지 않았다면, 닭이나 오리에게 조류독감이 발생했다 하더라도 사람이 그 사실을 알지 못하고 지나칠 수도 있었을 것이다. 그런데 가금류 집단사육 농장에서 조류독감이 발생하자 피해는 엄청났는데, 그곳에서 일하는 사람에게 전파된 것이 조류독감이 사람에게서 최초로 발병한 사건이었다. 그나마 사람에서 사람으로 전염된 예는 발견되지 않았지만 치사율이 60%에 이를 정도여서 인류가 만난 가장 강력한 적이라는 평가를 받는다.

영화 〈감기〉에서는 문제의 감염질환이 조류독감의 변종으로 확인된다. 변종이 아니라면 사람들이 호흡하는 동안 공기를 통해 전염되지는 않는데, 영화에서는 극적 효과를 높이기 위해 호흡을 통해 전파되는 변종을 도입한 것이다.

지금까지 조류독감이 발견되면 외국은 물론 우리나라에서도 그 주변의 닭이나 오리를 모두 파묻었다. 〈감기〉에서도 조류독감 변종이 발병한 환자 중 죽은 사람은 물론이고 죽어가는 환자의 일부도 파묻는 장면이 등장한다.(4-22) 그 파급효과가 예측하기가 어려울 정도이기 때문이다.

어떤 감염병이든 가장 좋은 해결책은 확실한 백신을 개발하여 예방접종을 받는 것이다. 그러나 문제는 예방백신이 기대처럼 간단히 만

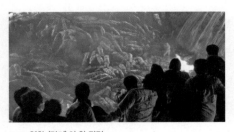

4-22 영화 〈감기〉의 한 장면.

들어지는 것이 아니라는 점이다. 조류독감도 1997년 사람들에게 위협이 된 이후 예방백신 개발에 들어갔다. 사노피 파스퇴르에서 개발한 백신이 미국 식품의약품안전청에서 처음 인정받은 것을 비롯해 몇몇 나라에서 개발에 성공했다는 소식이 전해졌음에도 불구하고 아직 시판되는 것은 없다. 예방을 위해서는 개인위생을 철저히 하고, 조심하는 것이 최선이다. 동남아시아 일부 지역에서는 닭싸움에서 부상을 입은 닭이 흘리는 피를 빨아먹는 풍습이 있는데 이는 조류독감 예방을 위해서는 절대로 피해야 할 행동이다.

현재 가장 잘 알려져 있는 조류독감 치료제는 타미플루다. 1997년 질레드에서 개발한 이 약은 뉴라미니다아제의 기능을 억제해 인플루엔자 바이러스가 제대로 생존하지 못하도록 하는 것이다. 타미플루는 현재 스위스 바젤에 본부를 둔 다국적 제약회사인 로슈가 질레드로부터 권리를 사들여 제조 판매하고 있으며, 2009년 신종플루가 유행했을 때도 세계적으로 널리 이용되었다.

의학적 측면에서 바라본
영화 〈감기〉 속의 옥과 티

독감은 일반적으로 가을에서 겨울 사이에 유행하므로 여름이 끝나갈 무렵에 예방백신을 접종한다. 조류독감은 중국과 동남아시아에서 환자가 발생했을 뿐 우리나라에서는 사람에게 발생한 적이 없지만, 수시로 닭과 오리에게 집단 발병함으로써 그 존재를 드러내곤 한다. 2003년 한국에서 유행했을 때는 전파 속도도 빠르지 않았고 겨울이 가기 전에 잠잠해졌다. 그러나 2008년에는 전파 속도가 빠른 데다

봄에 발생하여 혹시 변종이 생긴 것이 아닌가 하는 의문을 갖게 했다.

인플루엔자바이러스는 RNA바이러스에 속한다. 이러한 종류의 바이러스는 살아남기 위해 DNA를 합성하는 데 필요한 역전사효소

역전사효소
RNA를 주형으로 하여 DNA를 합성할 수 있는 효소로, 레트로바이러스가 특이적으로 가지고 있는 효소다.

(逆轉寫酵素)를 가지고 있어야 하는데, 이 효소의 기능은 그리 정확하지 못해서 RNA로부터 DNA를 만들어내는 과정에서 실수를 저질러 엉뚱한 DNA를 만들어낼 수 있다. 이것이 변이가 발생하는 원인이다. 이는 바이러스가 지구상에서 살아남기 위해 지니고 있는 능력으로 인간의 능력 범위를 벗어나는 것이므로 변이가 일어나면 뾰족한 대응책이 없다.

영화 〈감기〉에서는 사람에게서 사람으로 전파 가능해진 조류독감을 해결하기 위해, 병에 걸렸지만 살아남은 몽사이를 찾으려고 노력한다. 그러나 몽사이는 사고로 목숨을 잃고, 몽사이의 혈청을 투여받고 살아남은 미르가 새로운 희망으로 등장한다.

혈청
혈액에서 세포(적혈구, 백혈구, 혈소판)와 혈액응고인자를 제거한 것으로 노란색을 띤다. 영화에서 미르가 투여받은 액체도 혈청을 나타내는 노란색이다.

그렇다면, 항체만 구할 수 있다면 해결이 가능할까? 그렇지 않다. 항체를 구하면 가능할 수도 있겠지만 꼭 그렇지만은 않다. 또 항체를 구했다 해도 며칠 만에 치료제를 만들어 치료에 이용할 수 있는 것도 아니다.

사람이 보유한 면역 기능 중 대표적인 것은 항체를 생산하여 외부에서 침입한 항원에 대항하는 것이다. 외부에서 변형된 조류인플루엔자바이러스가 침입했다면 그 바이러스에 대항할 수 있는 항체를 만든다. 에이즈(후천성면역결핍증)와 같이 항체 생산 능력이 떨어진 사람들이 병에 잘 걸리는 것은 항원을 인식해도 이에 대항해 싸울 항체를 만들지 못하기

때문이다.

외부에서 침입한 물질이 인체의 면역 기능을 자극하는 성질을 '항원성'이라 하는데, 인플루엔자바이러스의 항원성이 약하게 바뀌는 현상을 '소변이(小變異)'라 하고 강하게 바뀌는 현상을 '대변이(大變異)'라 한다. 대변이가 일어난 인플루엔자바이러스는 이전과는 상당히 다른 성질을 띠므로, 소변이가 일어났을 때보다 인체에 훨씬 큰 해가 될 수 있다.

인체를 방어할 수 있는 항체는 일반적으로 감염 후 2주가 지나야 생성된다. 영화에서처럼 잠복기가 36시간밖에 안 되는 바이러스가 인체에 치명적인 해를 일으킨다면 맞서 싸울 준비를 하기도 전에 목숨을 잃게 되는 것이다. 또 항체를 만들었다고 해서 반드시 항원과 싸워 이긴다는 보장도 없다. 영화 선전 포스터에는 '치사율 100%'라고 써 있지만, 영화 속 대책본부에서 나누는 대화 중 '치사율 50%'라는 말이 나온다. 지금까지 인류는 치사율 100%의 감염질환을 만난 적이 없으며, 앞으로도 그런 병은 존재하지 않을 것이다. 왜냐하면 반드시 숙주에 기생해야 생존 가능한 바이러스 입장에서 다른 곳으로 전파되기도 전에 숙주가 죽는다면 바이러스 자신도 생존할 수 없으므로, 새로 발견한 숙주를 오래 살려두는 방향으로 바이러스가 진화하는 것이 자연계의 원리이기 때문이다.

조류인플루엔자바이러스는 다른 바이러스와 마찬가지로 언제 어디서든 변이된 바이러스가 나타날 가능성이 있다. 영화 〈감기〉에 등장하는 것처럼 사람에게서 사람으로 전파되는 변형 조류인플루엔자바이러스가 출현할 가능성이 아예 없다고 할 순 없지만 지금까지는 가능성이 매우 낮을 것으로 생각된다. 그리고 영화에서와 같은 급박한 상황이 벌어진다면 해결책을 찾기도 쉽지 않을 것이다.[4-23]

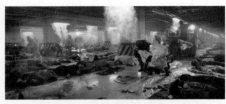

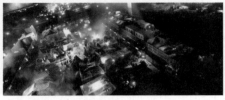

4-23 영화 〈감기〉의 장면들.

중세를 멸망시킨 페스트나 제1차 세계대전 말미를 장식한 독감(신종플루)이 그랬듯이, 새로운 감염병은 언제든 인류의 생존을 위협할 수 있다. 그러나 2003년의 사스(중증급성호흡기증후군), 수시로 한 번씩 가축에게 유행하는 조류독감, 2009년의 신종플루 때 그랬듯이 세계인이 합심하여 대비책을 마련한다면 인류의 종말과 같은 위기는 찾아오지 않는다. 이것이 자연의 섭리이기 때문이다.

〈그레이 아나토미〉 속의
인공장기 수술은 실제로 가능한가?
3D 프린팅

드라마에 등장하는
3D 프린팅 기술

유명 변호사가 자신의 사무실에서 이마에 총을 맞은 상태로 발견된다. 일이 많아서 야근을 하던 중에 총알이 이마를 관통하여 즉사한 것이다. 현장에서 발견된 총알은 탄도가 보이지 않아 일반 총알이 아니라는 점이 밝혀졌다.

그리고 몇 시간 후, 갓 대학을 졸업한 젊은 엔지니어도 총에 맞은 변사체로 발견된다. 간 온도를 측정하여 추정한 사망 시각은 밤 10시, 앞의 사건보다 2~3시간 앞서 사건이 발생한 것이다. 변사자의 책상에서는 컴퓨터를 사용한 흔적만 발견될 뿐 컴퓨터는 보이지 않았고, 옆의 테이블에는 금속 가루의 흔적이 남아 있다. 금속 가루는 뭔가가 그 자리에 놓여 있었음을 보여주므로 컴퓨터와 함께 그 뭔가가 사라진 것으로 추정되었다.

변호사 사무실에서 발견한 작은 금속 파편에서는 총기 발사 잔여물이 발견되었는데, 그것은 지금까지 한 번도 보지 못한 성분을 지니고 있었다. 젊은 엔지니어의 몸에서도 변호사와 동일한 종류의 총알이 발견되어 같은 총으로 살해되었으리라 추측했다. 또한 젊은 엔지니어의 휴대전화에 장착된 GPS를 이용해 살해당한 날 돌아다닌 곳을 추적하여 7시 30분경 한 클럽에 갔음을 알아냈고, 그 바의 CCTV를 통해 8시 10분경 키 182cm 정도의 금발머리와 함께 클럽을 떠난 사실을 알아냈다.

엔지니어의 휴대전화를 분석해보니 그는 벤처투자자 앤디 스타인과 8시에 같은 클럽에서 만나기로 약속되어 있었다. 스타인은 엔지니어와 같은 대학 출신의 사기성 짙은 사람으로, 8시에 클럽에서 엔지니어를 만나기로 한 것은 사실이지만 그가 나타나지 않아서 그냥 자리를 떠났다고 진술했다.

CSI 수사팀은 엔지니어의 집에서 발견된 금속 가루가 3차원(3D) 프린팅에 사용되는 것임을 알아낸다. 호크스 수사관은 3D 프린팅 기술이 이미 자동차와 바이오산업을 시작으로 인공뼈를 제작하는 등 다양한 분야에 사용되고 있다고 설명한다. 엔지니어가 저장해놓은 소프트웨어를 분석한

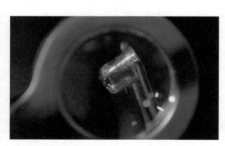

4-24 〈CSI 뉴욕〉의 한 장면.

결과 그가 3D 프린팅 기술을 이용해 총을 프린트할 수 있는 기술을 개발했음이 판명되었다. 이로써 두 사건 현장에서 발견된 총알이 왜 특이한 모양을 하고 있는지 설명이 가능해졌다.[4-24]

실제로 3D 프린터로 총을 제작하여 발사 실험을 하자 변호사의 방에서 발견된 것과 같은 파편이 검출되었고, 두 번째로 발사하자 총이 망가졌다. 총이 완전치 않아서 한 번 격발한 후 온도가 충분히 떨어지지 않은 상태에서 또 격발하면 망가져버리는 것이었다. 살인범이 엔지니어를 쏘았을 때는 아무 일 없었지만 변호사에게 쏘았을 때 파편이 생겨난 것은 그 때문이었다.

총 자체가 폭발하는 바람에 살인범이 부상을 입었을 거라는 판단으로 주변 응급실에 전화를 건 결과 손가락에 1도 화상, 얼굴에 다량의 화상을 입은 사람이 다녀갔음을 알게 되었다. 이름은 앤디 루이스로, 주거침입, 강도, 무기를 이용한 폭행 등으로 징역을 살다 최근에 출소한 경력이 있었다. 클럽에 간 엔지니어는 앤디 루이스와 앤디 스타인을 혼동하여 앤디 루이스에게 투자를 요청했고, 엔지니어의 집으로 따라간 앤디 루이스가 총으로 그를 죽이고 그 뒤에 변호사도 죽였음이 밝혀졌다.

이상은 〈CSI 뉴욕〉 시즌 9의 제11화의 이야기이며, 〈그레이 아나토미〉 시즌 9의 제10화에서는 심장 발육에 이상이 생긴 어린이에게 3D 프린팅 기술을 이용하여 만든 혈관을 이식에 이용하는 내용이 소개되기도 했다.[4-25]

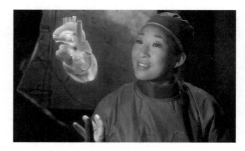

4-25 〈그레이 아나토미〉의 한 장면.

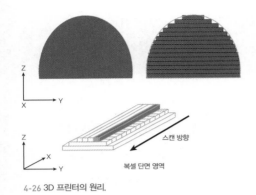

4-26 3D 프린터의 원리.

의학의 지평을 넓히는 3D 프린터

드라마에서 호크스 수사관은 총을 인쇄하는 기술을 이해하지 못하는 다른 수사관들에게 수평으로 여러 번 자른 레몬으로 예를 들며 설명한다. 3D 프린터란 원하는 모양의 입체구조물을 인쇄하는 기계로, 여기에는 적당한 재료에 얇게 여러 번 인쇄한 다음 이 얇은 인쇄물들이 입체를 이루도록 화학물질을 이용하여 결합하는 기술이 사용된다.[4-26]

3D 영상 기술이 가능하듯이 3D 프린트도 이미 30년 전에 실용화되기 시작했다. 잉크젯 프린터처럼 잉크를 입체형으로 내뿜는 것, 즉 잉크를 얇게 여러 번 뿌린 뒤 이를 결합하는 것이 3D 프린트의 원리다.

가루와 액체 모두 잉크로 사용 가능하지만 현재 가장 큰 문제점은 원하는 모양과 완벽하게 똑같은 인쇄물을 얻기 어렵다는 것이다. 미세한 부분까지 정확히 인쇄하려면 시간이 많이 걸리는 데다가 기술력도 부족하며, 대충 인쇄하면 표면이 매끈하지 못하고 실물과도 차이가 크다. 〈CSI〉에서도 권총을 제작하는 기술이 완전하지 못해 두 번째 발사 때 권총이 폭발했다.

진품과 똑같은 것을 만들어내기까지는 아직 먼 길이 남아 있지만 모양이 단순할수록, 또 물건을 이루는 재료가 프린터기에 사용하기 적합할수록 진품과 유사한 것을 만들어낼 수 있다. 또한 이론적으로는 어떤 물건이든 크기에는 상관없이 똑같은 모양으로 복제가 가능하므로 앞으로 기술이 발전함에 따라 3D 프린터의 영향력은 매우 커질 것이다.

현재 3D 프린터는 다양한 용도로 이용되고 있다. 의학 분야에서는 주로 교육과 연구에 쓰이는 모형을 만드는 데 사용되고 있으며, 앞으로 그 용도가 더 다양해질 것으로 기대된다.

지문이 사람마다 다르듯 장기의 모양도 사람마다 다르므로 의학적 시술을 위해서는 개인의 특성에 맞추어 제작된 인공조직과 장기가 필요하다. 3D 프린팅 기술은 개인별 맞춤의학에 널리 이용될 수 있을 것이다. 현재의 기술로 실제 기능할 수 있는 인공장기를 만드는 것은 불가능하지만, 뼈의 일부와 같은 조직을 만드는 일은 가능하다. 인공조직이나 장기가 기능하게 하는 것은 어렵지만 단순한 신체구조의 일부를 만드는 것은 지금도 그리 어렵지 않다.

3D 프린터는 눈에 보이지 않을 정도로 작은 재료를 이용해 이를 적절한 위치에 배치하고 결합함으로써 새로운 것을 만들어내는 기술이다. 의학에서는 재료를 인쇄기에 직접 집어넣고 인쇄하는 방식과, 적절한 모양의 틀을 인쇄한 후 세포와 같이 살아 있는 재료를 그 틀에 넣어 성장시킴으로써 원하는 덩어리를 얻는 방법을 사용한다.

의학에서 3D 프린팅 기법은 아직 초기 단계라 할 수 있지만 신기술이 계속 개발되고 있으므로 머지않은 장래에 이 기술을 환자 치료에 사용하게 될 것이다. 〈그레이 아나토미〉에서처럼 혈관 이식을 위해 3D 프린터를 이용하는 것은 이제 더 이상 상상이 아니다.

3D 프린터를 이용해 약을 만드는 일도 시도되고 있으며, 이식에 필요한 조직을 얻기 위해 세포를 배양하는 과정에서 3D 프린터 기술에 레이저 기술을 더하여 이용하기도 한다.[6] 인공혈관은 이미 독일 프라운호퍼 연구소에서 제작에 성공했다. 우리나라에서도 2014년 7월 신촌 세브란

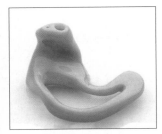

4-27 3D 프린터로 출력한 귀 모형.

스 병원에서 두개골에 문제가 발생한 어린이 환자에게 타이타늄을 소재로 3D 프린팅 기법으로 만든 인공뼈를 이식했으며,[7] 8월에는 서울 성모병원에서 3D 프린팅 기술로 제작한 대동맥 모형을 이용해 대동맥류, 대동맥박리증과 같은 난치병을 치료했다는 보도가 있었다.[8]

부러진 뼈를 맞붙여 고정하기 위해 외부에서 삽입하는 보형물 제작에 3D 프린팅 기술을 이용하면 인체에 더 적합한 구조물을 제작할 수 있을 것이다. 현재 치과용 임플란트, 특정 부위의 지지대, 뼈의 일부 조직, 보청기 등을 제작하기 위해 이 기술이 이용되고 있다. 가령 귀에 맞는 보청기를 제작하기 위해 귀 모형을 3D로 입력한 후 이 정보를 공장에 보내면, 공장에서 3D 프린팅 기술을 이용해 모형을 출력한 후 그에 맞는 보청기를 제작하는 방식이다.[4-27] 사람 손으로 하기 어려운 수술을 맡기기 위해 수술 로봇이 등장했듯이 사람이 하는 것보다 더 미세하게 작업할 수 있다는 장점이 있으므로 앞으로 이 기술은 점점 더 보편화할 것이다.

3D 프린터로
인공장기를 만들다

사람의 장기에 심각한 이상이 생겨 정상으로 되돌리는 것이 불가능할 경우 잘못된 장기를 멀쩡한 것으로 바꾸는 방법을 생각할 수 있다. 고장난 장기를 제거하려면 필연적으로 수술을 해야 하는데 이 과정을 '이식수술'이라 한다. 콩팥과 골수이식은 매우 흔히 행해지고 있으며, 간·심장·폐·각막 등 신체의 여러 부위에 대한 이식수술도 가능한 상황이다.

문제는 고장난 장기를 대체할 장기를 확보하기가 쉽지 않다는 것이다. 콩팥은 2개 중 하나를 타인에게 주더라도 몸 전체의 기능에는 이상이 없고 골수도 일부만 공여하는 것이 가능하므로 이식수술이 용이하지만, 인체에 하나밖에 없는 장기들은 구하기가 쉽지 않다.

지금까지는 뇌사상태에 빠진 사람들의 장기를 기증받아 여러 사람의 생명을 구하는 방법을 사용해왔다. 혈액을 주고받을 때 혈액형이 일치해야 하는 것처럼, 이식수술이 가능하려면 장기를 주는 사람과 받는 사람의 '면역형질'이 일치해야 한다. 이 면역형질이 같은 사람을 찾기가 쉽지 않다는 것도 이식수술이 어려운 이유의 하나다. 사람을 살릴 기술은 있는데 재료가 없어서 죽어가는 사람을 지켜보고만 있어야 하는 것이 현실이다.

그래서 요구되는 것이 인공장기의 개발이다. 인공심장을 비롯한 인공장기에 관한 연구는 1950년대부터 시작되었는데, 가장 유명한 것은 1982년에 개발된 인공심장 '자비크 7'이다. 플라스틱 심장인 자비크 7은 심장이 망가진 은퇴 치과의사에게 이식되어 112일 동안 생명을 유지하게 함으로써 인공심장의 활용 가능성을 보여주었다.[4-28] 그러나 이후 30년이 지나도록 오래 사용 가능한 인공심장이 개발되지 않은 현실을 감안하면 인공장기를 개발하는 것이 결코 쉬운 일이 아님을 알 수 있다.

2014년 9월 킨텍스에서 개최된 국제

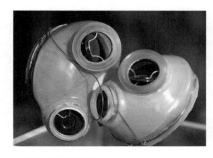

4-28 인공심장 '자비크 7'.

병원의료산업박람회에서는 3D 프린터로 제조한 제품이 많이 소개되었는데, 그중 턱관절 구조물을 포함한 인공조직이 가장 눈길을 끌었다. 이보다 앞선 2011년 미국 캘리포니아의 지식공유 강연장에서는 인공콩팥을 프린팅하는 과정을 시연하기도 했다. 이때 제작된 인공콩팥은 모양만 실제와 같을 뿐 이식에 사용하기에는 부적합했다. 그러나 모양이 같다는 것만으로도 관심을 끌기에 충분했다. 그렇다면 장차 3D 프린터를 이용해 인공장기를 만드는 일이 가능해질까?

미국 코넬 대학교 연구팀이 인공귀 제작에 성공하는 등 이미 단순한 형태의 인체구조물에 대해서는 가시적인 성과가 나타나고 있으며, 앞으로 이 기술이 더 발전한다면 면역형질에 관계없이 사용할 수 있는 장기 개발이 가능할 것으로 기대된다. 혈관이나 뼈는 그 구조가 단순하므로 전체는 어려울지 몰라도 일부를 합성하여 이상이 생긴 부위에 이식하는 일은 지금도 어느 정도 가능하다. 물론 심장·간·폐와 같이 고도의 기능을 하는 장기 전체를 제조하여 인체 내에서 정상적으로 기능하게 하는 것은 언제 가능할지 예상하기 힘들다. 그러나 워낙 발전 속도가 빠르므로 조만간 부분적으로라도 그 기능을 대신할 수 있는 인공장기가 개발될 것이라 기대하고 있다.[9]

의학 분야에서 이용되는 3D 프린팅 기술은 아직 초보 단계다. 하지만 앞으로 모양을 갖추는 것 외에 실제 세포나 조직의 재료를 이용해 기능까지 갖춘 조직이나 장기를 제작할 수 있게 된다면, 한쪽 다리가 손상된 환자의 정상적인 다리를 이용해 의족을 제작하는 등 다양한 용도로 사용할 수 있을 것이다.

영화 〈인터스텔라〉 속의 동면 장면은 의학적으로 가능할까?

지구환경이 변화하여 인류의 생존이 힘든 상황에 이르자 나사의 과학자들은 미지의 행성을 개척하기 위한 계획을 수립한다. 개척정신이 사라진 세상에서 농부로 살고 있던 쿠퍼(매튜 맥커너히)를 포함한 우주인들은 인류가 생존 가능한 행성을 발견한 후 돌아오는 것을 목표로 우주여행을 떠난다. 토성 옆에 생겨난 웜홀까지는 지구 시간으로 2년이 걸리지만 빠르게 운동할수록 나이를 천천히 먹는 상대성원리에 의해 지구인들보다 훨씬 느린 속도로 늙어간다. 이들보다 먼저 미지의 행성을 찾아 떠난 만 박사(맷 데이먼)는 자신이 도착한 별이 생존 불가능한 곳임을 알고 동면에 들어가면서 자신을 구해줄 사람들이 올 수 있도록 엉터리 데이터를 지구로 전송한다.

파충류와 포유류 일부가 먹을 것을 구하기 힘든 겨울에 동면에 들어가듯이, 어떤 이유에서든 사람이 특정 문제를 해결할 수 있게 될 때까지 동면 상태로 몸을 유지하는 것이 가능할까?

동면과 관련해 가장 훌륭한 업적을 남긴 사람은 이스라엘 출신의 여성 과학자 요나스(Ada E. Yonath)다. 그녀는 생체조직을 얼려서 그 구조를 결정하는 '(초)저온생물결정학(cryo-bio crystallography)' 방법을 이용해 고해상도로 리보솜의 구조와 기능을 규명하여 2009년 노벨 화학상을 수상했다.

자전거 사고에 의한 뇌진탕으로 한동안 휴식을 취해야 했던 요나스는 동면하는 북극곰에 관한 책을 읽은 후 동면과 리보솜의 기능에 관심을 갖기 시작했다. 생명체가 기능하려면 수많은 단백질이 필요하고, 동면에서 깨어나 이전의 생활로 돌아가려면 수많은 단백질이 기능해야 한다. 리보솜은 수명이 매우 짧은 세포소기관이므로 동면에서 깨어나는 짧은 시간 안에 엄청난 양의 리보솜이 활동력을 가진 상태로 준비되어야만 하는 것이다. 요나스는 북극곰이 동면을 시작하기 전에 많은 양의 활성화된 리보솜이 매우 정교하고 규칙적인 형태로 싸인 채 기능과 구조가 온전한 상태로 수개월 유지되어야 한다는 사실을 알았다. 이 과정에서 리보솜이 규칙적인 배열을 이루게 만드는 (초)저온생물결정학 방법을 고안함으로써 노벨상 수상자의 반열에 올랐다.

이스라엘에서 북극곰을 직접 연구할 수는 없었으므로 요나스는 사해에 존재하는 미생물을 재료로 사용했다. 사해는 염분 농도가 높아서 생물체의 생존이 어렵지만, 여기에 존재하는 미생물은 북극곰이 동면에 들어간 것과 유사하게 잠을 자는 듯한 상태여서 대조 연구가 가능했다.

그렇다면 이를 이용해서 사람이 동면에 들어갈 수 있을까? 북극곰과 달리 사람은 동면을 시작하거나 깨어나는 데 필요한 단백질을 가지고 있지 않다. 외부에서 이를 넣어준다 해도 제대로 기능하지 못하므로 동물과 같은 방식으로 겨울잠을 잘 수는 없다.

그렇다면 몸을 꽁꽁 얼려 냉동인간 상태를 만드는 것은 어떨까? 유리잔 속의 물을 얼리면 부피가 커져서 잔이 깨지는 것에서 보듯이, 사람을 꽁꽁 얼리면 인체에 포함된 많은 양의 물 때문에 문제가 생길 수밖에 없다. 예를 들면 피가 얼면서 부피가 늘어나 혈관에 손상을 입히는 것이다.

오래전 텔레비전 프로그램 〈호기심천국〉에서 금붕어에 액체질소를 쏟아부어 꽁꽁 얼린 다음 다시 녹여 금붕어가 어항 속을 돌아다니는

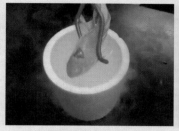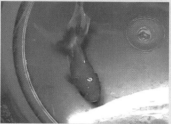

4-29 액체질소를 이용한 금붕어 해동 실험

장면을 보여준 적이 있고, 인천의 한 박물관에서도 이를 시연하곤 하는데, 이는 금붕어에게만 가능한 일일 뿐이다.[4-29]

금붕어는 부피가 작아서 액체질소를 쏟아부으면 불과 몇 초 만에 꽁꽁 얼어 냉동상태에 들어갈 수 있지만, 사람은 액체질소의 바다에 들어간다 해도 인체의 깊은 곳이 바깥 부분과 동시에 얼지 못하므로 체내의 물이 얼면서 일어나는 부피 변화에 의해 목숨을 잃게 된다. 냉동인간에 대한 상상은 오래전부터 있어왔지만 현대의 과학과 의학 수준에서는 아직 불가능하다.

Chapter 5

의학,
윤리와 법 사이에서
고뇌하다

—— 제2차 세계대전이 끝난 후 지금까지 약 70년이 지나는 동안 국지전을 제외하면 큰 전쟁 없이 어느 정도 평화가 지속되고 있다. 이와 함께 유인원 시절부터 수백만 년에 걸쳐 항상 먹을 것이 부족한 상태로 살아온 인류에게 새로운 세상이 찾아왔다. 비록 지구상의 모든 사람이 그런 것은 아니지만 적어도 반 이상의 사람들이 먹을 것이 풍족한 상태를 맞이하게 된 것이다. 평화롭고 먹을 게 풍부하면 세상을 즐기고 누리려는 생각을 갖게 된다. 그런 과정에서 사회질서가 중요해지고, 윤리의식의 함양이 중요한 문제로 부각되었다.

이와 함께 의학이 발전하면서 과거에는 예상하지 못했던 문제, 즉 윤리적으로 판단이 어려운 상황에 많이 직면하게 되었다. 중요한 윤리적 문제는 법으로 제정한다. 과거에는 무심코 넘어간 일이 이제는 법으로 처벌받게 되었고, 개인의 권리와 책임이 점점 더 강화되는 사회가 형성된 것이다.

윤리와 법은 사회구성원들의 약속에 의해 그 판단 기준이 정해지며, 사회가 발전함에 따라 판단 기준도 달라진다. 의학의 발전은 의료 현장에서 발생하는 모든 일에 관한 윤리와 법의 강화를 이끌며, 이는 의학 연구와 의료교육 현장에서도 변화를 요구한다.

발전하는 의학 기술,
깊어지는 윤리 문제

의료윤리학

시대 상황에 따라
달라지는 윤리

A국가의 군인들이 적국의 군인을 포로로 잡았다. 포로는 포로법에 따라 다루어야 하지만, A국가의 군인들은 전쟁으로 인한 스트레스가 절정에 이른 상태에서 잠시 여가시간을 갖게 되자 스트레스도 풀 겸 포로를 대상으로 장난을 치기 시작했다. 눈을 가린 채 결박당한 포로를 옆에 앉히고 먹을 것을 주는 척하다 자신의 입에 넣기도 하고, 장난삼아 머리를 툭 치기도 했다. 이렇게

장난을 치던 A국가의 군인들 중 한 명이 화장실에 가기 위해 자리에서 일어나자 다른 동료 한 명이 포로 쪽을 가리키며 말했다.

"뭣하러 밖으로 나가냐? 그냥 여기서 싸면 되지."

그 순간 주변의 다른 동료들도 낄낄거리며 호응하는 듯한 반응을 보였다. '어차피 장난인데 뭘!' 대수롭지 않게 생각하며 포로 옆으로 가서 볼일을 보는 순간 동료들의 웃음소리는 더욱 커졌고, 누군가는 휴대전화를 꺼내 이 광경을 동영상으로 촬영했다.

개인이 아닌 집단이 행하는 일에 대해서는 죄책감이 줄어드는 집단심리를 반영이라도 하듯 A국가의 군인들은 포로의 괴로움에도 아랑곳하지 않고 더 신나게 웃어댔고, 마침내 포로를 희롱하며 빈정거리는 자신들의 모습을 동영상에 담기까지 했다.

그러고 나서 수개월이 지난 뒤, 이 동영상이 무료 동영상 공유 사이트에 올라오자 인터넷에서는 비난 여론이 들끓었다. 포로를 옆에 두고 소변을 본 것은 윤리적으로 있을 수 없는 일이라며, 전 세계에서 A국가의 군인 전체를 비판하는 글이 끊임없이 올라왔다.

가상으로 꾸며본 이 이야기에서 포로 옆에 소변을 보며 낄낄거린 A국가의 군인들의 행동에는 어떤 문제가 있을까?

동영상 공유 사이트에 달린 댓글이 비난 일색이었다면, 그 동영상을 본 세계인들은 A국가의 군인들의 행동에 윤리적으로 문제가 있다고 판단했음이 분명하다. "수백 년 전을 배경으로 한 영화를 보면 포로를 마구 대하는 것은 늘 있던 일인데, 포로에게 직접 싼 것도 아니고 조금 떨어져서 소변을 본 게 무슨 문제가 되는가?"라고 대응한다면 이는 현시대에 맞지 않는 판단이다.

영화 〈글래디에이터〉는 2세기 로마를 배경으로 한 작품이다. 포로를 물건처럼 주고받던 로마 시대에는 노비처럼 부려먹든, 마음에 안 든다고 처형하든, 포로의 목숨은 주인의 손에 달려 있었다. 포로로 잡힌 주인공이 목숨을 걸고 결투를 벌여야 하는 상황을 지켜보는 관객들은 주인공이 과연 살아남을 것인지에 신경을 곤두세운다. 그런데 포로라고 해서 목숨을 걸고 싸우게 하는 것은 그 시대에는 허용되었을지라도 현대에는 결코 허용될 수 없다. 포로도 인간적인 대우를 받을 권리가 있으며, 포로 주변에 소변을 보는 것만으로도 윤리적 비판을 받는 게 마땅하다.

영국의 '마그나카르타'나 '권리청원'같이 왕의 권리를 제한하는 장치가 없는 한 왕정에서는 왕이 마음대로 통치할 수 있지만, 오늘날의 민주주의 국가에서는 권력이 엄격하게 분리되어 있다. 세월이 흐르면서 과학 지식과 기술이 발전하고, 그에 따라 문명의 수준도 달라진다. 윤리도 이와 마찬가지로 시대에 따라 변한다.

다른 분야와 같이 윤리도 사회상을 반영하고 있기 때문에 사회와 윤리는 서로 영향을 주고받는다. 인공수정을 통해 탄생한 시험관 아기가 수많은 윤리적 문제를 불러일으킨 것처럼, 의학에서 사용하는 의료 기술과 지식이 발전함에 따라 환자들이 처하는 상황도 복잡하고 다양해지고 있는 것이다.

히포크라테스 선서 속의 윤리의식

'의학의 아버지' 히포크라테스는 현대 서양의학을 열어놓은 인물로 여겨진다. 고대 그리스의 황금기에 활동하며 당시의 많은 학자들과 교류한 히포크라테스는 특히 의학 분야에서 뛰어난 업적을 많이 남겼다. 또한 그의 이름을 딴 선서에 윤리에 관한 내용이 포함되어 있어서, 시대를 앞서간 학자이자 윤리에 대해 처음 관심을 가진 의학자로 평가된다.[5-1]

히포크라테스는 소아시아 연안에 있는 코스 섬에서 헤라클레이데스의 아들로 태어났다. 할아버지와 아버지가 모두 의사였으므로 어릴 때부터 의학을 쉽게 접할 수 있었다. 그는 여행을 통해 여러 학자들과 교류하며 견문을 넓혔으며, 의학은 물론 여러 학문 분야에서 풍부한 지식을 쌓았다.

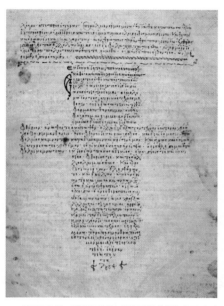

5-1 히포크라테스 선서의 비잔틴 시대 필사본(12세기). 로마 바티칸 도서관 소장.

히포크라테스의 가장 위대한 업적은 신의 영역에 속해 있던 의학을 인간의 영역으로 끌어온 것이다. 이전까지 질병이란 신이 내린 형벌이라 생각했으므로 질병에 걸렸을 때 신에게 도움을 요청하는 것이 가장 일반적인 일이었다. 그러나 히포크라테스는 질병은 신이 내린 형벌이 아니라 인체 내부의 이상 또는 인체와 주변환경의 부조화에 의한 것이라 생각했으므로 이상과 부조화를 바로잡으면 치료가 가능할 것이라 믿었다. 이러한 그의 질병관은 사람들로 하여금 이전과 다른 관점에서 질병에 대처하게 함으로써 의학이 크게 발전하는 원동력이 되었다.

"인생은 짧고 예술은 길다(Life is short, but art is long)"라는 영어 표현은

그리스어로 기록되어 있던 히포크라테스의 명언을 영국의 애덤스(Francis Adams)가 번역하여 세상에 알린 것이다. 개인이 생명을 다하더라도 의술은 남아서 후대의 사람들을 돌보는 데 사용될 수 있으니 계속 발전시켜야 한다는 뜻으로, 의학·철학·예술이 제대로 구별되지 않던 시기에 의학에 치중했던 히포크라테스가 남긴 말이니만큼 의학에서는 'art'를 의술이라 번역해도 타당할 것이다.

의과대학 졸업식에서 의사로서 첫발을 내디디며 다짐을 하는 '히포크라테스 선서'는 히포크라테스가 만든 것이 아니라 그를 받든 후대의 학자들이 초안을 마련한 뒤 첨삭을 반복하면서 오랜 세월에 걸쳐 변형되어온 것이다. 오늘날 사용하는 히포크라테스 선서는 1948년 세계의사협회에서 13줄로 요약하여 정리한 것이다.

또한 『히포크라테스 전집』도 히포크라테스가 쓴 게 아니라 그가 세상을 떠난 뒤 후대 학자들이 쓴 것이다. 고대 최고의 도서관을 갖추고 있어서 학자들이 몰려드는 학문의 중심지 역할을 한 알렉산드리아에서 활약

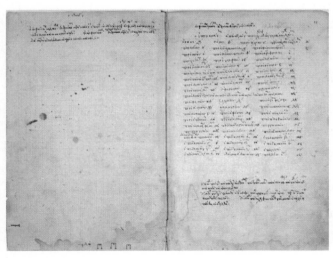

5-2 14세기 『히포크라테스 전집』(필사본)의 목차. 로마 바티칸 도서관 소장.

한 의학자들이 기원전 4세기경부터 100년 이상의 세월에 걸쳐 히포크라테스와 관련된 저술 및 자료를 수집하여 발간한 책이 바로 『히포크라테스 전집』이다.[5-2] 이 책은 질병을 증세에 따라 계통적으로 분류했을 뿐 아니라, 각 병의 치료 방법은 물론 환자를 대하는 의사의 사명과 윤리적 태도 등에 관한 내용을 담고 있다. 워낙 방대하고 서로 모순되는 내용이 함께 실려 있기도 하지만, 히포크라테스로부터 시작된 의학 지식을 한데 모았다는 점에서 그 가치를 찾을 수 있다.

히포크라테스는 진단과 치료를 위한 의료기구를 직접 제작하기도 했다.[5-3] 뿐만 아니라 자신의 의학적 견해는 물론 오진이나 잘못까지 모두 기록으로 남겨 후대의 의사들이 그의 업적을 연구하고 발전시키는 데 밑거름이 되게 했다. 또 윤리의식이라고는 찾아보기 어려웠던 시기에 의료윤리에 관심을 가졌다는 점에서 시대를 한참 앞서간 히포크라테스의 통찰력과 예지를 발견할 수 있다.

과거의 히포크라테스 선서에 담겨 있는 윤리와 관련된 내용은 다음과 같다.

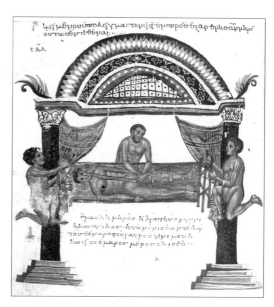

5-3 히포크라테스가 발명한 의료용 벤치. 11세기에 제작된 사본.

나는 어떤 요청을 받아도 치명적인 약을 누구에게도 주지 않을 것이며, 그 효과에 대해서도 말하지 않을 것입니다. 마찬가지로 나는 어떤 여성에게도 낙태용 좌

약을 주지 않겠습니다.

나는 환자에게 해악을 입히거나 환자의 상태를 악화시키는 의술을
결코 사용하지 않겠습니다.

나는 환자를 진료하는 동안 또는 진료 과정 외에 그들의 삶에 관해
보고 들은 것이 무엇이든지 그것이 외부로 알려져서는 안 되는 것이
라면 그것들을 비밀로 지키고 누설하지 않겠습니다.[1]

현대 의료윤리에 대한 관심

히포크라테스 선서와 전집에 윤리와 관련된 내용이
들어 있기는 하지만, 그 뒤로 2,000년이 넘는 세월이 흐르는 동안 의학
분야에서의 윤리를 다룬 의료윤리의 발전은 거의 이루어지지 않았다.
제2차 세계대전이 끝나고 냉전시대가 찾아오기는 했지만 그때부터 지금
까지 인류는 역사상 가장 전쟁이 적은 시대를 보내고 있다. 그리고 역사
상 한 번도 경험한 적 없는, 먹을 것이 풍족한 시기를 보내다 보니 과거
에 관심을 갖지 못한 수많은 분야에 관심을 기울일 수 있는 여건이 마련
되었다.

현대에 의료윤리가 관심의 대상이 된 계기는 1948년 세계의사협회의
제네바 선언으로 거슬러 올라간다. 이 내용은 오늘날 의과대학 졸업식
에서 널리 사용되고 있다.

이제 의업에 종사할 허락을 받음에
나의 생애를 인류 봉사에 바칠 것을 엄숙히 선언하노라.

나의 은사에 대하여 존경과 감사를 드리겠노라.

나의 양심과 위엄으로서 의술을 베풀겠노라.

나는 환자의 건강과 생명을 첫째로 생각하겠노라.

나는 환자가 알려준 모든 내정의 비밀을 지키겠노라.

나는 의업의 고귀한 전통과 명예를 유지하겠노라.

나는 동업자를 형제처럼 여기겠노라.

나는 인종, 종교, 국적, 정당정파 또는 사회적 지위 여하를 초월하여
오직 환자에 대한 나의 의무를 지키겠노라.

나는 인간의 생명을 그 수태된 때부터 지상 최고의 것으로 소중히 여
기겠노라.

비록 위협을 당할지라도 나의 지식을 인도에 어긋나게 쓰지 않겠노라.

이상의 서약을 나의 자유의사와 나의 명예를 받들어 하노라.

1949년 런던에서 채택된 세계의사협회 국제의료윤리헌장(1968년과
1983년에 수정)에서는 제네바 선언의 준수, 최고의 직업적 기준, 이윤 추
구의 동기에 영향받지 않는 임상적 결정, 환자와 동료에 대한 정직함을
요구하고 있다. 또한 "의사는 환자에 대해 알고 있는 모든 것에 대해 비
록 환자가 죽었더라도 반드시 비밀을 지킬 것"을 요구한다.[2]

1964년에 채택된 헬싱키 선언(1975년과 1983년에 수정)은 인간을 대상으
로 한 생명의료 연구에 관한 윤리와 함께, "시험 대상이 된 인간의 이익
이 과학과 사회의 이익보다 언제나 선행해야 한다"는 내용과 "의사는 피
험자로부터 충분한 정보에 근거한 동의를 얻어야 한다"는 내용을 담고
있다. 1981년 제정된 리스본 선언은 환자가 의사를 자유롭게 선택할 권
리, 환자의 비밀이 존중받을 권리, 존엄하게 죽을 수 있는 권리와 같이

환자의 권리에 대한 내용을 담고 있다. 그 후 지금까지 수시로 죽음, 낙태, 고문, 정신분석 치료 등 다양한 상황의 윤리에 대한 선언이 이어지고 있다.

　의료윤리가 가장 먼저 시작된 나라는 미국이지만, 1960년만 해도 미국에서 의료윤리학 강좌를 개설한 학교는 거의 없었다. 윤리학 강좌는 개설되었지만 의료윤리학을 포함한 각 분야에 대한 응용윤리학 수업이 이루어지지 않은 것이다. 의과대학 교수 중 윤리에 관심을 가진 사람들이 수업시간에 "가난한 환자도 시간을 내어 돌보아야 할 의무가 있다"고 이야기하는 정도였다.[3]

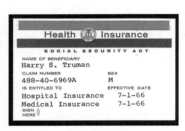

5-4 1966년 미국 존슨 대통령이 트루먼 전대통령에게 줬다고 알려진 메디케어 카드.

　그러나 1960년대에 민권운동이 일어나고, 1965년 미국 정부가 의료보호사업(메디케어, 메디케이드)을 시작한 것이 의료윤리에 관심을 갖는 계기가 되었다.[5-4] 의료보호사업에 의해 미국 정부가 막대한 돈을 부담하면서, 의사들이 적절한 치료를 하고 있고 적절한 진료비를 받고 있는가 하는 의문이 윤리에 대한 관심을 갖게 한 것이다. 또 의학 기술이 빠르게 발전하면서 이전에는 예상치 못했던 여러 가지 윤리 문제에 부딪히게 된 것도 의료윤리가 독립된 분야로 다루어질 정도로 많은 이들의 관심을 모으는 데 한몫했다. 이에 따라 의료 현장에서 고려해야 할 윤리적 선택에 대한 고민도 날로 깊어지고 있다.

의료윤리에서
생명윤리법으로 나아가다
의학과 법

윤리와 법은 다르다

인간이 사회를 이루고 살려면
그 사회를 잘 유지하기 위한 규율이 필요하다. 이로
써 법이라는 제도가 탄생했다. 인류가 만든 최초의
성문헌법인 『함무라비 법전』에는 다음과 같은 구절
이 있다.[5-5]

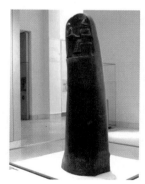

5-5 파리 루브르 박물관에 있는 「함무
라비 법전」.

제196조 자유민의 눈을 손상시킨 사람은 그의 눈을 손상시킨다.

제197조 자유민의 뼈를 골절시킨 사람은 그의 뼈를 골절시킨다.

제198조 하층민의 눈을 손상시키거나 하층민의 뼈를 골절시킨 사람은 은화 1미나를 지불해야 한다.

제199조 노예의 눈을 손상시키거나 하층민의 뼈를 골절시킨 사람은 노예 주인에게 그 노예의 값을 돈으로 지불해야 한다.

제200조 같은 계층에 속한 사람의 치아를 손상시킨 사람은 그의 치아를 손상시킨다.

제201조 하층민의 치아를 손상시킨 사람은 은화 3분의 1리라를 지불해야 한다.

또 '모세의 율법'(「출애굽기」 22장 26~27절)에는 다음과 같은 내용이 있다.

사람이 그 남종의 한 눈이나 여종의 한 눈을 쳐서 상하게 하면 그 눈에 대한 보상으로 그를 놓아줄 것이며,

그 남종의 이나 여종의 이를 쳐서 빠뜨리면 그 이에 대한 보상으로 그를 놓아줄지니라.

오늘날 대한민국에 살고 있는 사람이 수천 년 전 메소포타미아 지방의 법의 바탕이 된 사회상이나 모세의 율법을 받든 이들의 사고방식을 이해하기는 어렵다. 이와 같은 식으로 보복정신에 바탕을 둔 법을 집행한다면, 보복이 두려워 아무도 의사가 되려 하지 않았을 것이다. 과연 이런 법이 지켜질 수 있었을까?

그리스의 역사가 헤로도토스는 기원전 약 2000년부터 1000년까지 메

소포타미아 문명의 중심지였던 바빌론에서 행해진 의학에 대해 "그 시대에는 의사가 없어서 환자가 발생하면 사람들이 붐비는 거리에 데려가 환자를 눕혀놓았고, 지나가는 사람들은 그 환자의 이야기를 듣고 자신이 그 병에 걸린 경험이 있으면 치료법을 가르쳐주었다"는 기록을 남겼다. 당시의 의학 수준을 감안하면 이 기록에 신빙성이 있다.

법과 윤리는 다르다. 법은 지키지 않으면 그 법에 따라 처벌받지만, 윤리를 위반하면 나쁜 사람이라는 비난 한마디 듣는 것으로 끝날 수도 있다. 윤리 자체는 의무사항이 아니며, 꼭 지켜야 할 필요가 있는 사안은 법의 영역으로 편입된다. 법제화한 윤리는 법과 같은 효력을 갖는다. 법과 윤리가 관습과 어떤 상관관계를 지니는지에 대해 생명윤리학자 구영모는 다음과 같이 설명했다.

> 법에는 윤리의 많은 부분이 수용되어 있다. 자유의 불가침성, 생명의 신성성, 계약 이행에 대한 신뢰 등 윤리에 침전되어 있는 공동체의 근본 가치를 실현하는 것은 법의 중요한 임무 가운데 하나이다. 따라서 많은 경우에 법은 윤리와 그 내용이 완전 일치한다. 무고한 사람을 죽이지 말라는 윤리적 명령은 곧 법의 내용이기도 하다(형법 제250조). 그러나 법과 윤리가 그 내용은 일치하지만 관습으로는 받아들여지지 않는 경우도 있다. 예를 들어 낙태 금지는 생명을 존중하라는 도덕규범인 동시에 법규범(형법 제269조, 제270조)이지만, 낙태 금지 규범은 우리나라에서 잘 지켜지지 않는다.[5]

법과 윤리의 차이 중 하나는 효력의 범위가 다르다는 것이다. 법은 일반적으로 그 법을 제정한 나라 안에서 동일하게 적용되지만, 윤리는 누구든 그 내용을 마련하는 주체가 될 수 있다. 종교적 신념에 의해 수혈을 거부하는 사람은 자신이 믿는 종교에서 요구하는 윤리를 따르고 있다고 할 수 있다. 그러나 이 윤리는 다른 사람들에게는 바람직하지 못한 것으로 받아들여질 것이다.

의사가 환자에게 최선의 진료를 해야 하는 것은 의사의 윤리에 해당하지만, 의료법 15조에 "의료인은 진료나 조산 요청을 받으면 정당한 사유 없이 거부하지 못한다"라고 되어 있을 뿐 '최선'이라는 용어는 사용되지 않았다. 따라서 평소 사이가 좋지 않은 사람이 환자로 왔을 때 윤리를 위반하여 최선의 진료를 하지 않더라도 처벌하기가 곤란해진다. 이렇게 법이 애매한 것은 '최선의 진료'가 무엇인지를 정의하기 어렵기 때문일 것이다.

현재 우리나라 의료법에 따르면 의료인은 태아 성감별을 목적으로 임부를 진찰하거나 검사해서는 안 되며, 같은 목적을 위한 다른 사람의 행위를 도와서도 안 된다(의료법 제20조). 이와 같은 법이 제정된 것은 특정 성(性)을 원하는 부모가 선택적으로 출산하는 것을 막기 위해서다. 그런데 성감별을 통해 아들인지 딸인지를 알았다고 해도 출산하지 않을 방법은 없다. 낙태가 금지되어 있기 때문이다. 인위적으로 위해를 가해 태아가 태어나지 못하게 하는 것도 다른 죄목으로 처벌이 가능하다. 그러므로 이 조항은 사문화한 것처럼 보이기도 한다. 과거에는 아들선호사상이 강했지만 지금은 그렇지 않은 데다, 산모를 검진하면서 복부 초음파 검사를 할 경우 태아의 성별을 쉽게 알아낼 수 있기 때문이다.

산모의 건강상태를 알아보는 것이 검사의 목적이므로 검사 과정 중에 성별을 알게 되는 것은 처벌 대상이 아니며, 태아의 성별을 가르쳐주는 것이 미래를 대비한다는 점에서는 바람직할 수도 있다.

이처럼 법과 윤리를 현실에 적용하는 과정에서 결론 내리기 어려운 상황을 만나는 것은 흔히 있는 일이다. 이것이 법과 윤리에 관심을 갖고 공부와 연구를 계속해야 하는 이유다.

생명을 지키는
의료윤리의 법제화

한국의 의료법은 의료의 적정을 기하고 국민의 건강을 보호·증진하기 위하여 제정된 법률로 9장, 92조, 부칙으로 되어 있다. 이 법에 윤리적 내용이 전혀 포함되지 않은 건 아니다. 하지만 1973년에 처음 제정될 때만 해도 세계적으로 미국을 비롯한 선진국에서 서서히 의료윤리에 대한 관심이 생겨나는 정도였으므로 이 법에서 의료윤리는 큰 비중을 차지할 수 없었다.

그 후 의학이 발전하면서 여러 가지 윤리적 문제가 끊임없이 대두되는 가운데 유전자 조작, 생명체 복제 기술, 줄기세포 연구 등과 같은 굵직한 사례가 계속 쏟아져 나왔다. 이에 따라 우리나라에서도 2000년 1월 생명윤리에 관한 법안 제정 계획이 발표된 후 유전자 복제 연구의 과학적 한계를 규정하는 것과 관련해서 과학계·종교계·사회단체 간에 심각한 이견과 논란이 이어졌다. 그러다가 2003년 12월, 인간 배아 복제 연구에 대한 허용과 규제 범위를 정한 '생명윤리 및 안전에 관한 법률(일명 생명윤리법)'이 제정되었다.

이 법의 주요 내용은 "인간복제 행위는 금지하고 치료 목적의 줄기세포 연구는 제한적으로 허용한다"는 것이다.[5-6] 임신 외 목적으로 배아를 생성하는 행위, 특정 성(性)을 선택할 목적으로 정자와 난자를 선별해

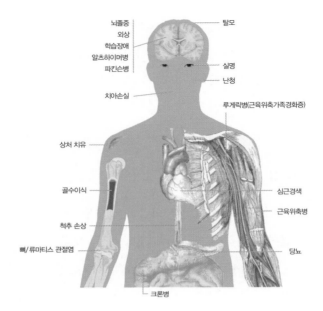

5-6 사람에게 적용할 수 있을 것으로 기대되는 줄기세포의 쓰임새.

수정시키는 행위, 사망자 또는 미성년자의 정자와 난자로 수정시키는 행위, 매매 목적으로 정자 또는 난자를 제공하는 행위 등을 금지했다. 또 유전정보를 가지고 사회활동에서 타인을 차별할 수 없도록 했고, 유전자 검사를 강요하거나 유전정보를 정당한 사유 없이 유출하는 행위 등도 금지했다.

생명윤리법은 제정 후 지금까지 10여 년간 거의 매년 개정되다시피 하면서 지속적으로 수정과 보완이 이루어져왔다. 처음 법을 제정할 때 완성도가 낮았던 데다 2003년 처음 제정되기 전 관련 단체들의 입장이 첨예하게 대립하여 의견 통일을 보기 어려웠고, 이후에도 국내외를 뜨겁게 달군 여러 가지 사건이 발생하면서 보완해야 할 필요가 생겼기 때문이다.

법의 이름에서도 유추할 수 있듯이 1960년대 이후 미국을 필두로 발전하기 시작한 생명의료윤리와 관련된 내용 중 많은 부분이 이 법에 의해 법의 테두리 안으로 들어오게 되었다. 의학 기술이 나날이 발전하고 있는 만큼 예상치 못한 윤리적 상황이 벌어질 가능성이 높으며, 이에 따라 이 법의 내용도 수시로 변화할 것으로 예상된다.

'생명윤리 및 안전에 관한 법률'은 계속 진화한다

2014년 6월 19일에 시행된 '생명윤리 및 안전에 관한 법률'은 모두 7장, 70조, 부칙으로 구성되어 있다. 이 법은 "인간과 인체유래물 등을 연구하거나, 배아나 유전자 등을 취급할 때 인간의 존엄과 가치를 침해하거나 인체에 위해(危害)를 끼치는 것을 방지함으로써 생명윤리 및 안전을 확보하고 국민의 건강과 삶의 질 향상에 이바지함을 목적"으로 한다(제1조). 목적 자체가 윤리와 안전을 확보하는 것이므로, 오랜 기간 법과 유리되어 있던 윤리가 이제 법의 테두리에 들어왔음을 알 수 있다.

이 법에 따르면 사람 대상의 연구를 계획하는 경우 시작 전에 연구계획서를 제출하여 기관위원회의 심의를 받아야 한다.[5-7] 예외적으로 연구 대상자 및 공공에 미치는 위험이 미미한 경우로, 국가위원회의 심의를 거쳐 보건복지부령으로 정한 기준에 맞는 연구는 기관위원회의 심의를 면제할 수 있다(제15조). 여기서 기관위원회란 '기관생명윤리위원회'의 줄인 말로, 인간 대상 연구와 인체유래물 연구를 수행하는 자가 소속된 기관, 배아 연구와 생성에 관한 허가를 받은 기관, 인체유래물 은행이

생명윤리위원회 심의결과표(인간대상연구)

과 제 명		
연구기간		
연구책임자	성명	
	소속	

평 가 항 목

항목		
① 연구계획서가 윤리적·과학적으로 타당한가?		☐예 ☐아니오 ☐해당없음
② 연구대상자등으로부터 적법한 절차에 따라 동의를 받았는가?		☐예 ☐아니오 ☐해당없음
③ 연구대상자등에 대한 익명화 방법 및 개인 정보 보호대책이 적절한가?		☐예 ☐아니오 ☐해당없음
④ 연구대상자등의 안전에 관한 사항은 적절한가?		☐예 ☐아니오 ☐해당없음
⑤ 취약한 연구 대상자의 보호 대책이 수립되었는가?		☐예 ☐아니오 ☐해당없음
⑥ 연구대상자에 대한 보상이 있는가?		☐예 ☐아니오 ☐해당없음
⑦ 보상이 있다면 규모가 적절한가?		☐예 ☐아니오 ☐해당없음
⑧ 연구기간은 적절한가?		☐예 ☐아니오 ☐해당없음

심의결과	☐ 현 상태로 승인 ☐ 조건부 승인 ☐ 보완 후 재심의 ☐ 승인 불가	
	사유 및 내용	*(조건부, 보완 후, 승인불가의 사유 및 내용을 구체적으로 기술)*

생명윤리위원회 구성·운영지침에 의한 심의결과 내용을 증명합니다.

20   년   월   일

심의위원   (서명 또는 인)

국립환경과학원장 귀하

5-7 생명윤리위원회 심의결과표, 국립환경과학원 생명윤리위원회 구성·운영지침[제622호, 환경부, 2013. 08. 16].

설치된 기관에서 운영하는 위원회를 가리킨다.

인간 대상 연구자는 연구를 하기 전에 연구 대상자에게서 연구 목적, 참여 기간, 절차 및 방법, 연구 대상자에게 예상되는 위험 및 이득, 개인 정보 보호에 관한 사항, 연구 참여에 따른 손실에 대한 보상, 개인정보 제공에 관한 사항, 동의의 철회에 관한 사항 등이 포함된 서면동의를 받아야 한다(제16조).

이와 같은 내용이 포함된 것은 신약 개발을 위한 임상시험이 갈수록 중요하고도 엄격해지는 데다가, 임상시험이 아닌 경우에도 연구 참여자를 안전하게 보호하기 위해서다.

각종 윤리적 판단을 내려야 할 때 그 대상자가 동의 능력을 갖추지 못한 경우에는 누가 대신 동의해야 할까?

우리나라의 정서라면 1순위로 가족이 꼽힐 것이다. 그러나 이는 정답이 아니다. 가족이 서로를 가장 잘 대변해줄 것으로 생각되지만 사실은 꽤 많은 경우에 이해관계가 성립되어 이해 당사자가 되곤 한다. 따라서 1순위는 법정대리인이다. 법정대리인도 가족 중 한 명이 되는 경우가 흔하지만, 변호사를 미리 선임했다거나 국가에서 지정해야 하는 상황이 발생할 수도 있다. 대리인은 연구 대상자의 의사에 어긋나지 않게 동의 여부를 결정해야 한다.

그리고 이 법에 따르면 누구든 유전정보를 이유로 교육·고용·승진·보험 등 사회활동에서 다른 사람을 차별해서는 안 되며, 다른 법률에 특별한 규정이 있는 경우를 제외하고는 타인에게 유전자 검사를 받도록 강요하거나 유전자 검사의 결과를 제출하도록 강요해서는 안 된다(제46조). 일견 타당하게 여겨지는 이 법이 과연 잘 지켜지고 있는지에 대해서는 의문이 있다. 수년 전만 해도 일부 보험회사에서 가입 전에 무

료로 건강 체크를 해준다는 명목으로 유전정
보를 알아낼 수 있는 시료를 요구했기 때문
이다.

'생명윤리 및 안전에 관한 법률' 아래에는
시행령과 시행규칙이 있다. 앞에서 인간 대상 연구와 유전정보에 관한
내용만 살펴보았지만, 법률과 시행령, 시행규칙을 모두 읽어보면 참으
로 많은 내용이 담겨 있음을 알 수 있다. 그럼에도 불구하고 거의 매년
수정과 보완을 위한 개정이 이루어지고 있으니, 앞으로도 많은 윤리 문
제가 발생할 것이고 그중 많은 것들이 법으로 제정될 것이라는 예상이
가능하다.

사람의 머리와 몸을 바꿀 수 있다면 어떤 일이 생길까?

1997년 2월 27일, 영국의 월머트와 캠벨이 세계 최초로 체세포 유전자를 이용해 복제양 돌리를 탄생시켰다는 논문을 발표하면서 인류는 '인간복제의 현실화'가 주는 충격에 휩싸였다.[5-8] "나와 똑같은 모습을 하고 똑같

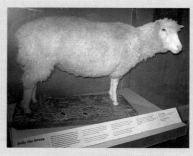

5-8 6년 6개월 만에 죽은 돌리의 박제. 스코틀랜드 에든버러 왕립박물관.

은 생각을 가진 사람이 나를 사칭하여 여러 가지 일들을 벌인다면 세상이 어떻게 될 것인가?"

인류는 오래전부터 못쓰게 된 장기를 사용 가능한 것으로 교체하는 방법으로 불치의 병을 치료하려는 생각을 갖고 있었다. 실험동물을 이용한 최초의 장기이식은 1900년을 전후하여 오스트리아의 울만에 의해 이루어졌다. 개의 신장을 떼어내 그 개의 목에 옮겨 붙이는 수술에 성공한 것이다. 그러나 다른 개의 신장을 목에 이식한 수술과 개의 신장을 염소에게 이식하는 수술은 성공하지 못했다.

1923년 윌리엄슨에 의해 장기이식할 때 거부반응이 일어난다는 사실이 밝혀지고, 1950년대에 홀먼에 의해 이식된 장기에 대한 항체가 형성되어 거부반응이 발생한다는 사실이 발견되면서, 의학자들은 장기이식 시 일어나는 면역반응을 억제하는 방법을 연구하기 시작했다.

지난 반세기 동안 장기이식 수술은 현저히 발전했고, 그 결과 현재는 신장·간·심장·폐·골수·망막 등 많은 장기의 이식이 가능해졌다. 조금 과장된 이야기로, 뇌를 제외하면 인체의 어떤 곳이든 새것으로 바꿀 수 있다고도 말할 정도다.

돌리 탄생 이후 인간 복제에 대한 찬반논의에 묻혀 크게 다뤄지지 않은 사건 가운데 하나는 1997년 영국의 슬랙이 개구리 배아의 유전자를 조작해 원하는 부위의 발생을 막는 기술을 개발함으로써 '머리 없는 올챙이'를 만드는 데 성공한 일이었다. 이 연구는 인간이 필요로 하는 신체 부위만을 인공적으로 배양하고 생산하는 기술이 가능함을 보여주었다. 뒤이어 1998년 미국의 화이트는 원숭이 2마리의 머리를 교환하여 몸에 붙이는 수술에 성공함으로써 머리 없는 올챙이 탄생에 이어 또 한 번의 충격을 안겨주었다.

위의 두 연구를 종합해보면 다음과 같은 장면을 상상할 수 있다. 어떤 부자가 나이가 들어 운동을 제대로 못할 정도로 몸이 약해졌다. 그는 머리 없는 청년 한 명을 만들어달라고 인간 복제 회사에 요청한다. 그리하여 태어난 머리 없는 인간에게 자신의 머리를 옮겨 붙이고 노화된 몸은 내버린다. 그러다 머리 부분이 노화되어 쓸 수 없게 되면 자기 뇌의 정보를 심은 인공머리를 사들여 젊음을 유지한다.

이처럼 몸을 바꾸거나 인체 일부를 실험동물에게서 얻는 일들이 현실화되고 있다. 미래의 인류가 오늘날 일어나고 있는 일들을 과학 발전의 필연적 과정으로 받아들일지, 아니면 정도에서 벗어난 하나의 해프닝으로 받아들일지 궁금할 따름이다.

생명과 윤리의 문제에는
이론적 접근이 필요하다
의료윤리의 4원칙

피실험자의
자유의지

　　히포크라테스가 "의사는 진료를 통해 얻게 되는 환자에 대한 비밀을 지켜야 한다"는 등 의료윤리에 관한 내용을 언급하기는 했지만, 윤리에 대해 깊이 있는 연구를 한 것은 아니었다. 왕이 마음대로 나라를 통치하던 시절에는 왕의 말이 곧 윤리적 결론이었다. 또한 근대에 접어들기까지 의학적으로 할 수 있는 일이 거의 없었으니 의료윤리에 관심을 가질 필요나 이유가 없었다고 볼 수도 있다.

19세기 말, 코흐의 실험실에서 1880년대 초에 한 차례 크게 유행한 디프테리아를 해결할 방법을 연구하고 있던 베링(Emil Adolf von Behring)은 새로운 예방백신을 개발하고자 했다. 이미 제너가 종두법을, 파스퇴르가 탄저와 광견병 예방백신을 개발했지만 이 방법이 모든 감염성 질병의 백신 제조에 유효한 것은 아니었다. 오늘날 수많은 예방백신이 개발되어 있음에도 에이즈 백신 개발은 계속 늦어지는 것만 보더라도 백신 개발이 그리 쉽지 않음을 이해할 수 있다.

제너와 파스퇴르는 병원체가 통째로 들어 있는 재료를 이용했다. 그러나 이는 디프테리아 예방백신을 제조하기에는 적합하지 않은 방법이었다. 디프테리아는 세균이 방출하는 독소가 인체에 해를 일으키는 것이므로 베링은 디프테리아균을 통째로 이용하는 대신 세균이 방출하는 독소에 대한 적응력을 높이는 방법으로 예방백신을 제조하고자 했다.

베링은 토끼를 이용한 실험을 통해, 치사량 이하의 독소를 주입한 토끼는 이후 과량의 독소를 투여받아도 감염 증상을 보이지 않는다는 사실을 확인했다. 또한 면역이 생긴 동물의 혈액에서 독소를 중화하는 물질을 분리하는 데 성공하고 이 사실을 1890년 12월에 발표했다. 그 후 병에 걸린 환자에게서 채취한, 항체가 포함되어 있는 혈청(항혈청)을 투여하여 그 효과를 인정받았다. 이 면역혈청요법은 수동면역요법에 해당하는 것으로, 제너와 파스퇴르가 확립한 능동면역요법과 대비되는 새로운 개념의 예방접종법이라 할 수 있다. 감염병을 진

수동면역요법
생체가 개체의 항체를 받아들여 면역 상태가 되는 것을 말한다. 사람에게는 실제로 회복기 환자의 혈청 또는 자동면역이 된 다른 동물의 혈청을 주사한다.

능동면역요법
감염이나 백신접종과 같은 뚜렷한 항원자극에 의해 얻어지는 획득면역을 말한다. 각종 질병에 걸린 후 형성되는 면역인 자연능동면역과 인위적으로 체내에 항원을 투입하여 항체를 생성하는 인공능동면역으로 구분한다.

단하는 것은 가능하지만 치료 방법은 없던 시기에 새로운 개념의 예방백신을 개발한 것은 의학을 한 단계 발전시킨 훌륭한 업적이었다.[6](5-9)

베링이 개발한 예방백신의 실험대상은 고아원의 어린이들이었다. 한 고아원 원장의 허락을 얻어 1891년 임상시험을 실시했다. 결과는 성공적이었고, 베링은 이 공로를 인정받아 1901년 첫 노벨 생리의학상 수상자로 선정되었다. 스승인 코흐보다 4년 앞선 수상이었지만 이때만 해도 베링은 자신이 훗날 윤리적으로 시비 대상이 될 것이라고는 꿈에도 생각하지 못했다. 그의 입장에서는 사회 소외계층이라 할 수 있는 고아들에게 자신이 개발한 방법을 무료로 시술해주었을 뿐이다.

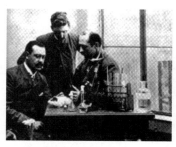
5-9 동물실험을 하는 베링(1891).

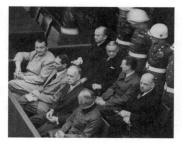
5-10 뉘른베르크 전범 재판의 피고석(1945). (앞줄 왼쪽부터) 괴링, 헤스, 리벤트로프, 카이텔. (뒷줄 왼쪽부터) 되니츠, 레더, 폰 시라흐, 자우켈.

제2차 세계대전이 끝난 1945년 11월 20일, 뉘른베르크에서 역사상 최초의 국제 전범재판이 시작되었다. 1945년에 열린 1차 재판에 이어 1946년부터 3년에 걸쳐 열린 2차 재판에서는 맹겔레와 같이 유대인 홀로코스트 및 생체실험에 참여한 연구자들이 피의자로 등장했다.(5-10) 2차 재판의 결과 '뉘른베르크 강령'이 채택되면서 사람을 대상으로 한 연구에서 윤리의 중요성이 부각되었으며, 이때부터 피실험자가 자유의사에 의해 시험에 참여하지 않으면 윤리적으로 인정될 수

> **뉘른베르크 강령**
> 1945~1946년 뉘른베르크에서 열린 나치 전범 재판의 결과 제정된 강령으로, 인간을 대상으로 하는 연구와 실험에서 윤리 및 법적 개념을 충족시키기 위해 지켜야 할 10가지 기본 원리가 담겨 있다.

없다는 사실이 받아들여지기 시작했다.

베링의 경우 피실험자 본인이 아닌, 대리인 자격이 확실치 않은 고아원 원장의 허락을 받았으므로 현재의 기준으로 보면 피실험자가 자유의사를 표시할 기회조차 주지 않은 것이 문제가 된다. 오늘날에는 의학 연구에 협조하면 약간의 대가가 따르는 경우가 대부분인데, 당시에 대가를 지불했는지는 확실치 않다. 오늘날 피실험자의 자유의사를 반영하지 않는 임상시험은 윤리적으로는 물론 법적으로도 허용되지 않는다.

윤리 문제를 해결하기 위한 이론적 접근과 의료윤리의 4원칙

20세기 중반 이후 의학이 발전하면서 예전에는 볼 수 없었던 여러 가지 윤리 문제가 발생하기 시작했다. 따라서 윤리적 문제를 해결할 수 있는 방법을 찾아야 했다. '메타윤리학'은 윤리학을 가능하게 하는 근거를 제시하고 연구하는 학문이다. 최고선을 추구하고 도덕상의 규범을 명확히 하는 것을 윤리학의 중심 문제로 삼는 규범적 윤리학과 달리, 메타윤리학은 도덕적 판단과 가치판단 등이 어떠한 근거로 정당화될 수 있는지, 선악과 같은 윤리학적 개념의 의미는 무엇인지를 명확하게 하는 연구를 말한다.[7]

윤리적 문제가 발생했을 때 사안에 따라 결정하려는 상대주의나 맥락주의 같은 이론도 있지만, 사안에 따라 다르게 대처하는 것은 학문이라 하기 어렵고 판단 기준을 세울 수도 없으므로 혼란을 가져올 가능성이 크다.

윤리 문제를 해결하기 위한 많은 이론이 학자들에 의해 제시되어 있다. 여러 가지 이론이 있다는 것 자체가 과학적 사고에 충실한 사람들에게는 이론의 불완전성을 보여주는 것이라는 생각을 갖게 하겠지만 이는 과학 이론도 마찬가지다. 학문이란 이론을 세워놓고 그 이론이 현실에 잘 맞는지, 안 맞는다면 왜 안 맞는지를 확인하면서 수정 보완해가는 것이다. 처음부터 완전한 이론만이 진리이고 나머지는 폐기처분해야 할 대상은 아닌 것이다.

의료윤리와 관련하여 가장 널리 이용되는 원칙은 1983년 보챔프(Tom Beauchamp)와 칠드러스(James Childress)가 주장한 4원칙이다.[8] 윤리적 판단을 해야 하는 상황에서 일반적으로 적용할 수 있도록 이들이 내세운 4가지 원칙은 다음과 같다.

> **상대주의**
> 도덕적 판단에서 옳고 그름, 선과 악, 행위의 수용 가능 여부, 진리와 거짓 등을 명확히 구분하기 힘든 경우 상대주의는 이러한 차이를 끌어내 고정된 사고나 관념을 배격하고 더 좋은 방법을 찾기 위해 노력한다. 다문화적 맥락에서 유용한 이론이지만, 누구나 인정하는 보편적인 내용조차 예외를 인정해야 하는 경우가 생겼을 때 판단하기가 곤란하다는 단점이 있다.
>
> **맥락주의**
> 큰 틀에서 이론을 세우기보다 개별 사례를 바탕으로 의사를 결정하려는 입장이다. 이 이론에 따르면 사건이 발생한 맥락을 파악하여 사안에 따라 결정해야 한다. 각 사안이 발생하게 된 조건의 차이를 강조하다 보니 일반적 원리를 제공하지 못한다는 것이 단점이다.

자율성 존중의 원칙

의료 행위에서 일어나는 윤리적 문제에 대한 판단을 내리는 과정에서는 개인의 자율성을 최대한 존중해야 한다. 환자를 진료하는 의사는 환자의 자율의사를 존중해야 하며, 환자의 의사를 알기 위해 충분한 설명을 하고 동의를 얻어야 한다. 이때 의사가 전문지식이 없는 환자에게 얼마만큼의 정보를 주어야 하는지, 반드시 진실만을 이야기해야 하는지가 문제가 된다. 자율성 존중의 원칙에 따르면 의사는 그 효과가 익히 알려져 있는 '플라세보(placebo)'를 처방하는 경우에

플라세보
실제로는 약효가 없으나 환자에게
약효가 있는 것처럼 믿게 하려고 투
여하는 물질을 말한다.

도 진실을 이야기해야 하는데, 만약 환자가 그 약의 효능을 의심한다면 원하는 효과를 얻을 수 없다. 환자의 권리를 존중하여 설명한 것이 치료에는 나쁜 결과를 초래하는 것이다.

또 자율적으로 의사를 표명할 수 없는 환자의 경우 누가 대신해서 의사결정을 할 것인지가 문제다. 자율성을 표현할 수 없는 환자를 대신해서 판단을 내리도록 대리인을 정해놓기는 하지만, 사전에 대리인을 선정하지 않은 경우에는 어떻게 할 것인지에 대해서도 합의가 필요하다. 환자가 유언과 같이 평소에 자기 의사를 표시해놓았다면 이를 이용할 수 있다. 그러나 대리인도, 유언(장)도 없을 때는 환자에게 가장 이익이 되는 방법을 선택한다.

악행 금지의 원칙

의사는 환자에게 나쁜 결과를 초래해서는 안 된다는 것이 이 원칙의 내용이다. 지극히 당연해 보이지만 현대의학에서는 이 원칙을 어겨야 하는 경우가 적지 않게 발생한다. 신장이식을 하는 경우 받는 사람에게는 이익이겠지만 주는 사람에게는 악행을 범하는 것이 된다. 이 원칙에 따르면 의사가 신장을 떼어내는 시술을 해서는 안 된다. 부작용이 있는 약을 처방하는 것도 환자에게 일종의 해를 입히는 행위이므로 이 원칙을 위반하는 것이다. 그러나 이 두 경우에 의사의 행위를 막지 않는 것은 피해보다 이익이 훨씬 크기 때문이다.

따라서 이러한 '악행'을 허용하기 위해 이중결과의 원리를 이용하기도 한다. 즉 부작용을 일으킬 의도로 약을 처방한 게 아니므로 허용해주는 것이다. 그러나 신장 제공 행위는 이 원리를 적용하기가 곤란하므로 제공자의 자율성 존중으로 해석해야 한다. 환자나 제공자가 의사와 합의하여 의료 행위를 선택하는 경우 이를 인정하는 것이다.

또 다른 문제는 선과 악을 구별하기가 어렵

> **이중결과의 원리**
> 어떤 행동이 좋은 결과와 나쁜 결과 모두를 초래할 경우, 그 행동이 도덕적으로 정당화될 수 있는 조건을 충족한다면 나쁜 결과를 가져와도 정당화된다는 원리다.

다는 것이다. 안락사 논쟁에서 흔히 벌어지듯 의사가 환자의 의사를 존중하여 생명이 더 이상 유지되지 않게 돕거나 방조하는 것이 선한 행위인지 악한 행위인지는 판단하기 어렵다. 이는 이해 당사자가 누구냐에 따라 결론이 달라질 수 있으며, 본인의 자율성만 존중하기도 어렵다.

선행의 원칙

의사는 환자의 질병을 치료하고, 다른 사람이 건강을 유지할 수 있도록 노력해야 한다. 악행을 금하는 것은 물론이고 적극적으로 선을 행하기 위해 실천해야 하는 것이다. 아리스토텔레스에 따르면 사회적 동물인 인간에게는 사회생활에서 타인의 도움이 필요한 경우가 많다. 의사는 적극적으로 이 개념을 수용하고 사람들에게 도움을 주어야 한다. 선행을 하는 것이 모든 사람의 의무라 할 수는 없지만, 의료 현장에서 의사는 환자 개인의 특성을 감안하지 않고 오직 환자가 가진 의학적 문제에 대해서만 선행의 원칙에 입각하여 진료에 임해야 한다. 그러나 무엇이 선행인지, 또 의사의 의무는 어디까지인지 기준을 정하는 것이 불명확하다는 문제가 있다.

정의의 원칙

응급실에 두 명의 응급환자가 실려 왔다. 한 명은 살인범이고, 다른 한 명은 형사다. 형사가 살인범을 체포하려는 순간 살인범이 반항하는 바람에 싸움이 벌어져 부상을 입은 것이다. 응급실에 의사는 한 명밖에 없는데 두 환자 모두 중상을 입어서 먼저 치료하는 한 사람밖에 살릴 수가 없다. 그렇다면 누구를 살려야 하는가?

이 원칙은 사회적 신분이나 성별, 출신에 구애받지 않고 의료 자원을 공정하게 배분해야 함을 의미하지만, 한편에서는 자원의 분배보다 자원에 대한 공정한 접근 기회를 강조하기도 한다. 정부에서 복지정책의 일환으로 의료보장제도를 도입하는 경우, 경제적으로 어렵지만 접근이 쉬운 도시인을 대상으로 많은 이들에게 혜택을 주는 것이 옳은지, 접근이 어려운 도시 이외 지역 사람들을 위한 정책을 펴는 것이 옳은지와 같이 누구에게 우선적으로 분배할지를 결정하는 것은 매우 어려운 일이다.

이 4가지 원칙은 각각의 원칙들 사이에서 발생하는 충돌을 해결할 방법이 없다는 것이 가장 큰 단점이다. 그러나 윤리적 문제를 판단하는 데 기준을 세울 수 있다는 점에서 지금까지도 널리 이용되고 있다.

생명의료윤리 문제는 '생명'과 '윤리'에 관한 일이므로 의료 현장에서만 일어나는 것이 아니며, 의사와 환자 이외에 수많은 사람들이 관여하고 있다. 따라서 최근에는 이와 관련된 문제 해결을 위한 위원회에 의사·간호사·윤리학자·종교인·법률가 등 다양한 사람들이 참여하고 있다. 이는 의료 현장에서 발생하는 윤리의 문제를 의료계에 국한하지 않고 사회적으로 해결하려는 시도가 이루어지고 있음을 보여준다.

장기를 과연 사고팔 수 있을까?

가족이 급성 질병으로 입원하는 바람에 급전이 필요한 사람이 있다.
신용카드는 이미 한도를 초과했고, 은행에서 돈을 빌리기도 어려운
상황이다. 보통 사람에게는 그리 큰 돈이 아니지만 형편을 생각하면
입원비가 부담이 된다.

뚜렷한 방도가 떠오르지 않는 상태에서 공중화장실에 갔다가 우연
히 "급전 필요하신 분"이라 적힌 명함만 한 광고를 발견했다. 콩팥(신
장)은 2개 중 1개만 가지고 있어도 기능에 아무 문제가 없으니 "콩팥

하나를 팔아서 가족도 구
하고, 다른 사람도 구할
까?" 하는 생각이 들었다.
이 생각이 실현될 수 있을
까?(5-11)

결론적으로 사정이 안타
깝기는 해도 장기를 팔아

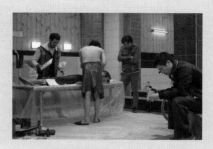

5-11 장기매매를 다룬 영화 〈공모자들〉(2012)의 한 장면.

서 남을 구하고 가족의 입원비를 마련할 수는 없다.

한국에서는 이와 관련된 내용을 '장기 등 이식에 관한 법률(일명 장기
이식법)'에서 다루고 있다. 이 법은 "장기 등의 기증에 관한 사항과 사
람의 장기 등을 다른 사람의 장기 등의 기능 회복을 위하여 적출(摘
出)하고 이식(移植)하는 데에 필요한 사항을 규정하여 장기 등의 적출
및 이식을 적정하게 하고 국민보건을 향상시키는 데에 이바지"하는
것을 목적으로 한다.

이 법 45조에는 "① 제7조 제1항 제1호 또는 제3호를 위반하여 장기 등을 주고받거나 주고받을 것을 약속하거나, 이를 교사·알선·방조하는 자 또는 같은 조 제3항을 위반하여 장기 등을 적출하거나 이식한 자는 2년 이상의 유기징역에 처한다. ② 제7조 제1항 제2호를 위반하여 장기 등을 주고받거나 주고받을 것을 약속하거나, 같은 조 제2항을 위반하여 같은 조 제1항 제1호 및 제2호의 행위를 교사·알선·방조하는 자는 10년 이하의 징역 또는 5천만 원 이하의 벌금에 처한다. 이 경우 징역과 벌금은 병과(倂科)할 수 있다"고 되어 있다.

쌍방이 다 좋을 수도 있는 일을 막는 것은 경제적 이익을 목적으로 하는 생체기증을 허용할 경우 경제적 약자에게 장기기증을 강요하는 일이 발생할 가능성이 있기 때문이다. 장기이식은 죽어가는 생명을 구할 수 있는 방법이지만 비용이 많이 들기 때문에 경제적 능력이 있는 사람들만이 사용할 수 있는 방법이다. 장기매매를 법으로 허용하면 돈이 있는 사람들은 가난한 사람의 장기를 이식받아 생명을 연장하게 되겠지만, 공여받을 장기를 확보하기 위해 범죄가 발생할 가능성이 높다.

우리나라의 경우 국립장기이식관리기관의 장이 대통령령으로 정하는 장기 등 이식 대상자의 선정 기준에 따라 이식 대기자 중에서 이식 대상자를 선정한다. 이렇게 기준을 마련한 것도 경제적 능력에 의해 장기를 획득하는 것을 막기 위해서다.

현재는 기증 의사를 밝힌 뇌사자의 장기가 공급에서 가장 큰 역할을 하지만 미래에는 인공장기와 같은 획기적인 방법이 개발되어 죽어가는 이들의 생명을 구할 수 있게 되기를 기대해본다.

무한경쟁 시대에도
고객 감동의 의료가 중요하다
환자권리장전과 의사윤리선언

'고객 감동' 시대에
요구되는 의료윤리

시대의 흐름은 많은 것을 변하게 한다. 20세기 후반에 들어와 전쟁이 이전보다 훨씬 줄어들고 먹을 것이 풍족해지자, 알게모르게 지배층 중심의 사회에서 벗어나 전 인류가 잘살 수 있는 방향으로 사회가 변하기 시작했다. 의료에서 윤리의식이 강조된 것도 이와 같은 변화와 함께한 것이었다. 이 시기에 일어난 사회 변화는 역사상 어느때보다 많은 사람이 인간적 대우를 받는 세상, 특정한 소수가 아닌 다수가 만족하는 세상을 만들었다. 이러한 변화는 사람들의 지식 수준이 높아짐에 따라 앞으로도 계속될 것으로 예상된다.

예전에는 환자가 의사라는 전문직종 앞에서 갑을관계의 을과 같은 위치에 있었지만, 오늘날에는 의학 지식은 의사를 따라가지 못하더라도 환자가 더 존중받아야 한다는 생각을 갖게 된 것도 그러한 변화의 하나다. 게다가 현대 정보기술의 발전은 이러한 지식의 거리마저도 꽤나 좁혀놓았다. 환자를 포함한 일반인은 인터넷이나 문헌 등을 통해 원하는 정보만 골라서 쉽게 얻을 수 있으므로, 특정 내용에 대한 의사와의 정보 격차가 점점 줄고 있는 것이다. 게다가 의료계의 경쟁 현상도 갈수록 심화되어, 이제는 마을과 도시의 경계를 넘어 다른 지역의 의료진이나 병원을 찾는 것은 물론 국가의 경계를 뛰어넘는 의료관광이 전 세계적으로 일반화하고 있다.

경쟁사회에서 승리하기 위해서는 소비자의 만족도를 높여야 한다. 과거에 의사는 실력이 가장 중요했지만, 이제 실력은 기본이고 그 외에 다른 장점이 필요한 세상이 되었다. 의학적 문제점만 해결해주면 만족하던 환자들이 치료는 기본이고 예술적 분위기를 가미한 청결한 내부장식, 의료진의 친절한 말투와 자상한 설명, 인간미가 물씬 풍기는 관계를 원한다면 여기에 적응해야 하는 것이다. 고객이 원하는 대로 변화하지 않으면 경쟁사회에서 도태될 수밖에 없는 구조가 형성되어가고 있다.

세상은 급속도로 변화하는데 구태의연한 옛날의 방식으로 환자를 대했다가는 병원의 영업에만 영향을 미치는 것이 아니라 '윤리의식이 부재한 의사'라든가 도덕적으로 문제가 있는 사람이라는 평가를 받게 될 것이다. 바야흐로 의료 분야에서도 고객을 감동시키기 위해 이전에는 필요하지 않던 많은 요소들을 갖추어야 하는 세상이 되었다.

환자권리장전의 선포

1993년 3월 8일, 연세의료원에서는 국내 최초로 다음과 같은 환자권리장전을 선포했다.

연세의료원은 환자에게 도움을 주는 원칙, 환자에게 불이익이 없도록 하는 원칙, 환자의 자율을 최대한 존중하는 원칙, 그리고 사회정의를 실천하는 원칙에 따라 진료함을 선언하며 다음과 같이 환자의 권리를 존중한다.

첫째, 모든 환자는 인간으로서의 관심과 존경을 받을 권리가 있다.

둘째, 모든 환자는 의료진의 성실한 대우를 받을 권리가 있다.

셋째, 모든 환자는 의료진의 전문 분야에 대하여 알 권리가 있다.

넷째, 모든 환자는 담당 의료진으로부터 자신의 질병, 현재의 상태, 치료 계획 및 예후에 대한 설명을 들을 권리가 있다.

다섯째, 모든 환자는 자신의 질병 치료를 위한 새로운 의학적 시도나 교육의 참여 여부를 선택할 권리가 있다.

여섯째, 모든 환자는 치료, 검사, 수술, 입원 등의 의료 행위에 대한 설명을 듣고 시행 여부를 선택할 권리가 있다.

일곱째, 모든 환자는 담당 의료진이나 법적으로 허용된 사람을 제외하고는 개인의 의무 기록 열람을 금함으로써 진료상의 비밀을 보장받을 권리가 있다.

여덟째, 모든 환자는 진료에 관하여 알려진 사생활의 비밀을 보장받을 권리가 있다.

아홉째, 모든 환자는 진료의 목적으로 탈의하더라도 신체의 비밀을 보장받을 권리가 있다.

열째, 모든 환자는 진료비의 내역에 관하여 알 권리가 있다.

이러한 내용이 선포되자 여러 병원에서 이와 유사한 환자권리장전을 선포하기 시작했다. 고객만족경영이 중시되는 시대 흐름에 부합하여 환자를 위한 권리를 보장하는 것이 고객(환자)을 만족시키기 위한 방법의 하나로 선택됐기 때문이다.

소비자의 권리가 우리나라보다 더 일찍 중시되기 시작한 미국에서는 1973년 미국 병원협회가 12개항으로 구성된 '환자권리장전(A Patient's Bill of Rights)'을 발표한 바 있다. 의료 행위가 효과적으로 수행되려면 의사를 포함한 의료진과 환자의 협력이 잘 이루어져야 하며, 이를 위해 서로를 존중하고, 열린 마음으로 원활한 소통을 하며, 서로의 차이를 인정하고 잘 받아들여야 한다는 것이 이를 선포한 배경이었다. 환자와 보호자, 그들을 접하는 의료진이 서로의 권리와 책임을 존중할 수 있는 토대를 마련하고자 한 것이다. 이 장전은 또한 의료진이 인종 · 언어 · 문화 · 종교 · 나이 · 성별 등의 차이를 막론하고 윤리적으로 환자와 보호자를 대해야 한다는 내용을 담고 있다.

1975년에는 말기환자를 돕는 워크샵에서 16개항으로 구성된 말기환자 권리장전을 채택했으며, 미국 의사협회는 "의료는 환자와 의사 모두가 받아들일 수 있는 조건하에서 행해져야 한다"고 주장하면서 1990년 '환자의 자유(Patient Freedoms)'에 대한 목록을 발표했다. 이것이 5년 뒤인 1995년에 환자권리장전으로 수정되었다. 최근에는 의료관광 시 발생할 수 있는 분쟁 예방을 목적으로 제정된 '국제 의료관광협회 환자권리장전(The IMTA International Patients' Bill of Rights)'이 선포되기도 했다.

헬싱키 선언을 필두로 한
의사윤리선언의 등장

        의사들의 윤리를 선언문으로 만든 것은 1948년 제
네바 선언을 그 시작으로 보아야 할 것이다. 1964년 헬싱키에서 열린 세
계의사협회 총회에서는 사람을 대상으로 한 연구를 포함해 의학 연구에
서 지켜야 할 윤리원칙을 규정했
다.(5-12) 의학 연구에서 과학이나
사회의 이익보다 피험자의 권익을
우선 보호해야 한다는 원칙을 강조
한 상징적인 윤리선언에 불과하지
만, 반세기가 지나는 동안 점점 그
힘이 커지고 있다.

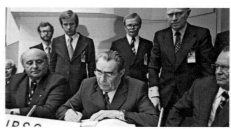

5-12 헬싱키 선언(1964).

  이후 헬싱키 선언은 5회에 걸쳐 개정 작업이 이루어졌으며, 마지막 개
정이 이루어진 2000년 에든버러 총회에서는 모두 32개항으로 구성된 현
재의 선언문이 채택되었다. 현재는 국내외적으로 다양한 종류의 의사윤
리선언문이 발표되어 있는데, 1997년에 제정되고 2006년에 개정된 대한
의사협회 의사윤리강령은 아래와 같다.

1. 의사는 인간의 존엄과 가치를 존중하며, 의료를 적정하고 공정하
   게 시행하여 사람의 건강을 보호 증진함에 헌신한다.
2. 의사는 학문적으로 인정된 전문적 의학 지식과 양심에 따라 진료
   를 하며, 상호 간에 우애, 존경, 신의로써 대하고, 품위와 명예를 지
   킨다.
3. 의사는 최신 전문적 의학 지식의 습득에 노력하고, 공중보건의 개

선과 발전에 이바지한다.

4. 의사는 진단 및 치료 과정에 환자의 의사와 선택을 반영함으로써 환자의 인격과 자기결정권을 존중한다.

5. 의사는 진단 및 치료와 관련하여 알게 된 환자에 대한 비밀과 사생활을 보호하며, 환자의 이익에 반하는 제도의 개선과 환자에 대한 책임을 다하도록 노력한다.

6. 의사는 응급환자가 아닌 자에 대하여 진료 방해, 과잉진료 요구 등 정당한 이유가 있는 때에는 진료를 거부함으로써 건강한 진료문화의 발달에 기여한다.

7. 의사는 죽음을 앞둔 환자의 고통을 줄이고, 환자가 인간답게 자연스런 죽음을 맞을 수 있도록 최선을 다한다.

8. 의사는 인체 및 생명공학 연구와 관련하여 피험자의 생명, 건강과 인격을 존중하고, 윤리적·의학적·사회적 타당성을 검토함으로써 의술 향상 및 인류의 건강 증진에 기여한다.

의사윤리강령과 환자권리장전 모두 선언에 그치고 실천은 하지 않는다면 무용지물이 될 것이다. 앞서 말했듯 윤리는 법과 다르며, 윤리적 내용이 중요하다면 법으로 편입되어야 한다. 하루아침에 이루어질 수는 없겠지만 서서히 높아져가고 있는 인권의식은 의료윤리에도 영향을 미치고 있으며, 미래에는 '선언적인 윤리'가 '지켜야 할 윤리'로 변신하게 될 것으로 기대한다.

낙태, 윤리와 법 가운데
생명을 생각하다

낙태의 윤리성 논란

인공임신중절을 고민하게 하는
다양한 사례들

사례 1

20대의 한 직장 여성이 야근을 마치고 늦은 밤 퇴근하다가 골목길에

서 불량배들을 만났다. 그들에게 성폭행을 당하고서 서너 달 흐른 뒤

그 여성은 자신이 임신했음을 알게 되었다.

사례 2

40세 여성이 몸이 전과 다름을 느끼고 병원에서 진찰을 받은 결과 임신했음을 알게 되었다. 가정형편도 어렵고, 이미 세 자녀를 두고 있었기에 당혹감을 갖지 않을 수 없었다. 고민 끝에 넷째를 낳기로 했으나 산전 진단을 통해 다운증후군이 있음을 알게 되었다. 다운증후군은 정신지체가 동반되므로 아기가 태어나면 돌봐줄 사람이 필요하고, 관련 시설에 맡기려고 해도 비용 부담을 감수해야 하는 등 여러모로 어려움이 있을 게 분명했다.

사례 3

결혼 생활 6년째에 접어드는 어느 부부는 아직 아이를 갖지 못해 고민이 깊었다. 병원에서 임신에 문제가 있는지 검사를 했지만 아무 이상도 발견되지 않았다. 인공수정을 시도해볼 것인가를 고민하던 중 부인이 임신을 했음을 알게 되었다. 아주 조심스럽게 임신 초기를 보냈는데 서서히 부인의 몸에 이상이 생기기 시작했다. 진찰 결과 심한 임신중독증으로 태아에게 혈액이 잘 공급되지 못하고 있다는 것이다. 그대로 두면 산모와 태아 중 한 명은 목숨을 잃을 수도 있는 상황이다.

사례 4

1년 전 결혼한 맞벌이 신혼부부가 있었다. 그런데 어느 날 임신했음을 알게 된 부인이 인공임신중절 수술을 해야겠다는 말을 꺼냈다. 며칠 전 회사 회식자리에서 술을 마셨고, 그 후에 숙취 해소를 위해 약을 먹기도 했다는 것이다.

태아를 어느 시점에서
생명체로 인정할 것인가?

학문적으로 윤리가 정립되려면 '사안에 따라' 결론
이 달라지는 일이 최소화되어야 한다. 인공임신중절을 포함하여 윤리적
판단을 내려야 할 수많은 의료 상황에 대해 사안에 따라 판단하겠다는
것은 기준을 마련하지 않겠다는 것과 다름이 없다. 뉴턴이나 아인슈타
인이 발견한 물리학 법칙이 사안에 따라 적용되었다가 안 되는 것은 아
니지 않은가?

우선 인공임신중절, 즉 낙태를
반대하는 가장 대표적인 논리는
"사람의 생명은 무엇보다 소중하
므로 함부로 없앨 수 없다"는 것
이다. 이 명제에 대해서 반대하
기는 힘들 테니, 낙태를 반대하
기 위해서는 태아가 생명체라는
사실이 증명되어야 한다.(5-13)

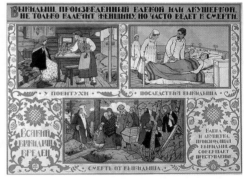

5-13 소련의 낙태 반대 포스터(1925년경). 미국 국립의학도서관 소장.

일단 정자와 난자는 생명체가 아니다. 정확하게는 '아니다'가 아니라
'아니라고 해야 혼란이 없어진다'. 정자를 생명체로 보는 순간 현재 사용
되고 있는 피임약과 비데는 설 자리를 잃고, 몽정이나 자위행위도 범죄
가 될 것이다. 그렇다면 인간의 생명은 언제부터 시작되는 것일까?

시중에서 구할 수 있는 임신 테스트용 시약은 성관계 후 2주 정도 지
나면 임신 여부를 알 수 있다. 혹 원하지 않는 임신을 했음을 알게 된다
면 낙태를 시도하려는 생각을 할 수 있을 것이다. 이때는 수정된 세포가
수차례 분열하여 여러 개의 세포로 늘어난 상태로, 겉보기에는 사람이

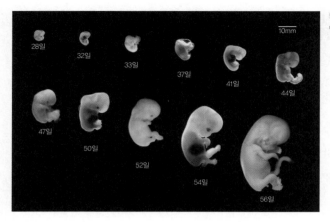

아니라 세포 덩어리처럼 보인다. 살아 있는 세포의 덩어리는 생명과학 연구를 하는 실험실에서 흔히 볼 수 있는데 그것을 생명체로 보고 실험이 끝난 뒤 세포를 살리려고 노력하는 과학자는 없을 테니, 이러한 맥락에서 보면 발생 2주가 지난 세포 덩어리는 생명체가 아니다.[5-14]

어려운 것은 어느 시점부터 생명체로 간주할 것인지를 결정하는 일이다. 생명체가 죽는 것은 일반적으로 심장박동이 정지하거나 호흡이 멈추는 시점을 기준으로 한다. 그런데 인공심장박동기나 인공호흡기를 부착해놓으면 사람이 죽지 않게 할 수 있다. 그럴 경우 도저히 회복 불가능하다는 판단이 섰음에도 이를 함부로 제거할 수는 없는 것이 문제가 된다. 게다가 독소 중에는 일시적으로 심장박동을 멈추게 하는 것도 있으므로, 심장이 뛰는 것을 기준으로 삶과 죽음을 판단하는 것은 결코 절대적이라 할 수 없다. 마찬가지로 생명체의 시작 시점을 판단하는 것은 생명체가 죽는 시점을 판단하는 것만큼이나 어렵다. 수정에 성공한 배아가 자궁벽에 착상하여 생명체로 탄생할 확률은 30%가 채 되지 않는다. 그러므로 수정에 성공한 배아라 하더라도 생명체로 자라날 가능성이 있을 뿐, 생명체라 하기에는 무리가 있다.

　게다가 무사히 착상된다고 해서 태아가 자라 아기로 태어날 확률도 100%가 아니다. 착상 후 6주가 지날 때까지 멀쩡하더라도, 자연유산을 비롯하여 각종 사고가 일어날 가능성을 고려하면, 분만에 성공해 태아가 지구의 공기를 들이켤 확률은 90%가 되지 않는다. 현재는 생명이냐 아니냐를 판단하는 기준으로 수정 후 14일을 거론하는 경우가 일반적이다. 보통 수정 후 일주일 내에 착상이 일어나므로, 14일이라면 피임약과 같이 현재 사회에서 용인되는 행위에 대한 혼란은 야기하지 않을 수 있다.

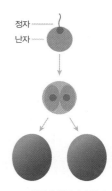

5-15 일란성 쌍둥이의 원리.

　이론적으로 단세포가 이세포가 되었을 때 이 세포가 2개로 갈라지면 각각이 완전한 생명체로 자라나서 일란성 쌍둥이가 탄생한다.[5-15] 수정 후 두 번 분열하여 4개의 세포가 되고, 한 번 더 분열하여 8개의 세포가 되었을 때에도 각각의 세포로 갈라지면 모든 세포가 완전한 생명체로 자라날 가능성이 있다. 14일이 지나면 배아가 16세포 이상이 되는데, 이 각각의 세포가 갈라졌을 때 온전한 생명체로 자라날 수 없다는 점에서 이때부터 생명체로 인정하는 것이 일리가 있기는 하다.[5-16] 그러나 아직 관련 연구자들이 의견 통일을 보았다고 할 수 없으며, 그저 사회의 혼

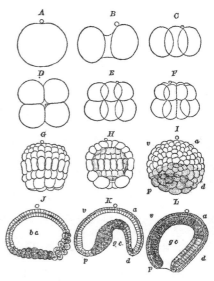

5-16 수정란의 세포분열(난할). Edwin Grant Conklin, "Facts and factors of development", *The Popular science monthly*, Volume 84, Popular Science Pub. Co., June 1914. C와 E는 일반적인 경우가 아니다.

란을 없앨 수 있는 적당한 시기를 골라잡았다는 느낌도 있다.

생명체인 태아의 낙태를
찬성할 수 있는가?

한국에서 낙태가 법으로 처음 다루어진 시기는
1953년이었다. 그때부터 지금까지 우리나라의 법은 이유 없는 낙태를
금지해오고 있지만 1960~1970년대의 공업화 과정에서 도시의 산부인
과는 호황을 누렸는데, 그 이유는 낙태가 많았기 때문이다.

현재 우리나라의 형법 269조와 270조에서는 낙태를 금지하고 있다.
임신 후 24주 이내에 있는 자에 한하여 인공임신중절수술을 제한적으로
허용하는 경우는 다음과 같다(모자보건법 제14조).

1. 본인 또는 배우자가 우생학적 또는 유전학적 정신장애나 신체질
   환이 있는 경우.
2. 본인 또는 배우자가 전염성 질환이 있는 경우.
3. 강간 또는 준강간에 의하여 임신된 경우.
4. 법률상 혼인할 수 없는 혈족 또는 인척 간에 임신된 경우.
5. 임신의 지속이 보건의학적 이유로 모체의 건강을 심히 해하고 있
   거나 해할 우려가 있는 경우.

이 내용에 따르면 앞서 제시한 사례에서 태아가 24주를 지나지 않았
을 경우, 사례 1은 3번 사유로, 사례 3은 5번 사유로 낙태가 가능하다.
사례 2는 낙태가 불가하고, 사례 4는 부인이 섭취한 약물이 5번 사유를

충족한다면 낙태가 가능할 것이다. 그러나 아무리 낙태를 원한다 해도 24주가 지났다면 무슨 이유에서든 인공임신중절수술을 해서는 안 된다. 이상은 우리나라의 법을 기준으로 한 판단이다.

24주가 지난 뒤 태아의 낙태를 허용하지 않는 것은 그 태아를 생명체로 보기 때문이다. 산모의 몸 밖으로 나왔을 때 혼자 힘으로 생명을 유지할 수 있는데도 낙태를 하는 것은 살인에 해당하는 행위로 보는 것이다. 참고로 미 연방대법원에서는 26주를 기준으로 낙태 허용 시기를 결정한 적 있고, 세계보건기구에서는 22주를 기준으로 그 이전에는 허용, 그 후에는 불인정한다는 의견을 내놓고 있다(우리나라도 과거에는 28주까지 낙태가 허용되었으나 2009년 7월에 24주로 개정되었다). 이상은 출산할 때 체외에서 생존 가능한 시기를 언제로 보느냐에 따라 낙태 허용 여부를 결정하려는 관점이며, 의학의 발달에 따라 태아를 살려낼 수 있는 조산의 시기가 점점 빨라지고 있으므로 계속해서 논의와 수정이 필요하다.

앞에서 설명한 대로 14일이 지난 태아가 생명체라면, 낙태할 때 그 생명체의 생명을 인위적으로 끝낼 수 있는 논리가 필요하다. 낙태를 허용하는 가장 중요한 이유는 임신 주체인 산모가 원하기 때문일 것이다. 사회복지제도가 잘되어 있어서 아기가 태어났을 때 산모가 원하는 조건을 충족시켜줄 수 있다면 낙태가 허용되어서는 안 된다. 그러나 산모에게 선택권이 없도록 규정해놓고 아기가 태어난 후에 양육의 책임을 산모에게만 떠넘긴다면 그것도 합리적인 일은 아니다.

낙태에 대해서는 찬반양론이 분분하고 그것과 관련해서 수많은 논의가 있어왔다. 그러나 옳고 그름을 구별하는 논리도 중요하지만 실제 사회에 적용할 수 있는지 여부도 중요하다. 그런 면에서 낙태를 불허하기에는 우리 사회에 해결해야 할 문제가 많이 남아 있다.

무엇보다 환자의
치료받을 권리가 우선이다
환자의 권리

가족이 대리인이
될 수 없는 이유

55세의 자영업자가 교통사고로 혼수상태에 빠져 응급실에 실려왔다. 당직의사는 응급처치를 했지만 환자는 이틀이 지나도록 의식을 찾지 못하고 있다. 결혼생활 28년째인 아내, 27세의 아들, 24세의 딸이 교대로 병상을 지키고 있었다. 담당의사는 뇌 사진에서 어제까지 볼 수 없던 출혈이 생겼음을 발견하고 가족에게 이를 알렸다. 출혈에 의한 뇌손상을 막기 위해서는 응급 뇌수술을 해야 할 상황이었다. 교통사고에 의한 손상 정도가 큰 편이라 회복을 장담하지 못하는 상태에서 뇌에 출혈까지 생겼으니 의사로서도 난감한 상황이었다. 응급수술을 해야 한다는 의사의 말에 10분 정도 회의를 한 가족은 치료를 중단해달라고 요청했다. 회복을 장담할수는 없지만 포기하기도 이른 상태에서 의사는 가족의 결정을 무조건 따라야 하는지 의문이 들었다. 의사 입장에서 어떻게 대처하는 것이 윤리적일까?

의식이 없는 환자를 앞에 두고 치료 중단을 요구한 가족들의 선택은 윤리를 위반한 것인가? 위의 예시만으로 전체적인 맥락을 판단하기는 어렵다. 우리나라에서라면 가족의 뜻을 따르는 것에 큰 문제가 없어 보이지만 누군가가 제동을 건다면 이야기가 달라진다. 예를 들어 환자의 동생이 나타나 "오빠는 평생 무슨 일이든 최선을 다하며 살았고, 어릴 때부터 내게 '가족을 두고 혼자 먼저 세상을 떠날 수는 없으니 내가 중병에 걸려 의사표현을 못하게 되더라도 최선을 다해 끝까지 치료해달라'고 했으니 여기서 치료를 중단할 수는 없다"고 주장한다면 어떻게 될까?

결론부터 이야기하면, 가족들의 선택은 윤리를 위반한 것이다. 자율성 존중의 원칙에 어긋나기 때문이다. 환자 동생의 말이 맞다면 환자의 의사를 반한 것이므로 자율성 존중의 원칙을 위반한 것이고, 동생의 말을 확인할 수 없다 해도 가족의 결정보다는 본인의 의사를 확인할 다른 방법을 찾아야 한다. 이미 대리인을 지정해놓지는 않았는지, 유언장을 써두지는 않았는지를 먼저 확인해야 하는 것이다. 왜냐하면 가족이 악의를 품고 환자를 살리지 않으려 한다는 가정을 무시할 수 없기 때문이다.

자영업자인 환자가 20억의 재산을 가지고 있는데, 지금 사망하면 20억은 가족의 몫이 된다. 그러나 회복 여부도 불확실하고 치료비가 얼마나 들지도 모르는 상태에서 언제 끝날지 모르는 투병생활을 뒷바라지해야 한다면 경제적 손해는 물론이고, 시간이 길어질수록 가족은 와해의 위기에 놓일지도 모른다.

만약 사고 1주일 전 아들이 취업 대신 사업을 하겠다며 아버지에게 사업자금으로 5억을 달라고 했는데 거절당했다면, 그래서 논쟁을 벌이던 끝에 아버지가 아들을 크게 야단쳐서 아들이 5일간 가출했다 돌아온 다음날 사고가 일어났다면 아들의 결정에 사심이 있는지 없는지 판단하기가 어려울 것이다.

마찬가지로 부인이 2년 전부터 외도를 하고 있었다면, 또는 딸이 아버지의 유언장에 "내가 갑자기 세상을 떠나는 경우 재산의 70%를 딸에게 준다"는 내용이 쓰여 있다는 사실을 알고 있다면, 이들이 환자의 대리인으로서 결정을 내릴 자격을 갖추고 있다고 말할 수 있을까?

법은 만약의 상황을 가정해서 만들어지는 것이지 세상이 순리대로 돌아가고 있는 상황을 가정하여 만들어지는 것이 아니다. 특히 환자의 재산 정도에 따라 이권이 걸리는 경우가 많으므로 대리인이 누구인지를 확인하는 일은 매우 중요하다. 우리나라에서는 평소에 대리인을 지정하거나 유언장을 써두는 일이 일반화되어 있지 않다. 그렇다고 해도 자신의 의견을 피력하지 못하는 상태의 사람을 대신하는 것은 가족이 1순위가 아니며, 그 이유는 앞에서 기술한 바와 같다. 물론 환자가 유언을 남긴 적이 없고 대리인을 지정하지도 않았다면 2순위로 대리인 자격을 갖춘 가족의 의견을 따를 수밖에 없다.

대리인이 생명을 살릴 수 있는 기회를 포기한다면?

12세의 어린이가 캠프에 참가했다가 마지막 날 야외활동 중에 높은 곳에서 떨어져 부상을 입었다. 지도교사는 119에 신고를 했고, 구급차는 이 어린이를 병원으로 호송했다. 야영지에서 병원까지 약 1시간이 소요되었으므로, 어린이가 병원에 도착한 직후 사고 소식을 들은 부모도 병원에 도착했다.

피를 많이 흘려 수혈을 해야 한다는 의사의 말에 부모는 난감한 표정을 지었다. 신속히 치료하면 목숨을 건지는 건 어려운 일이 아닌데 부모의 반응은 예상 밖이었다.

"저 아이는 다른 사람의 피를 공급받을 수 없습니다. 저희 가족 모두 수혈은 안 된다는 종교적 신념을 가지고 있습니다. 다른 방법은 없을까요?"

손쉽게 치료할 수 있는 방법 대신 다른 방법을 찾으라는 가족의 요청을 무시하고 의사는 수혈을 강제로 해야 옳은가? 어린이가 죽어가는 것을 방관해야 옳은가?

윤리적으로는 수혈을 해야 옳다. 그러나 가족이 반대하는 의료 행위를 계속하는 건 어려운 일이다. 자율성 존중의 원칙을 따르자니 어린이의 의사를 알기가 어렵다. 어른이야 평소 소신을 누군가에게 이야기했거나 유언장에 뭐라도 써놓았을 가능성이 조

Advance Medical Directive

No Blood

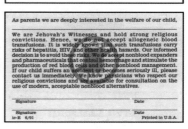

As parents are deeply interested in the welfare of our child,

We are Jehovah's Witnesses and hold strong religious convictions. Hence, we do not accept allogeneic blood transfusions. It is widely known that such transfusions carry risks of hepatitis, HIV, and other health hazards. Our informed decision is to avoid these risks. We do accept nonblood expanders and pharmaceuticals that control hemorrhage and stimulate the production of red blood cells and other nonblood management. If our child suffers an accident or becomes seriously ill, please contact us immediately. We know physicians who respect our religious convictions and are available for consultation on the use of modern, acceptable nonblood alternatives.

Signature _____ Date _____
Signature _____ Date _____
ic-E 6/01   Printed in U.S.A.

5-17 종교적 신념에 의해 수혈을 거부하는 사람들이 갖고 다니는 수혈 거부 카드.

금이라도 있지만, 12세 어린이가 평소에 죽음에 관련된 자신의 의사를 밝혀놓았을 가능성은 0에 가까울 것이다. 앞의 예처럼 경제적 이권이 결부되어 있지도 않다. 오로지 종교적 신념만이 결정에 영향을 미치고 있는 상황에서 무조건 부모의 의견을 따라야 할까?[5-17]

이 경우 자율성 존중의 원칙은 적용하기 어렵지만 선행의 원칙에 따라 수혈을 하는 것이 윤리적으로 옳다. 그런데 윤리적으로는 옳지만 가족들이 거부할 경우 의사에게 강제로 수혈할 권리나 의무가 있는가 하는 것이 문제다. 혹시라도 가족들이 반대해서 수혈을 못했는데 어린이가 세상을 떠난 뒤에 부모가 "우리가 뭘 아느냐? 전문가인 의사가 우리에게 수혈을 안 하면 이런 극단적인 상황이 올 수 있다는 걸 설명하고 동의를 구했어야지!"라고 항의하며 재판을 건다면 어떻게 될까?

2007년에 비슷한 사례가 발생한 바 있다. 당시 62세였던 환자는 인공고관절 수술을 받기 전 종교적 신념에 따라 "무의식 상태가 되더라도 수혈을 원하지 않고, 피해가 발생해도 병원에 어떤 민형사상의 책임도 묻지 않겠다"는 내용의 각서를 썼다. 수술 중에 출혈이 심해지자 의사가 가족에게 수혈 의사를 다시 확인했지만 가족들의 의견이 엇갈리면서 시기를 놓치는 바람에 환자는 질병이 아닌 수술 중 발생한 출혈에 의해 사망하고 말았다.

재판부는 "환자가 헌법에서 보장한 자기결정권에 따라 구체적인 치료 행위를 거부했다면 의사는 특별한 사정이 없는 한 해당 진료 행위를 강제할 수 없다"고 판단했다. "특정한 치료 방법을 거부하는 것이 자살을 목적으로 한 것이 아니고, 그로 인해 침해될 제3자의 이익이 없다면 자기결정권에 의한 환자의 의사는 존중돼야 한다"며, "환자가 명시적으로 수혈하지 않는 수술을 요구했고 의사가 이를 존중했다면 처벌할 수 없다"고 설명했다. 또 의사는 이와 같은 상황이 벌어질 가능성에 대해 미리 충분히 설명했으므로 진료상 주의 의무를 다하지 않았다고 볼 수 없다고 판단했다.[9] 이 재판은 1, 2, 3심 모두 의사를 무죄로 결론 내렸다.

목숨이 위태로운 상황에서 수혈을 받지 않겠다는 것은 윤리상 정의의 원칙에는 어긋나지만, 무엇보다 환자의 자율성이 존중되어야 하므로 본인의 의사가 확고하다면 의사가 진료를 강제할 수는 없다는 것이 대법원의 결정인 것이다. 앞에서 든 12세 어린이의 예도 부모가 반대한다면 의사가 강제로 수혈할 수는 없을 것이다.

미숙아 자녀를 치료하지 않을 권리가 부모에게 있을까?

결혼 후 경제적으로는 어려움이 있지만 금슬은 좋은 부부가 아기를 가졌다. 산전 진단을 한 산부인과의사는 아기가 아들과 딸이 하나씩인 쌍둥이라고 알려주었다. 쌍둥이란 사실에 조금 부담이 되긴 했지만 어쨌든 둘 다 잘 키우겠다고 다짐했다. 그런데 무슨 문제가 있었는지 32주 만에 아기를 낳게 되었다. 그런데 딸은 정상이었지만 아들은 미숙아에 다운증후군이었고, 내장 기형이 있어서 당장 수술을 포함한 여러 가지 치료를 해야 할 상황이었다. 경제적으로 넉넉지 못한 상태에서 엄청난 치료비를 감당하기 힘든 부모는 미숙아에 다운증후군을 가진 아들의 치료를 포기하기로 했다.

문제가 있는 자녀가 치료받을 수 있는 권리를 빼앗을 권리가 부모에게

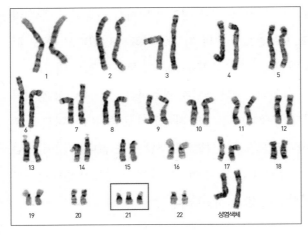

있을까? 결론부터 말하면, "없다".

앞에서 든 예에서 환자는 미숙아인 데다가 다운증후군과 내장 기형을
가지고 있다. 다운증후군은 정신지체가 따르므로 나이를 먹더라도 스스
로 삶을 감당하기가 쉽지 않다.(5-18) 미숙아는 그 자체로는 문제가 아니
지만, 내장 기형과 관련이 있을 가능성이 크다. 이유야 어찌 되었건 아이
에게 의학적으로 문제가 있다면 치료를 해주어야 하고, 그 책임은 1차적
으로 부모가 져야 한다.

만약 치료 거부가 인정된다고 가정해보자. 다운증후군이면서 심하지
않은 내장 기형이 있는 경우는 치료 거부를 허용해야 하는가? 이때 심한
기형과 심하지 않은 기형을 어떻게 구분할 것인지도 결정해야 한다.

의학적으로 문제가 있다고, 그래서 인생을 살아가기 힘들다고 해서 치
료를 거부하여 죽음에 이르게 하는 행위를 허용하려면, 의학적으로 어
느 정도까지 치료 거부가 허용되고 어느 정도부터 치료 거부가 허용되
지 않는지를 정해야 한다. 기준도 정하지 못한 상태에서 부모에게 결정

권을 주면 각기 다른 기준으로 치료 여부를 결정하게 될 것이고, 이는 의료윤리의 4원칙 중 어디에도 맞지 않는다.

의학적으로 문제가 있는 아이를 치료하기 위해 대부분의 부모는 감당하기 힘들 만큼의 시간과 비용을 부담해야 한다. 이때 필요한 것이 사회복지제도다. 여기서 이야기하는 사회복지는 누구에게나 생길 수 있는 어려움을 해결하기 위해 사회 전체가 책임을 지는 것이므로 사회보험과 그 원리가 같다.

생명은 무엇보다 소중하다. 그러나 자본주의 체제하에서는 비용이 너무 많이 드는 경우 생명을 포기해야 하는 상황이 생길 수 있다. 아까운 생명을 포기할 게 아니라 사회 전체가 이를 함께 감당하는 제도를 갖추는 것만이 윤리적으로나 법적으로 문제가 발생할 가능성을 줄일 수 있을 것이다.(5-19)

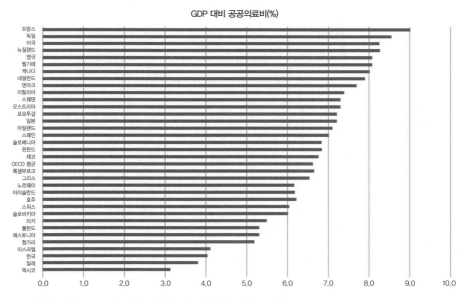

5-19 2009년 OECD 국가 GDP 대비 공공의료비 지출 비율. 2013 OECD 자료 참고.

오래된 관습과 의학적 치료 사이에서 발전한 수혈[10]

예로부터 인체에서 피가 매우 중요한 역할을 한다는 사실은 잘 알려져 있었다. 여러 기록에서 건강을 위해 피를 사용했다는 내용이 발견된다. 로마 시대에는 건강하고 젊은 사람의 피를 먹으면 회춘한다고 믿은 귀족들이 검투사의 몸에서 피를 빼내 마셨다. 또 이집트의 파라오는 질병을 치료하기 위해 피로 목욕을 하기도 했다. 그러나 그런 방법으로 효과를 보았을 리는 만무하다. 15세기 후반에 죽음을 코앞에 둔 교황이 소년 3명의 피를 마셨으나 효과는 없었고 모두 사망했다고 전해진다.

1604년 독일의 베게레우스는, 비록 학문적인 뒷받침은 없었지만, "피는 마시기보다 수혈해야 더 좋은 효과를 갖는다"고 주장했다. 1628년 영국의 하비가 혈액의 순환을 처음으로 발견한 이래 영국에서 피에 관한 연구가 많이 이뤄졌다. 1657년 크리스토퍼 렌은 개의 정맥에 여러 가지 약물, 맥주, 오줌, 침, 다른 동물의 피 등을 주입해 어떤 증상과 결과가 야기되는지를 관찰했다. 이때부터 한 개체에서 다른 개체로 피를 수혈하는 방법에 관심을 갖기 시작했다.

드디어 1665년 존 윌킨스가 동물에서 동물에게 수혈한 첫 번째 사례를 남겼다. 개의 정맥에서 채취한 피를 일단 돼지의 방광에 주입한 다음, 금속관을 통해 이 피를 다른 개의 정맥에 주입하는 데 성공한 것이다. 같은 해에 리처드 로우어는 개의 경정맥을 통해 피를 제거해 혼수상태에 빠지게 한 다음 다른 개의 경동맥과 관으로 연결해 피가 흘러 들어가게 하여 개를 살리는 데 성공했다. 이는 최초의 직접 수혈에 관한 동물실험의 성공 예로, 이에 자신감을 얻은 로우어는 1667년 광견병에 걸린 사람의 치료를 위해 양의 피를 수혈했으나 성공하지 못했다.

한편 프랑스의 루이 14세의 시의였던 장 드니는 로우어의 개 수혈 실험에 관한 이야기를 들은 후 몇 차례 동물실험을 거친 다음, 당시 원인 불명의 고열에 시달리던 15세 소년에게 양의 피를 수혈했다. 소년은 수차례에 걸쳐 수혈을 받았으나 큰 부작용 없이 회복됐다. 이에 용기를 얻은 드니는 여러 환자에게 동물의 피를 수혈하는 치료를 계속했고 이는 어느 정도 효과를 보았다. 하지만 부작용으로 인한 사망자가 발생하면서 프랑스 정부는 수혈을 금지하는 법안을 선포했고, 수혈은 그 후 두 세기가 지날 때까지 법으로 금지됐다.

수혈이 성공하려면 혈액을 빼내고 주입하는 기구가 있어야 한다. 또한 빼낸 혈액이 다시 주입되기까지 응고되지 않도록 해야 하고, 이 과정에서 병원성 미생물에 감염되지 않도록 하는 기술이 필요하며, 주는 사람과 받는 사람의 혈액형이 일치해야 한다.

18세기까지만 해도 혈액을 주고받는 데 사용하는 기구는 점차 개량되고 있었지만 그 외의 수혈에 대한 지식은 없었다. 인체의 대사 과정도 모른 채 혈액을 주고받는 일이 시행된 것이다.

1818년 영국의 제임스 블런델에 의해 인체 수혈이 성공한 이래 미생물학·혈액학 등이 발전하면서 혈액형 관련 지식 및 여러 가지 혈액 응고 방지제들이 알려진 뒤에야 수혈을 이용한 치료가 원활히 이뤄지기 시작했다.

환자가 치료받기를 거부한다면?

치료받지 않을 권리와 안락사

"나는 더 이상 치료를 받고 싶지 않다"

55세에 위암 진단을 받은 김씨는 세상이 무너져내림을 느꼈다. 결혼 후 25년간 자신만 믿고 살아온 부인과 아직 독립하기에는 어린 아들과 딸을 어떻게 대해야 할지 막막하기만 했다. 의사는 초기는 아니지만 그렇다고 포기하지 말고 열심히 치료하면 가능성이 없는 것은 아니라고 말했다. 직장에 1년간 휴직계를 내고 의사가 하자는 대로 열심히 치료를 받은 결과 치료 가능성이 보이기 시작했다.

"이제 암세포가 보이지 않으니 안심하시고 생활하십시오. 하지만 재발 가능성이 있으니 병원에 오시는 날짜는 잘 지켜야 합니다."

항암치료를 받는 것은 쉬운 일이 아니었지만 치료가 됐다는 이야기를 들으니 한결 마음이 편해졌다. 그런데 7년이 흘렀을 때 김씨의 몸에 이상이 찾아왔다. 암이 재발한 것이다. 의사와 협의하여 항암치료를 시작했지만 전과 다르게 이번에는 치료제가 잘 듣지 않았다. 1차 항암치료가 끝난 후 만족할 만한 성과를 거두지 못하자 2차 항암치료를 시작했다. 약을 바꾸기로 한 것이다.

머리카락은 빠지고, 소화 기능은 떨어졌다. 몸 상태는 급격히 나빠졌고, 하루하루가 힘든 날의 연속이었다. 하지만 문병을 온 아들과 딸을 보는 순간 7년 전 처음 암 진단을 받았을 때와는 다르게 이제는 세상에 이별을 고한다 해도 전혀 부족할 게 없다는 생각이 들었다.

"항암치료가 너무 힘들어 이제 그만 받았으면 한다. 이대로 지내다 때가 되면 떠나야겠다."

가족들은 김씨를 설득하며 희망을 버리지 말자고 했지만 김씨는 모든 게 괴로울 뿐이었다. 누가 그의 생각을 바꿀 수 있을 것인가?

예로 든 글에서, 김씨는 질병으로 인한 고통에서 헤어나기 위해 차라리 죽음을 선택하겠다고 말했다. 오늘날 안락사는 "치유될 수 없는 사람들의 고통을 덜어주기 위해 그를 죽음에 이르게 하는 것"을 의미하며, "한 사람의 최선의 이익을 위해 행위 또는 무위로 그 사람을 의도적으로 죽음에 이르게 하는 것"이라 정의할 수 있다.[11] 앞의 정의에 '의도적'이라는 표현이 들어간 것에 주의해야 한다. 의도적으로 죽음에 이르게 하는 것이 과연 허용될 수 있을까?

고통이 극심한 데다 회복 가능성도 지극히 낮다면 삶을 포기하고 죽음을 선택하려는 생각을 할 수 있다. 병원에서 더 이상 치료가 가능하지 않다는 판정을 받은 후 치료를 포기하고 집으로 돌아가는 경우가 그렇다. '가망 없는 퇴원(hopeless discharge)'이라고도 하는 이 상황은 일종의 안락사로 분류할 수 있다. 1% 또는 0.1%의 확률을 위해 끝이 보이지 않는 가운데 주변 사람들이 계속 희생해가며 환자를 돌봐줄 수가 없어서 치료를 포기하기도 하지만, 경제적·시간적 여유가 있어 치료를 계속한다 해도 환자가 그것을 감당할 수 없는 상황이라면 치료를 중단하자고 할 수도 있다.

안락사는 본인의 의사에 따라 '자발적 안락사', '반자발적 안락사', '비자발적 안락사'로 구분할 수 있다. 자발적 안락사는 당사자가 안락사를 요청하거나 그것에 동의함으로써 환자의 의사에 따라 수행하는 것이다. 환자가 삶을 포기하겠다는 의지가 확실하지만 스스로 수행할 수 없는 경우 타인의 도움을 받아야 하는데, 안락사가 법적으로 허용되지 않는 나라에서 이는 살인 행위나 마찬가지다.

반자발적 안락사는 스스로의 안락사에 동의할 능력이 있지만 동의하지 않은 환자에게 수행하는 것이다. 이는 계속 살기를 원하는 경우와, 안락사에 동의한다고 직접적으로 말하진 않았지만 의사가 물어봤을 때 동의했을 것으로 생각되는 사람에게 행하는 경우로 나눌 수 있는데 두 경우 모두 허용되진 않는다. 윤리의 판단 기준에서 가장 중요한 것 중 하나인 자율성을 침해하기 때문이다.

스스로의 삶과 죽음을 이해하거나 선택할 능력이 없을 때 수행하는 안락사를 비자발적 안락사라고 한다. 동의할 능력(자율성을 표현할 능력)을 갖지 못한 아기가 태어날 때부터 불구가 심한 경우, 치료할 시 목숨을 유지할 수는 있지만 비용이 많이 들고 평생 누군가의 보살핌을 받아야 하는 상황에서 부모가 치료를 거부한다면 이는 부모의 잘못일까, 아니면 선택 중 하나일까? 또 유언을 남기지는 않았지만 평소 행적으로 보아 안락사를 원했을 만한 80대 치매 노인이 인간다운 삶을 살지 못한 채 주변 사람들의 안타까움을 자아내는 상황에서, 누가 봐도 효자임이 분명한 아들이 더 이상 아버지 또는 어머니가 주변 사람들에게 동정의 대상이 되는 것을 원치 않아 안락사를 수행하겠다고 한다면 어떻게 해야 할까? 비자발적 안락사에 대해서는 조심스럽게 허용 가능성이 타진되고 있는 분위기지만 전면 허용까지는 갈 길이 멀다.

또 안락사를 행하는 사람의 의사에 따라 '적극적 안락사'와 '소극적 안락사'로 구분할 수 있다. 적극적 안락사에는 치료 중단, 인공호흡기 제거, 약물 주사 등이 해당하며, 소극적 안락사에는 치료 거부, 연명치료 중지 등이 해당된다.(5-20) 안락사가 허용되는 나라라 해도 적극적 안락사는 허용되지 않으며 소극적 안락사가 허용되는 정도다.(5-21) 가망

> **연명치료 중지**
> 영어로 DNR이라고도 한다. 'do not resuscitate'의 앞글자에서 유래한 것으로 심장과 폐가 뛰지 않는 경우 소생술을 하지 않겠다는 뜻이다. 얼른 보면 이해가 안 갈 수도 있지만 존엄한 삶을 누리기 어려운 중환자 중에서 심폐소생술을 하면 살아났다가 잠시 후 심장과 폐가 정지되기를 반복하는 경우가 있고, 또 심폐소생술 도중에 인체에 상처가 발생할 수 있으므로 존엄하게 죽기 위해 이런 개념이 생겨났다.

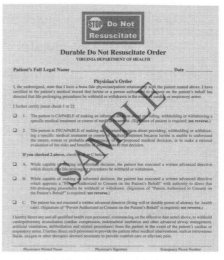

5-20 미국 버지니아 주의 연명치료 중지에 관한 서식.

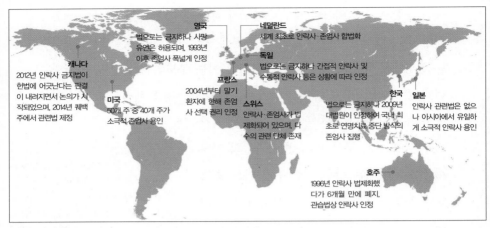

없는 퇴원도 여기에 해당한다.

최근에 매스컴에서 흔히 접할 수 있는 용어로 '존엄사'가 있다. 이는 원론적으로 품위 있게 죽음을 맞이하는 과정을 가리킨다. 최선을 다해 치료했음에도 더 이상 소생 기미가 보이지 않는 환자에게 무의미한 연명치료를 하는 대신 질병에 의해 자연적으로 다가오는 죽음을 맞게 하자는 것으로, 굳이 안락사의 구분법에 따르면 자발적이면서 소극적인 안락사를 가리킨다. 우리나라에서는 이른바 '세브란스 병원 김할머니 사건'을 판결하면서 2009년 5월 21일 대법원이 연명치료 중단을 결정한 것이 최초로 존엄사를 인정한 판결이 되었다.

편안한 죽음을 맞이하게 하는 호스피스 완화의료

고대 그리스에서도 안락사에 대해 고민한 기록이

있다. 히포크라테스 선서에 "나는 요청을 받아도 치명적인 약을 누구에게도 주지 않을 것이며, 그 효과에 대해서도 말하지 않을 것입니다"라는 내용이 있다는 것은 거꾸로 죽음으로 이어질 수 있는 약품을 제공하는 이가 있었음을 의미한다. 이안 다우비긴이 쓴 『안락사의 역사』에 소개된 것처럼 오랜 역사를 통해 수많은 사람이 안락사에 대해 의견을 냈지만 아직도 그 논쟁은 계속되고 있을 뿐 아니라 의학 지식과 기술의 발전에 의해 더욱 가열되고 있다.[12]

누군가가 안락사를 선택하는 것은 무슨 이유에서든 현재의 상황이 어렵기 때문이다. 따라서 안락사를 허용하지 않는 대신 환자를 잘 보살펴 주는 것으로 대안을 찾을 수 있을 것이다. 죽음을 앞둔 환자에게 견디기 힘든 연명의술을 시행하는 대신 편안하게 임종을 맞을 수 있도록 도와주는 활동을 '호스피스(hospice)'라 한다. 중세에도 성지순례자들이 쉬어 가는 곳이라는 뜻으로 이와 비슷한 용어가 사용되기는 했지만, 현재의 호스피스 운동은 흔히 1967년 런던에서 전직 간호사인 손더스(Cicely Saunders)에 의해 시작되

> **호스피스 완화의료**
> 완치가 불가능한 질병으로 죽음이 예견되는 환자와 그 가족을 신체적·영적·심리사회적 돌봄으로써 남은 시간 동안 삶의 질을 높이고 죽는 순간까지 잘살 수 있도록 돕는 의학의 한 분야.

었다고 한다. 이것이 전 세계적으로 널리 퍼져나가면서 다양한 형태로 발전했다. 그러나 우리나라에서는 이보다 앞선 1965년에 강릉 갈바리 의원에서 최초로 호스피스 활동을 시작한 바 있다.

1991년과 1992년에 각각 기독교 중심의 한국호스피스협회와 한국가톨릭호스피스협회가 창립되었으며, 1998년에는 호스피스 완화의료에 대한 학문적 접근을 위해 의사·간호사·사회복지사·성직자 등의 전문가가 모여 한국호스피스완화의료학회를 창립하고 활동을 시작했다.

2002년 정부에서 호스피스 완화의료의 제도화를 추진하기 시작해 2009년과 2011년에 완화의료 서비스에 대한 시범사업을 진행했으며 점점 그 범위를 넓혀가는 중이다.

완화의료란 임종이 다가오기 전이라도 투병 과정에서 발생하는 환자들의 통증과 증상을 완화하는 활동을 포함한다는 점에서 호스피스보다 큰 개념으로 볼 수 있으나 사용자에 따라 호스피스와 혼용하기도 한다.

Chapter 6

의학, 문화를 읽고
사회를 보다

───── 아리스토텔레스에 따르면 사람은 사회적 동물이다. 사회의 구성원인 사람은 필연적으로 그 사회에 내재된 문화의 영향을 받는다. 의학적으로 해결해야 할 문제가 생긴 사람이 자신이 영향을 주고받고 있는 사회에 담긴 문화를 이해하지 못한다면 문제 해결은 어려울 수밖에 없다.

문화는 사고방식과 식생활습관을 포함하여 사람이 살아가는 모든 일에 영향을 미치고 있다. 나라마다 문화가 다르니 의학을 대하는 태도도 다르고, 담배나 술과 같은 기호품을 어떻게 대하느냐에 따라 사람들의 건강상태는 물론 생활방식까지 차이를 보인다. 식생활습관은 그 사회의 문화와 관계있을 뿐 아니라 보건·건강상태와도 관계가 있다.

세상이 달라지면 모든 것이 달라진다. 사람들의 활동범위가 넓어지면 생활양식과 질병 양상이 바뀌고, 수명이 길어지면 노인을 위한 새로운 의료제도의 도입이 요구된다. 일상생활에서 알게 모르게 접하고 있는 문화의 영향에 어떻게 대처하느냐에 따라 의학과 의료를 활용하여 얻을 수 있는 효과도 달라지는 것이다.

의학은 하나의 문화다

의학과 문화

의학이
왜 문화인가?

　　일상생활에서 흔히 사용하는 용어 중에 막상 그 의미를 규정하려고 하면 제대로 답하기 어려운 경우가 많은데, '문화'도 그중 하나일 것이다. 사전에서 찾을 수 있는 문화의 정의를 몇 가지 소개하면 다음과 같다.

　1. 인류의 지식 · 신념 행위의 총체. 라틴어 'cultura'에서 파생한

'culture'를 번역한 말로 본래의 뜻은 경작이나 재배였는데, 나중에 교양·예술의 뜻을 갖게 되었다.[1]

2. 어떤 집단의 구성원이 지닌 사유. 정보 교환, 행동, 생활 등 그 집단에서 습득하여 계승해온 양식.[2]

3. '자연'에 대비되는 용어. 역사가 경과하면서 인간사회에 만들어진 것으로 자연으로부터 주어진 것이 아니다.[3]

4. 자연을 이용하여 인류의 이상을 실현시켜나가는 정신활동.[4]

5. 인간이 일정한 목적이나 이상을 실현하려는 활동 과정과 그 과정에서 이룩한 물질적·정신적 소득의 총칭.

의학을 문화라고 할 수 있는 예를 들어보자. 통증을 느끼는 사람들이 병원을 찾는 기준이 나라마다 개인마다 동일한가? 환자가 호소하는 통증에 대해 의사들이 받아들이는 방식이 같은가?

앞의 질문에 대해 "같다"라고 말할 수 있는 사람은 없을 것이다. 개인의 통증도 사람마다 사안마다 느끼는 정도가 다른데, 지구상에 흩어져 사는 각기 다른 사람들이 어떻게 동일한 통증을 느끼며 병원을 찾는다고 상상하겠는가? 서로 다른 음식을 먹는 사람들이 그 음식에 대해 느끼는 감정이 다르듯이, 병원을 찾게 만드는 통증의 종류와 정도도 개인마다 꽤 큰 차이가 있을 것이다. 이 질문에 대해 "그건 의학이 아니라 의료에 관한 문제다"라고 하면 의학은 문화가 아니라고 주장할 수도 있겠지만, 뒤의 질문은 의학이 확실히 문화임을 보여준다.

어떤 의사는 환자가 조금만 아프다고 해도 진통제를 투여하지만, 어떤 의사는 환자가 통증을 호소해도 사진상의 이상과 같은 객관적 증거가 나타나지 않는다면 무시할 수 있다. 이 또한 앞의 질문처럼 의학이 아닌 의료라고 주장할 수 있겠지만, 의사가 아닌 환자 입장이라면 완전히 이야기가 달라진다. "나는 똑같은 말을 하고 있는데 왜 의사들은 똑같이 받아들이지 않는 거야?"

이 장에서는 주로 인류학적 내용을 중심으로 의학에서 문화가 어떤 역할을 하는지를 이야기하고자 한다. 문화학자 타일러는 오래전에 문화를 "지식·신념·도덕·예술·법·관습·능력·습성을 포함하는 복합적인 전체"라 정의했고, 키싱은 "공유되는 관념·체계·개념·규칙 및 의미로서 그 체계 위에 인간의 삶이 표현하는 모든 것"이라 했다.[5] 이 정의를 곰곰이 생각해보면 의학이 문화의 영향을 받지 않을 수 없음을 쉽게 이해하게 된다. 의학이 아무리 객관성을 추구한다 해도 인간의 삶과 함께하는 학문인 만큼 그 주체인 인간의 일상에 들어 있는 모든 면을 반영할 수밖에 없고, 그래서 문화의 영향을 받지 않을 수 없는 것이다.

문화에 따라
다르게 형성되는 의학

한 환자가 배가 아파서 응급실에 왔다. 어디가 아픈지를 이미 물어봤다면 의사는 뭘 더 물어봐야 할까? 다음으로 해야 할 질문은 언제부터, 어느 정도로, 어떻게 아픈지를 물어보는 것이다. 여기서 '어떻게'가 특히 중요하다.

'아프다'에는 참으로 많은 종류가 있다. 찔린 듯이 아프다, 당기듯이 아프다, 맞은 듯이 아프다, 쓰리듯이 아프다, 더부룩하게 아프다, (콕 짚어서 말하기는 어렵지만) 뭔가 이상이 생긴 것처럼 아프다, 피부에 생긴 상처가 조금 아픈데 건드리면 통증이 심해진다, 배 전체가 심하게 아프지는 않지만 뭔가 이상이 생긴 건 분명하다 등 통증의 종류는 다양하다. 그래서 의사 입장에서는 통증의 종류를 먼저 확인해야 올바른 진단이 가능해진다.

찔린 듯이 아프다면 진짜로 뭔가에 찔렸는지 확인해야 할 것이고, 맞은 듯이 아프다면 마찬가지로 뭔가에 맞았는지 확인해야 할 것이다. 물론 그 원인에 의해 보이지 않는 부위에 더 큰 문제가 생기지 않았는지도 확인해보아야 한다. 쓰리듯이 아프면 상부소화기의 궤양을 의심해볼 수 있고, 더부룩하게 아프거나 특정 부위에 설명하기 어려운 통증이 느껴진다면 일단은 소화불량을 의심하며 화장실에서 일을 보는 것으로 해결하려 할 수 있을 것이다. 배의 피부에 생긴 상처에 의한 통증이라면 내과보다 피부과 질환으로 감염과 염증을 해결해야 할 것이며, 배 전체가 심하게 아프지 않다면 일정 시간 경과 후 통증이 사라질 수도 있고, 시간이 지남에 따라 배꼽과 오른쪽 엉덩이뼈 사이에 통증이 심해지면 막창자꼬리염(충수돌기염)을 의심해볼 수 있다.[6-1]

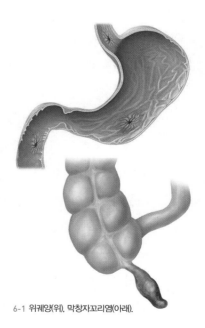

아무리 영어를 잘하는 사람이라도 이러한 통증들을 구별하여 영어로 옮기는 것은 불가능할 것이다. 같은 문화를 공유하는 사람들이 의사 전달을 위해 만들어낸 것이 언어이므로, 서로 다른 문화권에서 같은 의학적 현상을 각각의 언어로 말할 때 그 표현에 차이가 있기 때문이다.

한국 전통의학에서는 약을 주로 사용하는 의사, 침·뜸을 주로 사용하는 의사, 뼈

6-1 위궤양(위), 막창자꼬리염(아래).

를 맞추거나 자극을 주어 질병을 해결하고자 하는 의사로 구분되어 있었다. 물론 서양의학에서 내과와 외과의 유래가 다르다 해도 두 분야 모두에 탁월한 능력을 지닌 의사들이 있었듯이, 이 3가지 중 둘 이상에 특출한 능력을 가진 의사도 있었을 것이다.

미국이나 호주와 같은 나라에는 우리가 흔히 알고 있는 (서양)의학이 아니라 뼈를 맞춰서 몸에 생긴 문제를 해결하는 의학이 별도로 존재하는데, 이를 '카이로프랙틱(chiropractic)'이라고 한다. 1820년 미국의 파머(Daniel D. Palmer)가 창안한 이 방법은 약 200년이 지나는 동안 미국에서 의학의 하나로 명실상부한 위치를 차지했다.(6-2)

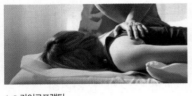

6-2 카이로프랙틱.
사진 출처: http://www.sandiegospinalcare.com.

카이로프랙틱을 공부하려면 고등학교를 졸업한 뒤 3~4년 과정인 카이로프랙틱 학교를 다녀야 하는데, 이곳에서는 의과대학 (미국의 경우는 의학전문대학원)에서 배우는 것과 별 차이가 없는 수준의 기초의학을 배운다. 임상의학의 경우 주로 뼈와 관련된 내용이 많으며, 뼈와 관련된 내용이 적은 과목은 상대적으로 적게 이수하도록 되어 있다. 이렇게 카이로프랙틱을 공부하고 나면 의사가 면허시험을 치르듯 시험을 쳐서 자격을 획득해야 하고, 임상 실무 경험을 쌓은 뒤에 독립적으로 환자를 치료할 수 있다. 전문 자격인 만큼 개인적으로 카이로프랙틱을 시술하는 의원을 운영하는 것도 가능하다.

한편 이와 비슷하게 1874년 스틸(Andrew T. Still)이 창안한 '정골의학(osteopathic medicine)'도 있다. 이 또한 각종 질병은 뼈의 이상에 의해 발생하므로 뼈와 근육을 자극해 기능을 정상화함으로써 인체의 문제를 해결하려는 의학이지만 미국에서는 이 2가지가 확실히 구분되어 시행되고 있다.

우리나라 전통의학에서도 뼈를 다뤄 의학적 문제를 해결하려는 학자들이 있었지만 이것을 카이로프랙틱과 같다고 보기는 어렵다. 문화적 배경이 다른 상황에서 생겨난 것이기 때문이다. 문화적 배경이 다르더라도 형태는 같을 수 있다는 말은 통하지 않는다. 세상살이의 모든 것이 반영되어 형성되는 문화가 다른 상태에서 결과물이 같기를 기대하는 것은 서로 다른 사범에게 씨름과 유도를 배운 쌍둥이의 동작이나 실력이 같기를 기대하는 것과 다름없다.

한의학의 침술은 침으로 경락 부위를 찌르지만, 서양의학에서 사용하는 침은 근육을 찌른다. 생긴 게 침과 비슷하다고 해서 같은 게 아니라, 모양은 같아도 원리는 다른 것이다.[6-3] 한의학의 미병(未病)과 서양의학의 대사증후군은 과거의 기준으로 보면 확실하게 발병한 상태가 아니라는 점에서 공통점이 있기는 하지만, 진단이나 치료는 완전히 다르게 진행된다. 중국과 인도에서도 수천 년 전에 코를 성형하는 수술을 했지만 그런 수술을 한 이유와 방법은 오늘날의 서양의학과 차이가 있다.[6-4]

또한 같은 서양의학이라 해도 환자들의 반응, 결정을 내리는 과정에서 의사들이 보이는 태도, 의료 행위가 진행되는 과정 등은 문화에 따라 다르게 나타날 수밖에 없다. 그러

> **경락**
>
> 경맥과 낙맥을 통틀어 가리키는 말. 경맥은 기혈이 순환하는 기본 통로로 일정한 장기들과 연계되어 온몸을 연결해주는 기능을 하며, 경맥에서 갈라져 나온 낙맥은 온몸에 기혈을 공급하는 역할을 한다.

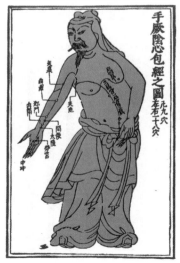

6-3 침 놓는 자리를 표시한 명나라(1368~1644) 때의 도면.

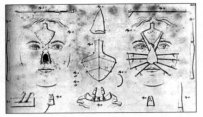
6-4 고대 인도의 의사 수슈루타가 남긴 코 재건수술에 관한 기록.

므로 환자에게 의학적 처치를 하고자 할 때는 그 환자가 속해 있는 사회의 문화적 배경을 이해하고 그에 맞는 처치를 해야 한다. 미세한 차이를 구별하지 못하고 시행되는 의학적 처치는 환자를 위험한 상황에 빠뜨릴 수 있기 때문이다.

보건 문제 해결을 위해
감안해야 할 사회문화적 요인

선진국과 개발도상국의 평균수명에는 큰 차이가 있다.[6-5] 개발도상국에서는 출생 후 1년 이내에 사망하는 아기의 비율을 나타내는 '영아사망률'이나 선진국에서는 어느 정도 통제 가능해진 감염병이 전파될 가능성 등 수많은 요인이 건강을 위협한다. 물론 인생을

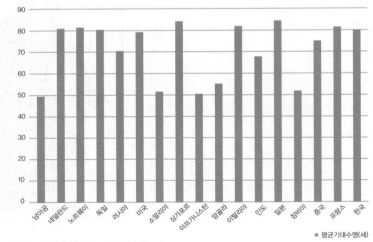

■ 평균기대수명(세)

6-5 2014 세계 평균기대수명. WHO 자료 참고.

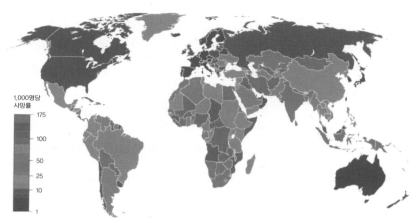

6-6 세계 영아사망률(2008). 미국 인구조회국(PRB) 자료 참고.　　　　© Sbw01f/Wikimedia Commons

살아가면서 사고에 노출될 가능성이 선진국보다 낮기는 하다.(6-6)

　평균수명과 건강수명을 결정하는 것은 그 나라의 보건환경이며, 이 보건환경에 영향을 주는 요인에는 부와 가난, 질병 양상과 인구구조의 변화, 영양과 위생 상태, 신종 감염병 출현, 흡연, 알코올 섭취, 생활환경, 작업환경 등이 있다. 이와 같은 요인들은 그 사회를 구성하는 사람들이 공유하고 있는 문화와 매우 밀접한 관계가 있다.

　20세기 초반까지는 질병의 대부분이 사람에게 발생하는 감염병이었지만 이를 해결하고 나자 이전에는 전혀 문제가 되지 않았던 만성병이 새로운 건강 문제로 대두된 것에서 보듯, 질병 양상의 변화는 보건환경에 큰 영향을 미친다. 이 영향으로 인해 인구구조가 변화하여 노인 인구가 증가했으며, 젊은 세대가 결혼을 미루거나 하지 않고, 또 아기를 갖지 않거나 적게 낳으면서부터 전체 인구 중 노인 인구가 점점 많아지는 고령화 사회, 초고령화 사회가 되어가고 있다. 따라서 의학의 관심도 어떻게 하면 노인의 건강을 잘 유지할 것인가로 옮겨가는 중이다.

과거에 인류를 지배한 감염질환이 거의 해결된 데는 예방 가능한 백신 개발, 치료 가능한 약제 개발, 위생상태 개선 등이 가장 중요한 역할을 한 것으로 보인다. 그러나 실제로 감염병에 의한 사망자 수를 그래프로 그려보면 이 3가지 요인이 없었더라도 이미 지난 200년간 줄어드는 추세에 있었음을 알 수가 있다. 여기에서 유추할 수 있는 사실은 감염병이 줄어드는 데 가장 큰 역할을 한 것은 사람의 영양상태라는 것이다. 영양상태가 좋다는 것은 인체에 병이 생겼을 때 이와 맞서 싸울 면역 능력을 발휘하는 일이 용이하다는 뜻이다.

흡연과 알코올 섭취가 건강에 미치는 나쁜 영향에 대해서는 더 이상의 설명이 불필요할 것이다. 계단을 오르내리는 대신 승강기를 이용하거나, 운동하는 시간보다 의자에 앉아서 보내는 시간이 많은 생활환경은 만성 대사성 질환 유병률을 증가시키는 원인이 되고 있다. 작업 중 분진이 날리는 현장에서 방진시설을 갖추지 않으면 호흡기질환의 직접적인 원인이 될 것이며, 안전수칙을 제대로 지키지 않는 작업환경에서는 보건 문제가 빈번히 일어난다.

앞에서 선진국과 개발도상국의 수명을 비교한 것은, 선진국은 보건환경에 영향을 주는 요인을 적극적으로 통제하여 보건 문제 개선에 나서는 반면 개발도상국은 그러한 요인을 해소하기 위한 투자 여력이 부족하다는 사실이 평균수명에 영향을 미친다는 점을 지적하기 위해서다.

복지에서 가장 중요한 3가지, 즉 부족하지 않은 음식과 학습 기회, 건강한 위생상태를 갖추지 못하면 선진국이라 할 수 없다. 특히 국민들이 건강하게 오래 살 수 있게 하려면 보건환경에 영향을 주는 요인을 잘 통제해야 한다.

국가에 따라 의학의 모습도 다르다[6]

의학과 의료는 시공간상 차이가 있는 인간사회에서 각각의 사정에 맞게 이루어지기 때문에 과학만큼 확실한 답을 주지 못한다. 그러다 보니 같은 의학 이론이라도 나라마다 서로 다른 형태로 적용된다. 다른 나라의 의학은 어떤 특징들을 지니고 있을까?

프랑스의 의학은 '생각하는 의학'이라 할 수 있다. 데카르트가 남긴 "나는 생각한다. 고로 나는 존재한다"라는 유명한 말처럼, 실용성보다는 (생각의 결과에 따르는) 논리와 이론을 중시하는 특징을 보인다. 미학적 · 성적 · 심리적 측면을 중요시하는 프랑스에서는 전통적으로 유방암 수술률이 다른 나라보다 낮다. 수술로 유방을 제거하겠다는 생각을 잘 갖지 않기 때문이다. 또 한국에서는 혀 밑이나 겨드랑이 사이에 체온계를 넣지만 프랑스에서는 곧창자(직장)를 흔히 이용하는데, 체온계를 중요한 부위에 사용하는 것은 프랑스인들이 생각하는 미학에 어긋나기 때문이다.

한편 독일에서는 의사의 권위가 잘 인정된다. 따라서 의사의 처방에 순종적일 뿐 아니라, 선진국 중 1인당 의사 수, 1년간 의사를 만나는 수, 처방전에 들어 있는 약품 수 모두 1위를 차지한다. 진단명이 매우 다양하고, 다른 나라들보다 심장약 처방도 훨씬 많다. 약의 종류도 다른 나라에 비해 많으며, 약을 구하는 일도 여느 국가들보다 쉽다. 인체의 장기가 그 자체로 생명력을 지니고 있다고 판단하므로 수술보다는 제 기능을 회복할 때까지 비공격적인 방법으로 치료하는 것을 선호하기 때문에 약을 많이 사용한다.

영국의 의학은 '경제적'이다. 국가 의료보험에 가입하면 집에서 가까운 병원에서 1차진료를 맡을 의사를 정할 수 있다. 영국에서 의사의 지위는 공무원과 유사하므로 검사나 처치가 비교적 적으며, 약을 적게 사용하고 첨단장비도 적극적으로 활용하지 않는다. 최소한의 진료와 치료에 초점을 둔 것이 영국 의료의 특징이며, 의사에게서 이상이 있다는 판정을 받기도 쉽지 않다. 또한 치료 방식에 따라 의사의 수당이 올라가지도 않으므로 과소 진료의 위험성이 존재한다는 맹점이 있으며, 첨단의학이 쉽게 받아들여지지 않는 것이 문제가 되기도 한다.

미국에서는 지금도 서부시대의 개척정신이 남아서인지 중병에 걸린 환자에게 부작용의 위험성을 감수하고 독한 약을 처방하는 등 적극적인 자세로 질병을 대한다. 또 희망이 없는 환자라 해도 세상을 떠나는 날까지 여러 가지 시도를 해보는 것을 최선의 치료라 생각한다. 몸의 이상을 바로잡기 위해 도전정신으로 무장한 채 공격적으로 임하는 질병관은 미국에서 획기적인 신기술이 끊임없이 개발되는 계기가 되었다. 그러나 신기술 개발로 의료비가 천문학적으로 상승하는 문제가 발생했다. 65세 이상의 시민을 대상으로 한 '메디케어'와 저소득층을 대상으로 한 '메디케이드' 등을 제외하면 공적 의료보험이 적용되지 않기 때문에 미국인들은 각자 보험회사를 선택해 사보험에 가입하거나 아예 보험 가입을 포기해야 한다. 의료비의 90%를 보장해주는 의료보험에 가입하려면 4인 가족의 경우 우리 돈으로 매달 100만 원이 넘는 보험료를 지불해야 한다. 이렇게 비싼 의료비를 지불하면서도 각종 의료지표는 OECD 가입 국가 중 중간 수준에 불과하니, 투자 대비 효율 면에서 미국의 의료제도는 결코 좋은 제도라 할 수 없다.

담배와 술에 담긴
문화사회학적 의미
흡연과 술의 중독성

문화의 영향을 받는
흡연 습관

1492년, 지구가 둥글다고 믿었던 이탈리아의 탐험가 콜럼버스는 스페인 왕실의 도움을 받아 세 척의 배를 이끌고 항해를 시작했다. 선원들의 회송 요구를 달래가며 석 달에 걸친 항해 끝에 카리브해의 섬에 도착한 콜럼버스는 그곳을 인도라 착각한 데다가 기대했던 부도 얻을 수 없었지만, 일생을 통해 네 번이나 유럽과 아메리카 대륙을 오가면서 인류 역사에 새로운 시대를 열어주었다.

이후 스페인을 필두로 한 유럽 여러 나라들은 경제적 이익을 추구하기 위해 새로운 땅을 찾아 지구 각지로 뻗어나갔다. 유럽의 남쪽에 위치한 아프리카에 관심을 갖고 있던 포르투갈이 스페인과 부딪치지 않기 위해 교황에게 중재를 요청하자 교황은 '서아프리카의 카보베르데로부터 서쪽으로 약 480킬로미터 지점을 기준으로 서쪽은 스페인의 영토, 동쪽은 포르투갈의 영토'라고 결정했다. 이 결정에 불만을 품은 포르투갈은 전쟁까지 각오하며 재협상을 제안했고, 결국 두 나라는 스페인 토르데시야스에서 만나 카보베르데에서 서쪽으로 약 1,500킬로미터 떨어진 지점을 기준으로 정했다(토르데시야스 조약). 그로써 남아메리카 대륙에서 동쪽으로 튀어나온 브라질이 포르투갈의 식민지가 되었다.[6-7] 뒤늦게 영국·프랑스·네덜란드 등이 아메리카 대륙의 한쪽 귀퉁이라도 차지하기 위해 동참했고, 그 결과 북아메리카에는 이 세 나라의 흔적이 남게 되었다.

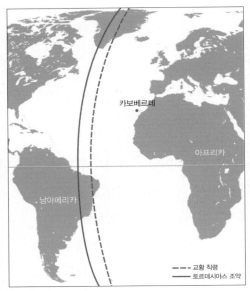

6-7 토르데시야스 조약(1494).

유럽인들이 신대륙으로 들어가 새로운 주인 노릇을 하게 된 것은, 아메리카 대륙을 지배하고 있던 원주민(인디언)들과의 싸움에서 승리했기 때문이다. 오랜 기간 전쟁으로 단련된 유럽인들이 더 진보한 무기를 갖고 있었으니 승리하는 건 당연하다 하더라도, 유럽인들이 그토록 짧은 시간에 아메리카 대륙을 차지하게 된 데는 질병이 가장

큰 역할을 했다. 아메리카 원주민
들에게는 생소한, 그러나 유럽인
들에게는 역사를 함께해온 두창
이 아메리카 대륙에 전파되면서
면역력이 없는 원주민들을 죽음
으로 몰아넣었던 것이다.[7](6-8)

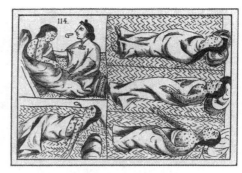

6-8 『피렌체 사본』(1540~1585)에 실린 두창 그림.

유럽인들이 아메리카 대륙을
차지한 것은 중세에서 근대로 접
어들 무렵, 상업적 이익을 취하기 위해 새로운 땅을 차지하려는 욕심 때
문이었다. 한편 지금은 역사에서 서서히 사라져가고 있는 아메리카 원
주민들도 침략자들에게 큰 피해를 입힐 수 있는 물건을 선사했으니, 바
로 담배가 그것이다. 담배와 술, 향정신성 약물, 커피의 공통점은 '기호
품'이라는 것이다. 유럽인들은 아메리카 대륙을 정복했지만 원주민들이
애용하던 담배는 유럽을 정복했다. 당시 아메리카 원주민들이 담배 피
우는 모습을 보고 유럽 사람들도 따라 피우기 시작했고, 그로 인해 흡연
의 즐거움을 알게 된 것이다.(6-9)

그러면 우리나라에는 언제 담배
가 전해졌을까? 『대동기년』에는 "남
초(담배)는 남쪽 오랑캐 나라에서 유
래하여 일본에서 성했고 무오 연간
(1618) 우리나라에 들어와 장유가 먼
저 맛을 봤다"라고 되어 있다. 『인조
실록』에는 1616~1617년에 들어왔
으며, "조선에 들어온 지 5년 만에

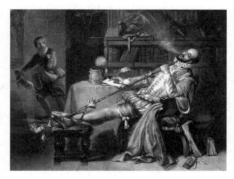

6-9 16세기 후반, 영국에서 처음으로 담배를 피운 탐험가 롤리.
그의 하인이 주인의 몸에 불이 붙은 줄 알고 물통을 들고 달려오
고 있다. Frederick William Fairholt, *Tobacco, its history and
associations*, 1859.

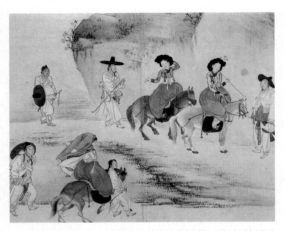

6-10 신윤복, 《연소답청》, 18세기 말, 간송미술관. 들놀이를 다녀오는 양반들과 기생들이 담배를 즐기는 모습이 그려져 있다.

(1621) 피우지 않는 사람이 없을 정도"로 퍼졌다고 기록되어 있다. 『하멜표류기』 부록에는 "조선의 아이들은 4~5세만 되면 담배를 피운다. 남녀노소 가운데 담배를 피우지 않은 사람이 없다"라고 되어 있어, 불과 5년 만에 조선 전역에 삽시간에 퍼졌음을 알 수 있다.

당시에는 "담배를 즐기면 배가 고픈 사람은 배를 부르게 하고…… 추운 사람은 따뜻하게 하고" "담배는 기를 빠르게 소통시키고 골수에까지 퍼지게 한다" 등 담배 예찬론이 비등했다. 정조(正祖) 역시 대표적인 골초로 "조선을 흡연의 나라로 만들겠다"고 선포할 정도였다. 그야말로 조선 전체가 담배 열풍이 불 정도였다.(6-10) 그러나 한편으로는 청년들이 어른 앞에서 담배 예절을 안 지키는 일이 빈번하고, 너도나도 담배를 심어 농사 지을 땅이 부족한 사태가 벌어졌으며, 화재의 위험성 등으로 흡연에 대한 경각심도 높아졌다.[8]

그렇다면 15~18세기와 달리 담배의 해악이 익히 잘 알려진 21세기에도 일반인은 물론 의사들까지 흡연을 즐기는 이들이 많다는 사실은 어떻게 받아들여야 할까? '담배는 만병의 원인'이라는 사실을 알면서도 흡연을 즐기는 이들이 많은 것이 현실이다. "담배는 건강에 해로우며 폐암의 원인이 될 수 있습니다"라는 경고문구를 매일 대하면서도 흡연을 즐기는 사람들의 예에서 보듯, 담배가 해롭다는 것은 알지만 끊지 못하는 사람들의 생활습관을 바꾸려면 좀 더 근본적인 차원에서의 조치가 필요하다.

이처럼 흡연자들이 꾸준히 생겨나는 현상은 경제적 측면에서 설명되기도 한다. 세계보건기구에 따르면 1997년 미국에서는 하루에 1,500만 달러를 담배 광고비로 사용했고, 러시아의 경우 외국 담배회사 광고가 전체 TV 및 라디오 광고의 40%를 차지했다.[9] 이렇게 몸에 해로운 물질을 판매하는 회사들의 광고를 허용하는 것 자체가 국가 정책의 모순을 보여준다. 담배를 즐기는 사람들에게 "너희에게 담배 피우는 자유를 보장할 테니 세금이나 두둑이 내라"고 하는 것이나 다를 바 없는 것이다. 이렇게 담배를 팔아서 번 돈을 금연 홍보에 사용하니 참으로 모순이라 하지 않을 수 없다. 한국 또한 담배 팔아서 번 돈을 암 연구에 사용하고 있으니 별반 다를 바가 없다.

담배에는 니코틴 외에도 인체에 해가 되는 물질이 수십 가지 들어 있으나 세계 어느 나라에서도 담배의 폐해를 막는 것을 보건의 궁극적 목표로 삼고 있지 않는데, 이것이 흡연자가 계속 생겨나는 이유라 할 수 있다. 즉 흡연이나 금연은 개인의 의지에 따라 결정되는 부분 외에도 사회문화적인 환경에 좌우된다.

알코올중독의 문화사회학적 접근

"약과 독의 차이는 오로지 용량"이라는 말에서 알 수 있듯이, 사람의 몸에 들어온 어떤 물질이든 농도가 높으면 해를 일으킬 수 있다. 그중 알코올은 사람의 몸에서 해를 일으키기 위해 가장 높은 농도를 필요로 하는 물질이다. 알코올은 체내에서 비교적 대사가 잘되므로 어느 정도까지는 인체가 감당할 수 있다는 뜻이다.

알코올은 언제 최초로 사용됐는지 알아내는 것이 불가능할 만큼 오랜 세월 인류와 함께해왔다. 알코올은 발효에 의해 생겨나므로, 아마도 농사를 짓기 시작한 이래 과일 · 채소 · 곡물 등의 농산물을 발효시키는 과정에서 발견되었을 것으로 추정된다. 종교적으로 성찬식 등의 행사에 쓰이거나 예방접종 시 주사기를 찌르는 부위에 알코올을 바르는 것에서 알 수 있듯이 정화 · 소독제로 쓰이고 있으며, 역사적으로는 마취 목적으로 이용되기도 했다. 술에 취한 사람이 몸에 상처를 입어도 술이 깨기 전까지는 통증을 느끼지 못하는 것에서 알 수 있듯이 알코올 섭취는 통증 해소에 도움이 된다.

마시면 기분이 좋아지니 예로부터 축제 등에서 알코올을 즐기는 문화가 시작되었고, 나라나 지역에 따라 다양한 종류의 알코올이 개발되어 다양하게 이용되었다.

그렇다면 알코올은 몸에 이로울까?

담배와 비교해보면, 알코올은 여러 가지 유익한 기능을 지니고 있으므로 상대적으로 좋은 물질이기는 하다. 알코올을 섭취했을 때 얼굴이 벌겋게 변하는 것은 혈관이 확장되기 때문이다. 혈관이 확장하면 열이 발산되어 추위를 덜 느끼게 되므로, 겨울에 알코올을 과다섭취했다가는 동사할 위험이 있다. 그러나 음식과 함께 한두 잔 섭취하는 경우에는 혈관 확장 효과가 적게 일어나면서, 혈액순환이 좋아져 건강에 도움이 될 수도 있다.

사회생활을 하면서 낯선 사람과 친해지기 위해 알코올의 효과를 이용하기도 하고, 특별한 순간을 맞이할 때 마음의 떨림을 방지하기 위해 알코올의 힘을 빌리기도 하며, 개인에 따라서는 진정 효과를 위해 알코올을 섭취하기도 한다. 문제는 알코올 섭취가 과다하면 통제력을 잃어 사고를 일으킬 가능성이 높다는 것이다. 음주운전과 같이 알코올의 폐해는 자신은 물론 타인에게 돌이킬 수 없는 큰 피해를 입힐 수 있으므로 반드시 피해야 한다.[6-11]

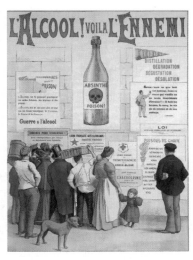

6-11 프랑스의 알코올중독 경고 포스터(1910).

2007년도에 발표된 '정신질환실태 역학조사'에 따르면, 우리나라 전체 성인 인구의 5.6%인 180만 명 정도가 알코올중독 또는 그에 준하는 상태(알코올 사용장애)로 추정된다. 알코올 사용장애는 알코올 남용과 알코올 의존으로 구분한다. 알코올 남용은 음주로 인한 개인적·사회적 폐해가 있음에도 불구하고 음주 행위를 반복하는 것을 의미하며, 알코올 의존은 알코올에 대한 금단과 내성이 존재하는 상태에서 음주를 향한 병적인 집착이 지속되는 상황을 가리킨다.

그런데 알코올을 대하는 태도에 사회문화학적 차이가 있음을 알 수 있다. 우리나라의 경우 한 번 마셨다 하면 정신을 잃을 때까지 마시는 문화가 있어서 문제가 되지만, 영국 같은 나라에서는 거의 매일 술을 마시면서도 보통은 한 잔으로 끝내지 두 잔 이상 마시는 경우는 흔치 않다.

그리고 미국에서 얻은 연구 결과를 보면, 이탈리아계와 유대계 미국인들은 알코올중독 빈도가 낮지만 아일랜드계와 일부 아메리카 원주민들은 알코올중독 빈도가 높은 것으로 나타났다.[10] 이는 바로 알코올에 대한 특정 집단의 태도가 서로 다름을 보여준다. 개인과 집단에 따라 알코올을 받아들이는 방식이 다르므로 알코올중독에 대한 해결책도 개인에 따라 다르게 제시되어야 한다.

알코올은 사회정체성과 사회적 관계를 형성하는 역할을 한다. 술을 마시는 장소에 따라, 즉 개인적인 공간에서 마시는지 공공장소에서 마시는지에 따라 태도가 달라지며, 때와 장소에 따라 음주 행태를 규정하는 내용도 다르다.

뉴잉글랜드의 노동자들이 일을 마친 뒤 사교클럽에 모여 친목을 다지기 위해 술을 마시는 경우에는 음주 자체보다 공동체의식과 휴식에 목적을 두므로 만취하는 일은 벌어지지 않는다. 아일랜드 클론타프의 어부들은 남성으로서의 정체성을 확립하기 위해 음주를 즐긴다. 주말에 동네 술집에 모여 누가 맥주를 잘 마시는지 과시하고, 서로 완력을 자랑함으로써 주중에 함께 일하는 남자들 사이의 유대감을 키우는 것이다.[11]

가족 모임에서 술을 마실 때와 함께 일하는 사람들하고 바에서 술을 마실 때의 마음가짐이 다를 것이며, 종교행사와 축제 때 술을 즐기는 문화도 각각 다를 수밖에 없다. 북부 유럽의 남성들은 술을 마시면서 사회적 체면을 민감하게 생각하는 것 자체를 여성적 속성이라 생각하므로 만취하는 일이 잦지만, 남부의 남성들은 사회적 체면을 지키는 것은 의무이고, 체면이 손상되면 스스로에게 손해가 된다고 생각하므로 만취하는 일이 드물다.

이와 같이 술을 대하는 태도나 술에 노출되는 환경이 문화에 따라 매우 다르기 때문에, 알코올에 의한 건강 문제를 해결하기 위해서는 다양한 접근 방법이 요구된다. 어떤 경우든 알코올에 중독되면 일상생활에 장애를 초래하므로 개인이나 주변 사람을 위해 알코올중독에 빠지지 않는 것이 중요하며, 혹시라도 알코올에 노출되는 빈도가 잦아져 중독의 위험성이 있다면 그러한 상황을 타개할 방법을 찾아야 한다.

결핵과 에이즈,
어느쪽이 더 위험한 질병인가?[12]
결핵과 에이즈 문제

'의료사회학'은 개인을 대상으로 하는 것이 아니라 사회와 같은 집단을 대상으로 한다. 의학은 질병을 치료하기 위한 학문이고 의사는 환자를 치료하는 직업을 가진 사람이라고 아무리 좁게 정의한다 해도, 유사 이래 인류가 사회적 동물로 살아오면서 의료와 질병 모두 사회의 영향을 직간접적으로 받을 수밖에 없었다. 그 결과 질병에 대해 잘못된 선입관을 갖기도 하고, 그로 인해 뜻하지 않은 피해를 입거나 건강에 도움이 되지 않는 행위를 하기도 한다.

우연히 자신의 몸에 질병 가능성이 있음을 알게 되었다고 가정하자.

몸에서 결핵균이 발견된 경우와 에이즈를 일으키는 인체면역결핍바이러스(human immunodeficiency virus, HIV)가 발견된 경우, 어느 쪽이 더 나쁜 '예후'(병의 경과 및 결말을 예측하는 것)를 갖는지, 또 이를 받아들이는 과정에서 바로잡아야 할 일들은 없는지 살펴보기로 한다.

인류 역사와 함께한 질병, 결핵

21세기를 살고 있는 한국의 어린이들은 경험이 없겠지만 1997년 초등학생 대상의 BCG(Bacille Calmette-Guerin) 재접종이 폐지되기 전 학교에 다닌 사람들은 초등학교 시절 팔 위쪽에 검사용 주사를 맞은 후 피부에 생겨난 발갛고 둥근 자국의 지름을 쟀던 일을 기억할 것이다. 이는 결핵을 진단하기 위해 투베르쿨린 검사를 하는 과정이다.[6-12]

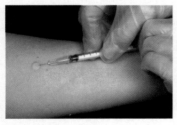

BCG
프랑스 파스퇴르 연구소의 칼메트와 게랭이 만든 결핵 백신으로, 오랫동안 계대배양한 소의 결핵균에서 독성을 없앤 뒤 결핵 미감염자, 즉 투베르쿨린 검사 결과 음성인 사람과 생후 4주 이내의 신생아에게 접종한다.

6-12 투베르쿨린 반응검사.

결핵은 원래 동물에게서 발생한 질병이 사람에게 전파된 인수공통전염병의 하나다. 수천 년 전의 것으로 짐작되는 사람의 뼈에서 그 흔적이 발견된 것으로 보아, 결핵은 인류의 탄생과 함께 발생한 질병의 하나로 추정된다. 이집트에서 발견된 미라에 결핵의 흔적이 있고, 고대 인도와 중국인들도 결핵에 관한 내용으로 추정되는 기록을 남겨놓았다. 히포크라테스도 폐결핵을 가리키는 것으로 보이는 질병을 소개했으며, 아리스토텔레스

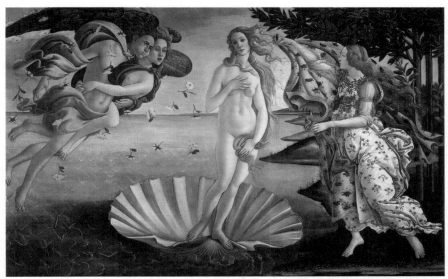

6-13 보티첼리, 〈비너스의 탄생〉, 1485?, 우피치 미술관, 이탈리아 피렌체.

는 결핵이 공기를 통해 전파된다고 처음 주장
했다.

　피렌체 우피치 미술관에 전시되어 있는 보티
첼리의 명작 〈비너스의 탄생〉의 모델로 추정되
는 시모네타 베스푸치는 여러 화가들의 그림
속에서 결핵 환자의 모습을 하고 있다.[6-13, 6-14]
그 외에도 수많은 유명인사들이 결핵으로 목숨
을 잃었다는 사실은 결핵이 그만큼 널리 유행

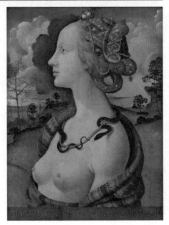

6-14 피에로 디 코시모, 〈시모네타 베스푸치
의 초상〉, 1490, 콩데 미술관, 프랑스 샹티이.

한 질병이었음을 알게 해준다. 신 중심의 사상을 벗어나 인간 중심의 문
명으로 재탄생하던 르네상스 시기에는 여러 예술작품에 결핵이 등장했
고, 근대화 이후의 유럽에서는 평민들보다 상류층에서 결핵 환자들이

많이 나타났다. 이는 근대 유럽에서 상류층에 속하는 사람들이 집단적이고 퇴폐적인 사교생활을 하면서 서로에게 전염시킬 확률이 높았기 때문일 것이다.

산업혁명 이후에는 농촌을 벗어나 도시로 밀려드는 사람들의 행렬이 이어졌다. 미처 준비가 안 된 도시로 사람들이 몰려들면서, 위생상태가 불량한 가운데 집단생활이 이루어졌다. 산업화와 도시화는 대기오염을 필수적으로 수반했고, 위생상태가 엉망인 거주지에다가 열악한 노동 조건까지 더해지는 바람에 결핵은 상류층보다 하류층에게 더 유행하는 질병이 되었다. 심지어 중세를 멸망시켰다는 말을 듣는 페스트에 빗대 '백색의 페스트'라는 별명까지 얻게 되었다.[13]

질병의 존재는 알고 있지만 그에 관한 지식은 전무한 상태에서 인류는 19세기를 맞이했다. 영국의 채드윅은 1842년 노동자들의 위생상태가 결핵 등 각종 감염병 유행의 가장 큰 원인임을 지적하며 위생의 중요성을 환기했고, 프랑스의 뷔유맹(Paul Vuillemin)은 1865년 결핵으로 사망한 사람의 병소를 토끼의 몸에 주입하는 실험을 통해 결핵이 감염병임을 증명했다. 그리고 1882년 독일의 코흐가 결핵의 원인균을 분리하는 데 성공함으로써 드디어 인류가 결핵에서 해방될 수 있는 실마리가 제공되었다.

결핵 정복의 실마리가 안겨준 노벨상

코흐는 현미경을 이용해 당시 유럽에서 큰 문제가 되고 있던 탄저 연구에 집중하여 1876년 병에 걸린 쥐의 혈액에서 간상체 모양의 미생물을 발견했다. 이 작은 생물체가 탄저의 원인이라 생각한 코흐는 감염병을 일으키는 병원균을 순수 배양하는 방법을 정립하고, 특정 세균이 특정 감염병의 원인임을 증명하기 위한 원칙을 발표했다. 바로 '코흐의 4원칙'으로, 이는 그 후 수많은 학자들이 특정 감염병의 원인균을 찾아내는 과정에서 길잡이 역할을 했다. 같은 방법으로 코흐는 1882년에 결핵, 1883년에 콜레라의 원인균을 찾아냈다.

결핵의 원인균을 찾은 코흐는 결핵 치료제를 개발하기 위해 결핵균의 배양액을 이용해 투베르쿨린을 제조했으나 치료 효과를 볼 수 없었다. 오늘날에는 이를 결핵 진단에 이용하고 있으나, 계속 승승장구하던 코흐에게 결핵 치료제 개발 실패는 슬럼프에 빠지는 계기가 되었다. 1896년이 지나서야 다시 학자로서의 명성을 되찾은 코흐는 세균에 의한 감염질환은 물론 말라리아를 비롯한 열대 질병 연구에 큰 획을 그었고, 1905년 노벨 생리의학상 수상자로 선정되면서 학자로서 절정에 이르는 학문적 성취를 맛보았다. 이후 프랑스의 칼메트(Albert Calmette)와 게랭(Camille Guérin)은 1906년 자신들의 이름을 붙인 BCG 백신을 개발함으로써 결핵 예방의 길을 텄다.

수천 년간 인류를 괴롭혀온 결핵의 원인균과 예방법을 알아냈지만 치료가 가능하기까지는 더 많은 시간을 기다려야 했다. '항생제(antibiotics)'라는 용어를 처음 사용한 미국의 왁스먼(Selman A. Waksman)은 토양 속의 미생물 연구에 집중하면서 영국의 미생물학자 플레밍(Alexander Fleming)이 발견한 페니실린처럼 곰팡이 안에 항생 기능을 지닌 물질이 단 하나만 존재하지는 않을 거라고 생각했다. 왁스먼은 새로운 항생물질을 찾아내기 위해 흙 속에 살고 있는 수많은 종류의 곰팡이를 키운 다음 곰팡이가 생산하는 물질 중 항균 효과를 지닌 것을 분리하고자 했다. 땅에 묻은 시체가 시간이 지나면 분해되는 것이 토양 속에 존재하는 미생물 때문이라 생각한 그는 모든 병원성 세균을 박멸할 수 있는 강력한 항생제를 개발하려는 목표를 세웠다. 이는 광범위한 연구가 요구되는 일이었지만 왁스먼은 끊임없는 노력 끝에 1944년 방선균의 일종(*Streptomyces griceus*)으로부터, 페니실린으로는 치료할 수 없었던 결핵균을 비롯해 여러 균주에 살균 효과를 지닌 물질을 찾아내는 데 성공했다.

'스트렙토마이신'이라 이름 붙은 이 물질은 인류의 오랜 적이라 할 수 있는 결핵 치료뿐 아니라 장티푸스·백일해와 같은 다른 감염질환에도 널리 이용되었다. 스트렙토마이신은 수년 전까지 이소니아지드, 파스와 함께 결핵의 1차 약제로 사용되었다. 그러나 현재는 결핵 치료를 위해 리팜피신, 이소니아지드, 피라진아마이드, 에탐부톨을 사용하고 있으며, 스트렙토마이신은 장내구균성 심내막염, 페스트, 야토병, 브루셀라 감염증 등에 이용되고 있다.

왁스먼은 스트렙토마이신을 발견한 공로를 인정받아 1952년 노벨 생리의학상을 수상했다. 2005년 마셜(Barry J. Marshall)과 워런(Robin Warren)이 헬리코박터균을 발견하여 노벨 생리의학상을 수상하기는 했지만, 특정 질병의 원인이 되는 세균을 발견한 인물이 노벨 생리의학상 수상자로 선정된 것이나 플레밍의 방법을 답습한 왁스먼의 수상 모두 독창성을 중시하는 노벨상의 이념을 생각하면 흔치 않은 일이었다. 그럼에도 불구하고 코흐와 왁스먼이 노벨상을 수상한 것은 수천 년간 인류에게 위협이 되어온 결핵을 해결할 수 있는 방법을 제시했기 때문일 것이다.

에이즈는
'20세기의 페스트'일까?

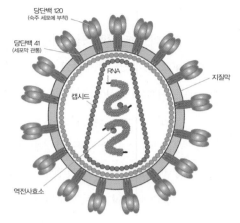

6-15 HIV의 구조

　　　　　　　1981년 6월 5일,
미국에서 새로운 질병이 출현했다
는 공식 발표가 있었다. 초기에는 용
어에 혼란이 있었지만 1982년 9월
미국 질병관리본부에서는 이를 '에
이즈(AIDS, acquired immune deficiency
syndrome, 후천성면역결핍증)'라 부르기
시작했다.

　에이즈는 흔히 1981년 처음 발견되었다고 하지만 에이즈의 원인이 되
는 HIV는 그보다 더 전에 동물에게 감염질환을 일으킨 것으로 추정된
다. 1959년 말라리아 연구를 위해 채취한 혈액 시료에서 HIV를 발견했
기 때문이다. 이것이 사람에게 침입해 면역결핍이라는 위험한 증상을
일으켜 에이즈에 이르게 하는 것이다.[6-15]

　오늘날에는 HIV를 제1형과 제2형으로 구분하는데, 1959년의 시료는
최초로 발견된 제1형 HIV를 담고 있었다. 제2형 HIV와 유사한 유인원
면역결핍바이러스(simian immunodeficiency virus, SIV)도 발견되었다. SIV는
오래전부터 숙주 역할을 한 동물에게는 특별한 이상 증상이 나타나지
않지만 새로운 종류의 유인원 숙주에 침입하면 면역결핍 증상을 일으
킨다는 특징을 지닌다. 아마도 아프리카 밀림에서 영장류를 감염시키던
SIV가 밀림 개발과 함께 사람과 접촉한 것이 인간사회에 치명적인 질병
을 전파한 계기가 된 것으로 추정된다.

　처음 발견된 에이즈 환자를 조사한 결과, 면역을 담당하는 T세포의 숫자가 정상보다 훨씬 적다는 사실이 발견되었다. 프랑스 파스퇴르 연구소의 몽타니에 연구팀은 T세포가 바이러스에 감염되어 파괴될 것이라고 생각했다. 그리고 전자현미경을 이용해, 동성애자 남성에게서 얻은 시료에서 바이러스로 의심되는 물질을 촬영하는 데 성공했다. 그는 1983년 "에이즈의 원인이 되는 바이러스를 발견했다"는 내용의 논문을 발표하고[14] 이 업적을 인정받아 공동 연구자인 지누시와 함께 2008년 노벨 생리의학상을 수상했다. 이 바이러스가 바로 HIV다.

HIV에 감염되면 인체에서 면역 기능을 담당하는 T세포가 공격당하여 파괴된다. T세포가 파괴되면 그 자신이 가진 면역 기능이 감퇴함은 물론 B세포를 통한 면역 기능도 함께 약화된다. HIV에 의한 파괴가 계속 진행된다면 종국에는 면역결핍 상태에 이르러 다른 질병이 발생할 경우 맞서 싸울 수 없어 사망에 이른다. 이 상태가 바로 후천성면역결핍상태, 즉 에이즈다.

1981년 처음 발표된 질병은 원인을 모르는 불치의 병이었다. 이미 면역결핍 상태까지 진행되었으므로 생명을 위협하는 여러 가지 증상이 나타난 것이다. 그러나 원인이 되는 바이러스가 발견되고 30년이 훨씬 지난 지금, 바이러스에 감염된 상태로 진단을 받는 경우는 있어도 면역결핍 상태에 이르는 경우는 거의 사라졌다. 증상이 없더라도 초기에 진단이 가능해졌고, 완치 또는 바이러스의 성장을 막는 치료가 가능해졌으므로 이제는 '20세기의 페스트'라고 과대평가할 필요가 없게 된 것이다.

지금도 대부분의 사람들은 에이즈가 무서운 불치의 병이라고 생각한다. 그러나 에이즈와 HIV 감염은 구별해야 한다. 일반적으로 에이즈와 HIV 감염을 구별하지 않는 것이 문제이며, 매스컴 등에서 에이즈라 할 때는 사실 후천성면역결핍 상태에 이른 것이 아니라, 바이러스에 감염됐지만 인체에는 별다른 이상이 나타나지 않은 상태를 일컫는 경우가 대부분이다. '에이즈'가 아니라 '바이러스 감염'이라 해야 옳은 이 상태는 이때부터 치료를 시작하면 된다.

에이즈라는 질병이 처음 알려졌을 때는 치료제가 없었지만, 항암제로 개발된 아지도티미딘(azidothymidine, 상품명 '지도부딘')이 1984년 HIV에 효과가 있음이 증명된 후 최초의 HIV 치료제로 사용되었으며, 지금은 여러 가지 항바이러스제가 치료에 이용되고 있다.

결핵 치료와 마찬가지로 HIV 감염 치료에도 여러 기전의 약을 3가지 이상 혼합하여 사용하는 칵테일요법을 쓴다. 하나의 약만 사용할 경우 어느 순간부터 치료 효과가 사라지는 내성 출현을 막기 위해서다. 몸속의 바이러스를 모두 죽이거나 몸 밖으로 쫓아내는 완치는 쉬운 일이 아니지만, 면역결핍 상태로 발전하지 못하게 하는 것은 가능해졌다. 또한 예방백신을 개발하려는 노력도 지속되고 있으므로 가까운 미래에 에이즈를 예방 또는 치료하는 일이 가능해질 것이라는 기대를 가져본다.

과대평가된 에이즈와
과소평가된 결핵

우연히 자신이 HIV 또는 결핵균에 감염되었다는 사실을 알게 되었다고 가정하자. 결핵균에 감염된 경우가 HIV에 감염된 경우보다 더 무섭게 느껴지는가? 여기서 '감염'이란 아무 증상은 없지만 바이러스 또는 세균이 몸에 들어와 있음을 의미한다.

1980년대에 미국 프로농구 NBA 최고의 스타는 매직 존슨이었다. 1992년 바르셀로나 올림픽에서 드림팀을 이끌며 미국에 금메달을 안겨준 존슨은 33세의 나이에 에이즈(정확히는 HIV에 감염된 상태)에 걸렸다는 사실을 알리고 은퇴를 선언했다. 선수 생활을 계속했다면 수많은 기록을 갱신했을 텐데도 당시 가장 무서운 병의 하나인 에이즈에 걸렸다고 실토하면서 코트를 떠난 것이다. 그러나 그는 지금까지도 왕성한 사회활동을 하고 있다.

2014년 10월에 한국을 찾은 스티브 크라우스 유엔에이즈(UNAIDS) 아태(亞太) 지원총괄국장은 "한국은 여전히 에이즈 감염자들에 대한 편견에 사로잡혀 있으므로 현재 세계에서 드물게 에이즈 신규 감염자가 늘어나는 국가다. 이는 에이즈 감염자들을 차별하기 때문"이라고 지적했다.

지금까지 한국에서 발견된 HIV 감염자 수는 약 10,000명 정도다.[6-16] 이 중에서 사망자는 약 2,000명 정도로 추산된다. 우리나라에서 첫 환자가 발생한 것이 30년 전의 일이고, 최근에는 매년 1,000명 가까운 환자가 발견되고 있는데 매년 사망자 수는 200명을 넘지 않는다. 게다가 이들 중 많은 수가 면역결핍에 의해 목숨을 잃은 것이 아닌 스스로 목숨을 끊은 경우다(대한에이즈예방협회 통계자료).

반면 결핵은 지금도 1년에 2,000명이 훨씬 넘는 사람들이 목숨을 잃는 무서운 병이다.[6-17] 인구 10만 명을 기준으로 하면 매년 약 5명이 결핵으로 인해 세상을 떠난다. 왁스먼이 스트렙토마이신을 찾아낸 이후 여러 종류의 결핵 치료제가 개발되었지만 가장 큰 문제점은 치료 기간이 길다는 점이다. 결핵은 금세 나빠지는 병이 아니지만 증상이 쉽게 호전되지도 않으므로, 적어도 6개월 이상 꾸준히 약을 복용해야 한다. 그러나 특별한 증상이 없는 상태에서 약을 중단하는 일이 발생하고, 그로 인해 호전되는 듯하던 병이 악화되는 경우가 많다. 지금은 칵테일요법에

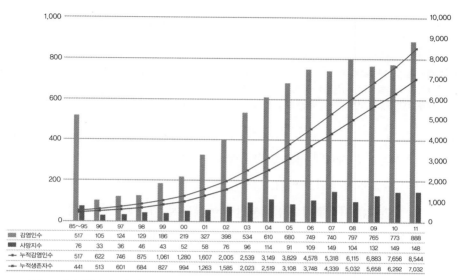

	85~95	96	97	98	99	00	01	02	03	04	05	06	07	08	09	10	11
■ 감염인수	517	105	124	129	186	219	327	398	534	610	680	749	740	797	765	773	888
■ 사망자수	76	33	36	46	43	52	58	76	96	114	91	109	149	104	132	149	148
◆ 누적감염인수	517	622	746	875	1,061	1,280	1,607	2,005	2,539	3,149	3,829	4,578	5,318	6,115	6,883	7,656	8,544
◆ 누적생존자수	441	513	601	684	827	994	1,263	1,585	2,023	2,519	3,108	3,748	4,339	5,032	5,658	6,292	7,032

6-16 국내 HIV 감염 발생 및 사망 추이(1985~2011). (사)한국에이즈퇴치연맹 자료.

의해 과거에 2년이 걸리던 치료 과정이 6개월 정도로 단축되긴 했지만 내성균의 출현이 또 다른 문제가 되고 있다.

결핵 치료제가 한창 개발되고 있던 1980년대에 여러 가지 약제에 모두 내성을 갖는 다중약물저항성균(다제내성균)이 나타나기 시작했다. 2007년 1월에 남아프리카공화국에서 발생한 슈퍼내성결핵은 단시간에 50명이 넘는 사람들의 목숨을 앗아갔으며, 2014년 '국경없는의사회'는 남아프리카공화국의 슈퍼내성결핵 치료를 위해 새로운 치료제 개발이 요구된다고 발표했다.

연도	연간 사망자 수	10만 명당 사망률(%)
1995	3,999	8.7
1996	3,575	7.7
1997	3,463	7.4
1998	3,496	7.4
1999	3,290	7.0
2000	3,411	7.2
2001	3,218	6.7
2002	3,350	7.0
2003	3,329	6.9
2004	2,940	6.1
2005	2,893	5.9
2006	2,726	5.6
2007	2,376	4.8
2008	2,323	4.7
2009	2,292	4.6
2010	2,365	4.7
2011	2,364	4.7
2012	2,466	4.9

6-17 국내 결핵 사망률 추이(1995~2012). 통계청 국가통계포털(KOSIS) 2012년 자료 참고.

국경없는의사회
전쟁과 자연재해로 인한 가난 등으로 고통받는 사람들에게 인도적 차원에서 도움을 주는 비정부적 국제 구호기관으로 1971년 설립되었다.

슈퍼내성결핵은 현재 사용되는 모든 치료제에 내성을 지닌 결핵을 가리킨다. 미국에서는 다중약물저항성 결핵이 전체 결핵의 약 20%, 슈퍼내성결핵이 전체 결핵의 약 2~4% 정도이며, 우리나라의 경우 2006년 질병관리본부 자료에 따르면 다중약물저항성 결핵은 16%, 슈퍼내성결핵은 약 4%로 추정되고 있다.

결핵은 사람들의 관심에서만 멀어졌을 뿐 결코 과거의 질병이 아니다. HIV의 새로운 치료제나 백신이 개발되는 중이라는 소식은 수시로 들려오지만, 결핵은 내성결핵균이 나타났다는 이야기만 전해올 뿐이다. 우리나라에서 지금까지 HIV 감염에 의한 사망자 수는 1년간 결핵으로 사망하는 환자 수와 비슷하다.

질병을 해결하려면 그 병에 대한 정확하고 올바른 지식이 가장 중요하다. 에이즈는 건전한 생활을 유지해야 하고, HIV에 감염됐을 때 제대로 치료를 받는 것이 중요하다. 또 결핵은 예방백신을 접종받아야 하며, 결핵균에 감염됐을 경우 전문의의 처방대로 장기간 지속되는 치료 과정을 성실하게 수행하는 것이 가장 좋다.

식인 습관이 낳은 '쿠루병'의 실체를 밝힌 가이듀섹[15]

보통 식인종이라고 하면 허기를 해결하기 위해 산 사람을 잡아먹는 '무시무시한' 모습이 먼저 떠오른다. 하지만 우리 머릿속에 박혀 있는 식인종의 이미지는 제국주의 침략자들이 자신의 부도덕함을 감추기 위해 만들어낸 허상일 뿐이다. 굶주린 배를 채우기 위한 목적으로 산 사람을 잡아먹는 종족은 역사 속에서 발견된 예가 없기 때문이다.

원시 생활을 하는 사람들에게서 식인 풍습이 발견된다 해도 그것은 죽은 자에 대한 강한 '애도의 표현'으로, 매우 인간적인 사고에서 비롯된 것이다. 그중 파푸아뉴기니 동부의 산간오지에 살면서 식인 습관을 지닌 포어(Fore)족에게서 놀랄 만한 의학적 사실이 발견되었다. 포어족 여성과 어린이들 사이에서 '쿠루'라는 질병이 유행했다. 이 병에 걸리면 언어장애와 보행장애, 근육이 마음대로 움직이지 않는 현상, 치매 등의 증상이 나타난 후 결국 사망에 이르게 된다. 1950년대 지가스(Vincent Zigas)에 의해 쿠루병이 처음 보고되자 호주 정부는 포어족이 섬 밖으로 나가는 것을 금지하고 연구를 진행했다. 마침 호주에 와 있던 미국인 의사 가이듀섹(Daniel C. Gajdusek)은 쿠루병에 관심을 갖고 1957년부터 포어족과 함께 생활하면서 원인을 찾아내고자 노력했다. [6-18]

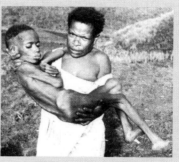

6-18 쿠루병에 걸린 소년을 안고 있는 포어족 여인 (1957). © Daniel C. Gajdusek

포어족에는 근친이 사망할 경우 그 시신의 살이나 뇌를 먹는 풍습이 있었다. 즉 죽은 사람을 애도하는 문화가 시신을 먹는 풍습으로 전해 내려온 것이다. 가이듀섹은 연구를 통해 점차 시간이 흐르면 시신을 섭취한 포어족의 소뇌·뇌간·대뇌기저핵 등에서 신경세포가 탈락하거나 변성된다는 사실을 관찰하고, 결국 신경계 질환이 나타난다는 것을 알아냈다. 가이듀섹은 쿠루병도 일종의 감염성 질환임을 증명하기 위해 1964년 환자의 뇌를 갈아서 축출한 용액을 실험용 침팬지의 뇌에 접종했다. 지금처럼 인권 개념이 정립되지 않았던 당시에는 환자의 뇌를 갈아서 실험용으로 이용하는 '끔찍한' 일도 용납될 수 있었던 것이다.

실험 결과, 18~30개월이 지나자 인체에서와 거의 동일한 질병 증상이 침팬지에게서 나타나는 것을 확인할 수 있었다. 가이듀섹은 쿠루병이 제법 긴 잠복기를 거친 끝에 바이러스에 의해 발생한다고 추정했다. 가이듀섹의 연구는 쿠루병 외에 다른 중추신경계 질환 또한 지발성 바이러스(인체에 감염된 후 아주 느리게 질병을 일으키는 바이러스)가 원인일 수 있다는 생각을 갖게 함으로써 신경계 질환 연구에 커다란 전기를 마련했다.

또한 시신을 먹지 않는 성인 남성들에게서는 쿠루병이 발생하지 않는다는 사실로 식인 습관과 쿠루병의 상관성을 알아낼 수 있었다. 실제로 1959년부터 식인을 금지한 결과 쿠루병을 앓는 환자가 거의 사라졌다(드물게 환자 발생이 보고됐지만 1959년 이전에 감염된 사람이 뒤늦게 발병한 것으로 보인다).

환경파괴는
새로운 질병을 부른다
환경문제와 감염병

환경파괴의 대가,
인수공통전염병

        최근 멧돼지가 주택가에 나타났다는 소식이 부쩍 늘고 있다. 보통 돼지와 다르게 덩치가 크고 사나운 멧돼지와 마주친다면 생명의 위협을 느낄 수밖에 없다. 산에서 살아야 할 멧돼지가 아파트 주위를 배회하는 걸 발견한다면 다들 집 안으로 피신한 후 관련 기관에 연락할 것이다.

        흔히 멧돼지는 야행성으로 알려져 있는 만큼, 지금까지 산속 서식지를 벗어나 사람들이 사는 곳으로 내려온 멧돼지가 발견된 시각은 보통 저녁 또는 밤 시간이었다. 그러나 우리나라 국립공원관리공단이 GPS를 장착해 추적한 결과 멧돼지가 반드시 야행성은 아니라는 사실을 알게 되었다. 포획이 허가된 곳에서는 주로 밤에 활동하지만, 포획이 불허된 곳에서는 밤낮을 가리지 않고 돌아다니고 있음이 확인된 것이다.

멧돼지는 덩치가 커서 아무리 작은 개체라도 맞닥뜨리게 되면 다칠 가능성이 높다. 새끼를 데리고 다니는 멧돼지는 특히 위험하므로 피해야 하고, 맞서 싸우기보다는 나무 뒤와 같이 몸을 숨길 수 있는 곳을 찾아 피하는 것이 좋다. 야생 멧돼지의 경우 사람에게 해가 되는 미생물 병원체를 가지고 있을 가능성도 있으므로 접촉하지 않는 것이 상책이라 할 수 있다.

깊은 산속 활엽수가 많은 곳에서 살아야 할 멧돼지가 사람이 사는 동네로 내려오기 시작한 것은 무엇 때문일까?

만약 환경을 파괴하면서 생활반경을 넓혀가는 인간의 탐욕 때문에 멧돼지가 사람 사는 곳에 자주 출몰하는 것이라면, 이러한 접촉은 언제라도 인수공통전염병이라는 새로운 질병으로 되돌아올 수 있음을 인지하고 대비해야 한다.

인수공통전염병은 좁은 의미로 사람과 가축 모두에게 유행하는 질병을 가리킨다. 넓은 의미에서는 반드시 가축이 아니더라도 동물에게 존재하는 병이 사람에게 전파된다면 인수공통전염병에 포함시킬 수 있다.

46억 년의 지구 역사에서 사람이 등장한 것은 유인원 시절부터 감안한다 해도 수백만 년에 불과하다.[6-19] 그러나 단세포생물은 약 35억 년 전에 나타났으며, 그로부터 지금까지 지구상 곳곳에서 발견될 정도로 입지를 확고히 해왔다. 미생물은 자신보다 훨씬 진화한 동식물이 등장할 때마다 그 개체의 내부와 외부를 가리지 않고 거주하기 시작했다. 이

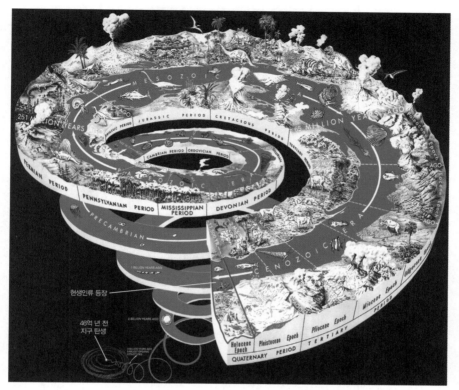

6-19 지질학적 연대기.

미생물 중에는 숙주와 공생관계를
이루어 서로 도움을 주고받는 것
도 있지만, 감염을 일으켜 질병 상
태를 만드는 것도 많다.

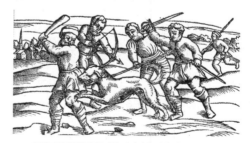

6-20 인수공통전염병의 하나인 광견병에 걸린 개. 중세의 목판화.

　인간이 탄생하기까지 다른 생명
체와 밀접한 관계를 가져온 미생물은 결핵 · 탄저 · 페스트 · 광견병 · 야
토병 · 브루셀라 등 이루 헤아릴 수 없을 만큼 많은 감염병을 사람에게
옮겨주었다.[6-20] 동물로부터 감염병이 전파되는 과정은 인류의 탄생에

서부터 지금까지 현재진행형으로 계속되고 있으며, 톡소플라즈마(Toxoplasmosis)와 같이 미생물보다 덩치가 큰 기생충도 동물과 사람을 가리지 않고 감염을 일으키고 있다.

2014년을 강타한 에볼라 출혈열

19세기 말 프랑스의 파스퇴르는 미생물의 존재를 알려주었을 뿐 아니라, 백신을 개발하여 질병의 원인이 되는 미생물로부터 해방될 수 있는 방법을 보여주었다. 그의 뒤를 이은 독일의 코흐는 탄저 · 결핵 · 콜레라의 원인이 되는 세균을 발견하고, 특정 질병이 특정 미생물에 의해 발생한다는 것을 증명하는 방법을 제시했다.

이들에 의해 특정 감염병이 어떤 미생물에 의해 전파되는지를 알아내고 그 백신을 개발하기 위한 연구가 19세기 말부터 20세기 초반에 이르기까지 세계적으로 진행되었다. 덕분에 의학은 이전보다 한 단계 발전했고, 때마침 각종 항생제와 화학요법제가 발견되면서 가까운 미래에 감염병을 해결할 수 있을 것이라는 희망과 기대를 갖게 되었다.

그로부터 약 한 세기가 지나는 동안 의학이 눈부시게 발전하면서 21세기에는 '개인의학', '맞춤의학'이 대세가 될 것이라 기대하는 가운데, 2003년의 사스, 2009년의 신종플루에 이어 2014년에는 에볼라 출혈열이 중요한 뉴스로 등장했다.

2014년 3월, 아프리카 기니에서 출혈과 열을 동반한 환자가 발생했다. 38년 전 자이르(현재의 콩고민주주의공화국)를 강타하여 이듬해까지 약

600명의 목숨을 앗아간 에볼라가 다시 유행하기 시작한 것이다. 며칠 후 수천 킬로미터 떨어진 인접국 라이베리아에 같은 증상의 환자가 나타나더니 5월에는 두 나라 사이에 위치한 시에라리온에서도 환자가 발생했다. 그리고 2014년 말

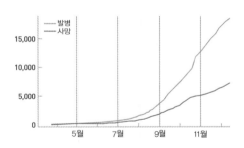

6-21 2014년 에볼라 전염 사례와 사망자 수 추이(2014년 12월).

까지 20,000여 명의 환자가 발생하여 8,000여 명이 목숨을 잃었다.(6-21)

인류 역사상 최초의 에볼라바이러스는 어디에서 온 것일까?

에볼라는 원래 아프리카 숲 속에 살고 있는 박쥐에게서 전파된 것이라 알려져 있다.[16] 박쥐들에게는 큰 문제를 일으키지 않은 바이러스가 사람에게 전파되면서 치명적인 해를 일으키게 되었다는 것이다. 특정 동물의 몸속에 존재하는 바이러스가 어느 날 갑자기 사람에게 전파된 것은 사람과 바이러스가 만났기 때문이다.(6-22)

지구의 주인임을 자처하는 인류는 지구 위에서 생활 범위를 계속해서 넓혀가는 중이다. 댐을 건설하기 위해 자연을 파괴하자 그 속에서 살고 있던 다른 생명체들은 생존하기 어려운 환경에 적응해야 했다. 동굴을 버리고 밖으로 나오거나 밀림을 벗어나 다른 곳으로 이동하는 생물체도 생겨났다. 사람도 원래 살고 있던 지역을 떠나

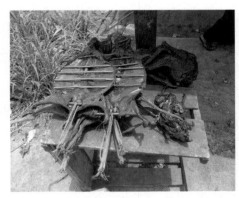

6-22 아프리카 가나에서 식재료로 이용되는 과일박쥐. 과일박쥐를 섭취하는 식습관이 동물에서 인간에게로 에볼라바이러스가 전파된 한 원인으로 보인다.
© Wikiseal/Wikimedia Commons

계속해서 미지의 땅을 개척하다 보니 그동안 마주칠 수 없었던 생명체와 만나는 일이 잦아지고, 그 결과 새로운 미생물과의 접촉 기회도 증가했다. 이것이 에볼라가 인간사회에 등장하게 된 이유다.

새로운 감염병이 몰려온다

19세기 말 미생물과 세균의 본질을 규명하고, 20세기 초중반에 걸쳐 이를 퇴치할 수 있는 항생제와 화학요법제가 개발되면서 인류는 감염병이 해결되리라는 단꿈을 꾸고 있었다. 그러나 20세기 중반부터 새로운 감염병이 출현하는 빈도가 급격히 증가했다. 20세기 후반만 해도 에이즈, 마르부르크열, 유행성출혈열, 레지오넬라증(재향군인병), 웨스트나일바이러스 감염증, 조류독감, 라임병 등 수를 헤아리기 어려울 정도로 많은, 인류 역사에서 한 번도 보지 못한 질병이 계속 나타나기 시작한 것이다.

20세기 중반 이후 새로운 감염병이 줄지어 등장한 이유는 무엇일까?

아마도 의학이 발전하면서 새로운 질병을 찾아내는 능력이 향상된 것이 가장 중요한

마르부르크열
서아프리카 사바나 원숭이가 매개하는 바이러스성 감염병의 하나. 고열과 출혈이 나며 때로 죽음에 이르기도 한다. 1967년 독일 마르부르크에서 처음 집단 발병했다.

유행성출혈열
한탄바이러스과에 속하는 바이러스에 의해 감염되는 감염병의 하나로 한국에서 특히 많이 발생한다. 두통·권태·근육통·고열 등의 증세가 나타나며 출혈에 의해 살갗에 좁쌀 크기의 멍자국이 생기고 피오줌이 나오는 등 병의 진행에 따라 다양한 증상이 발생한다.

레지오넬라증
그람음성균인 레지오넬라속에 해당하는 공기 중의 세균에 의해 발생하는 감염병. '재향군인병'이라고도 하는데, 1976년 6월 필라델피아에서 있었던 재향군인회 모임에 참가한 사람들 사이에서 폐렴이 발생하면서 이런 명칭이 붙여졌다.

라임병
진드기가 매개하는 세균성 질환으로, 1975년에 처음 발견된 미국 코네티컷 주에 있는 도시 이름을 따서 명명되었다. 급작스런 관절염을 동반하며, 특히 관절 부분이 부풀어 올라 통증을 느낀다.

이유일 것이다. 그리고 새로 나타난 질병에 대해 연구를 진행한 결과, 이 감염병을 일으키는 미생물체 대부분이 인간에게는 처음 나타났지만 특정 동물에게는 이미 오래전부터 존재했음을 알게 되었다. 원래 특정 동물에게만 발생하는 감염병의 병원체가 지금까지는 접촉할 기회가 없어서 인간의 몸에 병을 일으키지 않았지만, 사람과 동물이 살고 있는 지역의 생활환경이 변하면서 서로 접촉할 기회가 늘어나 새로운 질병이 계속 출현하는 것이다.

환경파괴로 인해 사람과 동물이 서로 접촉할 기회가 늘어나면서 동물이 지니고 있던 병원체가 사람에게 옮겨온 것도 문제지만, 생활 형태의 변화도 새로운 감염병이 전파되는 데 큰 역할을 했다. 사람들이 닭이나 오리를 집단사육하지 않고 야생에 그대로 두었다면 조류독감바이러스가 갑자기 퍼져나가는 일은 생기지 않았을 것이다. 집단사육을 하기 시작하면서부터 우연히 전파된 바이러스가 수많은 숙주들 틈바구니에서 기하급수적으로 증식하고, 여기에 접근하는 사람들에게 쉽게 전파됐기 때문이다.

지난 약 반세기 동안 새로운 질병이 계속 그 모습을 드러내면서, 세계보건기구와 미국 질병통제센터 등에서는 '새로 출현하는 질병(new emerging diseases)'이라는 이름으로 질병을 분류했다. 사람들은 더 잘살기 위해 환경을 변화시키지만, 그러한 변화는 알게 모르게 새로운 질병으로 돌아온다. 그러므로 자연의 섭리가 무엇이며, 인간은 자연 속에서 어떻게 사는 것이 자신에게 가장 이로울지 다시 한 번 숙고해봐야 한다.

더 중요한 것은
건강수명의 연장이다
초고령화 사회의 건강

갈수록 늘어나는
인간의 수명

인간이 지구에서 주인 행세를 하게 되면서 지구환경이 나날이 변화하기 시작했다. 초기에는 그 변화를 느끼지 못할 정도였지만, 인류 역사상 가장 역동적인 100년이었다고 할 수 있는 20세기를 보내고 나니 이제는 생존을 걱정해야 할 정도로 환경이 변해버렸다. 오죽하면 인간이 만들어낸 현대문화가 공룡을 멸종시킨 혜성의 충돌만큼이나 지구 생태계에 나쁜 영향을 미쳤다고 하겠는가?

수많은 생물종이 멸종 위기를 눈앞에 두고 있다는 사실은 인간에게도 결코 이로운 일이 못 된다. 그러나 분명한 것은 인간의 몸이 환경 변화를 제대로 따라가지 못해 여러 가지 문제를 일으킨다 해도, 20세기 100년간의 의학은 그 문제를 해결할 수 있을 만큼 충분히 발전했다는 사실이다. 이는 물론 다른 분야의 발전에 의해 먹고사는 일이 훨씬 수월해졌고, 그것이 의학 발전의 혜택을 완벽하게 누릴 수 있도록 도와주었기 때문일 것이다.

　2014년 인구보건복지협회가 펴낸 보고서에 따르면 한국인의 평균수명은 남성 78세, 여성 85세를 기록했다. 평균수명은 영아 사망(만 1세가 되기 전에 사망하는 경우)을 포함한 것이므로 태어나서 1년이 지난 경우에는 여명이 이보다 더 길어진다.

　그래서 '사오정', '오륙도'와 같은 유행어에서 알 수 있듯이 은퇴 후에 적어도 20~30년은 더 살아야 하기에 노후자금의 필요성이 점점 더 부각되는 것이다. 여기에 더해 영국 리즈 대학교 연구팀은 '50세 이후의 50년간을 활동적으로 지낼' 수 있게 하기 위한 '50 active years after 50' 프로그램을 시작했다. 이 프로그램을 시작한 목적은 50세가 넘었을 때 남은 반세기를 젊을 때와 다름없이 보낼 수 있도록 하기 위해서다.

　실제로 나이가 들면 인체 각 부분에서 퇴행이 일어나 점점 기능이 떨어지므로 이를 해결하지 않으면 수명이 연장되더라도 활동적으로 살아가기가 어렵다. 리즈 대학교에서 시작한 이 프로그램은 퇴행이 일어난 뼈나 관절을 성능이 좋은 인공뼈나 관절로 바꿔 끼우는 것을 포함하고 있으며, 이를 위해 생물공학·조직공학 분야에 5,000만 파운드(약 825억 원)를 투자할 계획을 세우고 있다.[6-23]

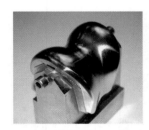

6-23 3D 자동화 설계 프로그램으로 만든 인공관절. ⓒ Sescoi

고령화 사회를 넘어
초고령화 사회로

1970년대에 한국에서 가족계획이 사회적으로 중요한 화두가 되었을 때는 "딸 아들 구별 말고 둘만 낳아 잘 기르자"라는 표어가 유행했지만, 언제부터인가 "하나씩만 낳아도 삼천리는 초만원"이라는 식으로 바뀌었다.(6-24) 그때만 해도 불과 한 세대 후에 지금과 같이 아기를 낳지 않는 저출산이 문제가 되는 세상이 오리라고는 결코 상상하지 못했다.

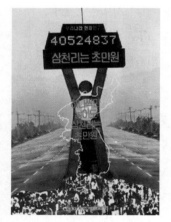

6-24 1980년대 대한가족협회 포스터.

2002년 이후 지금까지 우리나라의 '합계출산율'(가임 여성 1명당 아기를 낳는 수)은 매년 1.08~1.25를 기록하고 있다. 선진국의 출산율이 1970년대에 2~2.5 정도였고 지금도 2에 가까운 수치로 유지되는 것과 달리, 우리나라는 1970년에 4.5 정도였던 것이 급격히 줄기 시작해 1980년대 말에 2 이하로 떨어진 뒤로 계속 낮아지다 2000년 이후 세계에서 가장 낮은 수준의 출산율을 유지

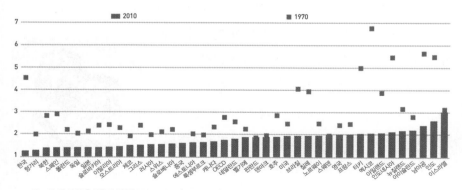

6-25 15~49세 여성 출산율의 변화(1970 vs 2010). OECD 자료.

하고 있다.(6-25)

이로 인해 전체 인구 중 65세 이상 인구가 차지하는 비율은 2010년에 11.1%, 2013년에 12.2%로 증가했으며, 2020년에는 15.7%가 될 것으로 예상되고 있다. 65세 이상 인구가 7% 이상인 경우를 가리키는 '고령화 사회'로부터 14% 이상을 가리키는 '초고령화 사회'에 이르기까지 가장 짧은 시간이 걸린 나라는 24년이 걸린 일본이지만, 우리나라는 이 기록을 깨고 18년 만에 초고령화 사회에 접어들 것으로 예상된다.

이렇게 빠른 시일에 고령화 사회에 도달했다는 것은 의료 수준이 높고 건강에 대한 시민들의 관심이 높아져 수명이 길어졌다는 점에서는 자부심을 가질 만한 일이지만, 한편으로 아기 키우는 게 힘들어 출산을 포기한 사람들이 늘어났기 때문이기도 하다. 이는 국가의 성장잠재력 등을 감안하면 결코 바람직한 일이 아니다.(6-26)

이제 고령화 사회와 관련한 의학적 문제를 짚어보자. 2013년 통계청 자료에 따르면 65세 이상 고령자 가구 중 전체 가구 중위소득의 50% 미

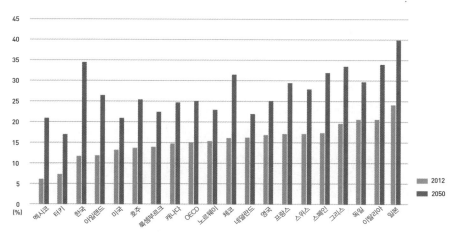

6-26 세계 인구고령화 추이(2012 vs 2050). OECD 자료.

만에 속한 빈곤층의 수치가 48.4를 기록하여, 2위를 기록한 아일랜드(30 전후)를 가볍게 누르고 1위를 차지했는데, 이 수치는 2006년의 45보다 증가한 것이다.

수명은 늘고 있는데 상대적 빈곤이 깊어지면 건강에 문제가 생겼을 때 병원을 찾을 기회도 줄어들 수밖에 없다. 결과적으로 수명이 연장되더라도 의료 혜택을 받을 기회가 줄어들 수 있으며, 이로 인해 건강하지는 못한 채 수명만 길어지는 결과를 초래할 수 있다.

단순한 수명이 아닌 건강수명이 길어져야 한다

지금은 '평균수명 80세 시대'다. 그런데 장수하기는 하지만 갖가지 질병에 걸려 집 밖으로 나가지도 못하고 목숨만 연명하고 있는 사람들을 보면, 수명이 길어져도 건강이 뒷받침되지 못하면 아무 소용 없다는 생각이 든다. 그러므로 건강수명이 늘어나는 것이 바람직하다.

'건강수명'이란 일생 중 부상이나 질병 없이 사는 기간을 가리킨다. 의학의 발전으로 의식이 없는 상태에서도 생명을 유지할 수 있게 됐고, 삶과 죽음의 순간을 인위적으로 결정하는 것도 가능해졌으므로, 오래 사는 것을 기준으로 삶의 질을 평가하는 것은 아무 의미가 없다. 따라서 얼마나 오래 사는가를 의미하는 '삶의 양'보다는 어떤 삶을 사는가를 의미하는 '삶의 질'이 더 중요해진 것이다.

우리나라의 경우 2011년 보건사회연구원에서 조사한 건강수명은 남성이 68.8세, 여성이 72.5세였다. 평균수명과 비교하면 남녀 모두 일생

동안 10년 정도 각종 질병을 가진 채 살고 있음을 보여준다.

평균수명과 건강수명을 함께 높이는 데 중요한 요소를 나열하면 다음과 같다.

첫째, 정신건강이 가장 중요하다. 정신건강에서 가장 중요한 것은 만족감과 행복감이다. 아무리 물질적으로 풍요하다 하더라도 행복과 만족을 느끼지 못하면 건강하다고 할 수 없다.

둘째, 건강에 좋은 음식을 적절히 섭취하여 영양상태를 잘 유지해야 한다. 사람은 섭취한 음식물의 성분을 산화시켜 에너지를 얻는다. 지금은 경제 발전과 식생활의 변화로 인한 음식물 과잉에 따른 에너지원 과다가 인체에 여러 가지 문제를 유발하고 있으므로, 적당한 양의 음식 섭취를 통해 영양상태를 적절하게 유지하는 것이 중요해졌다.

셋째, 적절한 운동이 필수적이다. 운동이란 신체 기능을 향상시키기 위해 반복하는 신체활동을 가리킨다. 현대인의 생활 자체가 운동 부족을 야기할 수밖에 없지만, 인간의 몸은 운동을 해야만 건강을 유지할 수 있게 설계되어 있다. 따라서 운동 계획을 잘 세워 체계적으로 실천해야만 평균수명과 건강수명을 동시에 연장하는 효과를 얻을 수 있다.

지구환경이 아무리 변한다 해도 대규모 재난의 피해자가 되지 않는다면, 21세기를 사는 사람들은 100세까지 살 가능성이 있다. 흔히 늙으면 힘이 떨어진다고 하지만 최근의 연구 결과에 따르면 근력은 나이와 상관없이, 심지어는 80대 이후까지도 유지될 수 있다. 이것이 바로 평생에 걸쳐 정신건강·영양·운동을 생활 속에서 꾸준히 유지해야 하는 이유이며, 발전하는 과학과 의학의 혜택을 누리며 건강하게 오래 살 수 있는 중요한 요인이다.

한국의 건강보험제도는
세계의 자랑거리다?
의료보험제도

아프지 않아도
건강검진은 받아야 한다

　　우리나라는 1989년부터 사회보험의 하나인 전 국
민 의료보험제도를 시행하고 있다. 의료보험이란 평소에 보험료를 내면
병이 들어 병원에서 치료를 받는 경우 병원비를 국가에서 보조해주는
제도다. 그리고 사회보험이란 가입 여부를 국민 각자가 결정하는 것이
아니라 대한민국 국민이라면 누구나 강제로 가입해야 한다는 뜻이다.
그러므로 한국에 태어난 이상 의료보험료를 의무적으로 부담하고, 대신

병원에서 진찰을 받는 경우 진료비의 일정 부분을 국가에서 부담한다.

이와 같은 일을 담당하는 곳이 바로 국민건강보험공단이다. 여기서는 건강보험 가입자들이 진료를 받은 후 지불한 의료비가 적정한지, 어떤 의료비를 보험에서 더 부담하는 것이 국민 전체의 건강 유지에 합당한지, 현재 건강보험이 적용되지 않는 항목 중에서 어떤 것들을 건강보험 혜택을 받을 수 있게 할 것인지 등을 결정하는 일을 한다.

건강보험공단에서는 2년에 한 번씩 건강보험 가입자들에게 무료로 정기건강검진을 받을 기회를 제공한다(비사무직 근로자만 1년에 1회). 아무 이상이 없는 사람에게도 무료로 건강검진을 받게 하는 이유가 무엇일까?

아무 이상이 없다 해도 건강검진을 받는 것이 개인에게나 건강보험공단 모두에게 이익이 되기 때문이다. 국민의 입장에서는 시간을 내서 건강검진을 받을 수 있는 병원에 가기만 하면 된다. 한두 시간이면 여러 가지 기본적인 검사를 받을 수 있는데, 1~2년에 한 차례씩 이런 검사를 시행함으로써 이미 질병이 시작된 초기 단계의 이상을 찾아내 조기검진에 따른 조기치료를 통해 질병을 해결할 수 있고, 장차 병으로 발전할 가능성을 지닌 잠재적 징후를 찾아낼 수도 있으며, 국민 개개인의 자료를 축적함으로써 어떻게 하면 국민 전체가 더 건강한 생활을 유지할 수 있는지 알아내고, 건강보험료를 더 효과적으로 쓸 수 있는 방법을 연구할 수도 있다.

만약 건강검진으로 암세포를 조기에 발견하여 치료했다면, 그것은 개인뿐만 아니라 건강보험공단에도 도움이 되는 일이다. 당장은 위에 생긴 암세포를 제거하는 데 필요한 치료비를 보조해주어야 하니 손해인 것처럼 생각되지만 이로 인해 장차 큰 수술과 항암치료를 받는 데 보조해야 할 비용을 줄일 수 있기 때문이다. 1~2년마다 한 번씩 무료

로 건강검진을 받게 함으로써 이와 같이 미래의 의료비를 줄일 수 있는
것이다.

미국이 부러워하는
한국의 국민건강보험제도

　　　　　　　　지난 2009년 7월 15일, 전재희 당시 보건복지가족
부 장관은 미국 상원 방문자센터에서 '전 국민 건강보험 체계를 구축한
한국의 경험: 모든 국민에 대한 효과적인 의료 보장, 불가능한 목표일
까?'라는 제목으로 연설을 했다. 전 장관은 이날 연설에서 한국의 건강
보험제도 운영 노하우를 미국에 제공하겠다는 뜻을 밝혔는데, 국내의
한 신문은 이 소식을 전하면서 "한국 건강보험 성과 미국에 훈수"라는
제목을 붙였다.[17]
　자본주의가 가장 발달한 나라라 할 수 있는 미국에서는 선거철마다

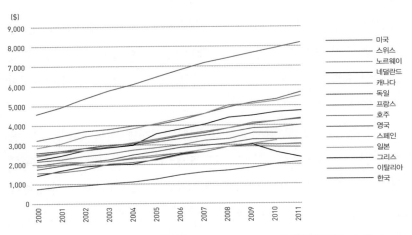

6-27 국가별 1인당 의료비 지출 추이. OECD 자료 참고.　　　© ZH8000/Wikimedia Commons

의료 문제가 중요한 이슈가 되고, 대통령 후보자들이 이에 대한 공약을 내놓곤 한다. 그러나 세계 어느 나라도 미국의 의료제도를 따라 하지 않는 것은 비용 대비 효과가 매우 낮기 때문이다.[6-27] 의료비 지출은 세계 최고지만 각종 의료지표는 OECD 가입 국가 중 중간 수준에 불과하므로 결코 따라 할 만한 제도는 아니다. 미국의 의료보험회사들은 장기 치료를 원하는 보험 가입자들에게 미국 대신 태국·싱가포르·인도 등에 가서 치료를 받고 오라고 권유하는데, 미국에서 장기 치료를 받으면 보험회사에서 많은 비용을 지불해야 하기 때문이다. 그래서 치료 대상자들에게 외국 병원으로 가서 치료를 받으면 미국 못지않게 좋은 의학적 처치를 받을 수 있을 뿐 아니라 관광 기회까지 제공하겠다는 제안을 하는 것이다.

미국에서 공적으로 시행되는 의료보험제도에는 사회보장세를 20년 이상 납부한 65세 이상 노인과 장애인에게 연방정부가 의료비의 50%를 지원하는 '메디케어', 소득이 빈곤선의 65% 이하인 극빈층에게 연방정부와 주정부가 공동으로 의료비 전액을 지원하는 '메디케이드'가 있다. 메디케어의 경우에는 50%의 의료비를 내야 하지만 그 50%도 적은 비용이 아니고, 메디케이드를 적용받는다는 것은 그 자체로 아주 빈곤한 상태에 있음을 의미한다.

전재희 전 장관은 문제가 많은 미국에 우리나라의 건강보험제도 운영 노하우를 제공하겠다고 했는데, 그렇다면 우리나라 의료보험제도는 얼마나 잘 운영되고 있을까?

우리나라 건강보험제도에도
문제점은 있다

한 나라의 복지제도가 잘 갖추어져 있다면 최소한 교육, 먹을 것, 질병은 해결해주어야 한다. 우리나라의 경우 의무교육제도가 마련되어 있고, 국민기초생활보장과 기초연금과 같은 제도가 마련되어 있으니 교육과 먹을 것에 대해 최소한의 복지제도는 갖추었다고 볼 수가 있다.

그런데 보건복지부가 자랑하는 건강보험제도에 대해서는 의문을 갖지 않을 수 없다. 보험의 기본 정신은 같은 종류의 사고를 당할 위험성이 있는 많은 사람들에게서 미리 금전을 갹출하여 공통준비재산을 형성하고, 사고를 당했을 때 이것으로부터 재산적 급여를 받는 것이다. 이를 감안하면 우리나라의 건강보험제도는 희귀난치병과 같이 비싼 의료비를 부담해야 하는 환자들에게 지극히 불리하다. 보험료를 내는 사람이 전 국민이므로 모두에게 골고루 혜택이 돌아가게 하다 보니, 감기처럼 흔히 발생할 수 있는 질병에 대해서는 보장이 잘되어 있지만 상태가 중하면서 소수에게 발생하는 질병에 대해서는 보장이 부족해 희귀난치병에 걸리는 경우 가정 경제가 풍비박산나는 일이 종종 있다.

지금도 라디오 방송이나 '월드비전'과 같은 구호 단체에서는 희귀난치병에 걸려 경제적 어려움에 처한 사람들을 위해 모금운동을 하는 광고를 한다. 이처럼 한국의 건강보험제도는 희귀난치병에 걸리지 않고 치료비가 적게 드는 사람들에게는 매우 편리하지만, 많은 비용을 부담해야 하는 중병에 걸린 환자와 보호자들에게는 불만이 많은 제도일 수밖에 없다.

한정된 재원을 어떻게 운용하는 것이 좋은가에 대해서는 서로 다른 의견이 있을 수 있지만, 많은 사람들에게 혜택이 돌아가도록 하기 위해 소수의 사람들이 걸릴 수 있는 질병에 대한 보장이 적은 제도는 보험의 근본 취지에 어긋난다고 할 수 있다. 보험이라는 제도를 적절하게 활용하기 위해서는 적은 비용이 드는 의료 행위에 대한 적은 보장을 통해 많은 이들에게 혜택이 돌아가게 할 게 아니라, 적은 비용이 드는 의료 행위에 대해서는 보장을 줄이더라도 많은 비용이 드는 희귀난치병을 위한 의료 행위에 대한 보장을 늘려야 한다.

의료비 상승의 해결책을 찾아라

의학은 사람의 생명을 다루는 학문이다. 사람의 생명은 돈으로 환산할 수 없을 만큼 중요한 가치를 지니고 있으니 생명을 구하기 위해 투자하는 것은 결코 아까운 일이 아니다. 거의 모든 학문이 의학 발전을 위해 기여할 정도로 의학이 다루는 범위는 넓고, 각 학문 분야의 첨단 기술도 각종 의료 기술 개발에 널리 사용되고 있다. 그러다 보니 신기술이 도입될 때마다 의료비는 상승할 수밖에 없다. X선, 전산화단층촬영술, 자기공명영상술, 양전자단층촬영술 등 새로운 영상술의 가격을 보면 이를 쉽게 인지할 수 있다.

백혈병은 크게 급성 임파성 백혈병, 급성 골수성 백혈병, 만성 임파성 백혈병, 만성 골수성 백혈병 등 4가지로 구분할 수 있다. 백혈병 치료를 위해 사용 가능한 약제에는 여러 가지가 있지만 실제로 치료를 해 보면 급성은 만성보다 상대적으로 치료가 쉽고, 만성은 치료가 잘되지 않는다.

노바티스는 만성 골수성 백혈병에서 발생하는 염색체 이상을 표적으로 하는 약인 글리벡을 개발하여 1998년에 첫 임상시험을 하고, 2001년 미국 식품의약품안전청의 승인을 받아 판매를 시작했다. 이전까지는 만성 골수성 백혈병을 치료할 방법이 거의 없었지만 글리벡은 불치 또는 난치병인 백혈병 치료에 특효가 있으므로 환자들에게는 더없는 희소식이었다.

글리벡은 2001년에 시판되면서 한국에도 곧바로 수입되었다. 문제는 가격이었다. 제약회사에서는 이 약을 개발하기 위해 많은 비용을 썼으므로 본전을 뽑아야 할 뿐 아니라 개발 과정에서 실패한 다른 약에 대한 투자비도 건져야 하므로 비싼 값을 받아야 한다고 주장했다. 하지만 환자 입장에서는 이제야 치료 가능한 약이 나왔는데 약값이 너무 비싸 치료를 포기해야 한다는 건 받아들이기 힘든 일이었다. 결국 건강보험공단이 나서서 제약회사와 협상하여 국내 판매가격을 결정해야 했다.

다음 문제는 보험 적용 여부를 결정하는 일이었다. 환자들은 당연히 보험을 적용해주기를 기대할 것이다. 건강보험공단 입장에서 모든 치료약이나 치료법에 대해 건강보험료를 적용하려면 보험료를 크게 올려야만 한다. 그러나 그건 가입자들도 원하는 일이 아니므로 건강보험공단에서는 보험 적용 범위를 결정해야 한다. 보험 가입자는 보험료를 최소로 내고 혜택은 최대로 받기를 원하지만 그랬다가는 건강보험공단이 파산할 테니 그렇게 할 수는 없다.

새로운 의료 기술이나 약이 발견되면 가입자 입장에서는 그 방법을 사용하고 싶어하지만 일반적으로 기존의 방법보다 더 많은 비용을 지불해야 한다. 그러므로 전체 지출 중 의료비가 차지하는 비율은 늘어날 수밖에 없다. 많은 혜택을 받기 위해서는 건강보험료 지출을 늘려야 하지만 물가상승률 이상으로 지출을 늘리는 건 개인에게 부담이 되고, 그렇다고 건강보험료를 올리지 않으면 신기술과 신약에 대해 보험 적용을 할 수 없게 되는 것이다.

　이 2가지가 우리나라처럼 국가가 관리하는 의료보험제도에서 가장 문제가 되는 부분이다. 전 국민에게 최고의 의료를 제공하는 것이 가장 좋지만 비용 문제로 인해 그렇게 할 수는 없다. 모든 국민이 똑같은 진료를 받는 것이 아니라 경제적 능력이 있는 사람들만 더 많은 비용을 내고 더 나은 의료를 보장받게 한다면 복지의 근본 취지에 어긋날 뿐 아니라, 경제적 능력이 있는 사람들은 많은 비용을 부담해서라도 더 나은 의료를 보장받을 수 있는 곳으로 갈 것이다. 모든 국민에게 어느 정도 수준의 의료를 제공하는 것이 가장 적절한지, 보험료는 어느 정도로 유지하고 희귀난치병과 흔한 질병 중 어느 것에 대한 보장을 더 많이 할 것인지 등이 현재 건강보험공단이 해결해야 할 가장 큰 과제다.

Chapter 7

현대의학,
과학의 발달로 한계를 넘어서다

──── 고대 그리스에서는 철학이 모든 학문의 기본이었지만 그 후 세월이 흐르고 학문이 분화하면서 과학이라는 학문이 나타났고, 과학은 물리학·화학·생물학·지구과학 등으로 나뉘었다. 또 거기서 더욱 분화되어, 가령 화학은 유기화학·무기화학·분석화학·물리화학·생화학 등으로 또다시 나누어졌다. 의학과 공학도 흔히 과학의 한 분야에 포함되며, 공학은 기계공학·전기공학·전자공학·화학공학·건축공학 등 이루 헤아릴 수 없을 만큼 많은 분야로 나뉘었다. 의학도 초기에는 내과와 외과로 구분했지만, 지금은 수많은 과목으로 구분되어 있다.

역사의 흐름에 따라 학문은 점점 더 분화하고 발전해왔지만 오늘날 특정 학문이 발전하려면 다른 학문의 도움을 받아야 하는 것이 일반화되었다. 미생물학과 면역학의 발전은 의학에서 감염내과와 외과적 수술이 발전하는 원동력이 되었고, 유전학과 생명과학의 발전으로 개인별 맞춤의학을 도입하게 됐으며, 전기와 전자 기술을 이용한 정보기술을 의학에 접목함으로써 의학 발전이 가속화하고 있다. 현대에 많은 학문이 타 학문과의 융합을 통해 발전하고 있는 것처럼 의학도 과학의 한 분야가 아니라 다양한 학문이 융합된 분야로 발전하고 있는 것이다. 이와 같은 학문의 융합 현상은 첨단으로 들어갈수록 더 활성화할 것으로 기대되며, 이를 통해 한계를 넘어서는 새로운 발견과 발전이 뒤따를 것이다.

슈퍼박테리아와
숨가쁜 전쟁을 벌이다
항생제 내성균주 문제

미생물의 생존 전략

      2009년 4월부터 약 1년간 전 세계를 시끄럽게 한 신종플루는 144종이 존재하는 A형 독감바이러스가 일으키는 감염병의 한 종류다. 1918년 역사상 처음으로 A형 독감바이러스가 등장했을 당시 수천만 명의 목숨을 앗아갔으며, 2009년에 다시 유행하자 전 세계의 의학자들이 힘을 한데 모아 개인위생 관리, 전파 경로 차단과 같은 대응책을 마련했다. 91년간 같은 바이러스가 유행한 적이 없다 보니 초기에는 대응이 어려워 수많은 사상자를 냈다. 그렇지만 타미플루나 릴렌자와 같이 신종플루에 효과적인 치료약이 개발되어 있었으므로 생산과 보급이 시작되자 이미 발병한 환자들도 질병에서 벗어날 수 있었다. 또한 의학자들이 발 빠르게 백신을 개발한 상태라서 앞으로 또 신종플루가 유행한다 해도 2009년의 유행 때보다 피해는 더 적을 것으로 예상된다.

오늘날에는 신종플루의 치료약으로 타미플루과 릴렌자가 일반적이지만, 신종플루가 처음 세계적으로 퍼져나갔던 2009년 당시 릴렌자라는 약은 일반인들에게 거의 알려져 있지 않았다. 그래서 신종플루 유행 초기에는 "신종플루의 유일한 치료제인 타미플루의 재고가 많지 않아서 제약회사가 대량생산에 들어갔지만 수요량을 맞추기에는 턱없이 부족하다"는 뉴스가 연일 전해지곤 했다.

문제는 2009년이 채 지나기도 전에 타미플루에 내성을 지닌 바이러스가 출현했다는 사실이다. 신종플루는 통제되지 않았는데 유일하다고 할 수 있는 치료제에 내성을 지닌 바이러스가 등장했다면, 이론적으로 내성을 지닌 바이러스가 자연선택에 의해 살아남고 내성을 지니지 못한 바이러스는 차차 소멸할 것이 분명했다. 결과적으로 향후에는 타미플루가 듣지 않는 바이러스만 살아남게 되고, 신종플루에 걸린 사람들로서는 인체 내 면역 외에는 대응책이 없어지는 것이다.

그 발견 직후 다행히 다른 목적으로 개발된 릴렌자가 신종플루에 효과적이라는 사실이 알려지면서 타미플루로 치료되지 않는 환자들에게 사용되기 시작했다. 그렇다면 릴렌자에 내성을 갖는 바이러스는 등장하지 않을까? 당연히 등장할 수 있다. 단 지금까지는 발견되지 않았으며, 언제 등장할지 예측하기 어려울 뿐이다.

미생물보다 훨씬 높은 단계에 있는 곤충도 약제에 내성을 지니는 쪽으로 진화가 일어난다. 그러므로 자체적인 면역기전을 갖지 못한 미생물이 지구상에서 생존하기 위해 유전형질을 변화시켜 살아남으려는 생존전략을 선택하는 것은 지극히 당연한 일이다. 유전형질을 바꾸는 기전은 개체나 상황 요인에 따라 다양하지만, 바이러스나 세균과 같은 미생물이 인간이 만든 치료제에 의해 박멸되지 않기 위해 스스로 성질을 바꾸는 것은 그들이 살아남기 위해 선택할 수 있는 유일하면서도 대표적이고 널리 이용되는 방법이다.

병원체를 공격하는 방법을 알아내다

1908년 노벨 생리의학상 수상자인 에를리히(Paul Ehrlich)는 노벨상 수상 업적보다 '살발산 606호'라는 매독 치료제를 개발한 인물로 더 유명하다. 살발산 606호는 연구실에서 합성에 의해 얻은 물질이 사람에게 해를 끼치는 세균을 물리칠 수 있음을 최초로 보여준 화학요법제다. 1932년 독일의 도마크(Gerhard Domagk)도 합성에 의해 술폰아마이드계 약품을 개발함으로써 화학적 합성으로 얻은 물질이 각종 병원성 미생물로 인한 감염으로부터 사람을 구할 수 있음을 보여주었다. 그 공로를 인정받아 도마크 또한 1939년 노벨 생리의학상을 수상했다.

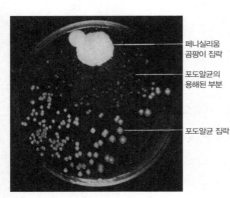

페니실리움 곰팡이 집락

포도알균의 용해된 부분

포도알균 집락

7-1 플레밍이 1929년 『영국 실험병리학 저널』에 발표한 논문 속 페니실린 효과에 대한 사진.

또한 영국의 플레밍은 1928년 인류 최초의 항생제인 페니실린을 발견했다.[7-1] 우연히 특정 곰팡이가 포함된 배지(培地, culture medium)에서 세균이 자라지 않는 현상을 발견한 플레밍은 곰팡이가 지니고 있는 물질이

배지
미생물이나 조직, 식물 따위를 인공적인 조건 아래에서 발육 · 증식시키기 위해 여러 가지 영양물을 조제한 액체나 고형 혼합물이다.

세균의 증식을 억제한다는 사실을 발견했다. 그렇지만 이를 이용해 사람에게 감염된 병원체를 치료하겠다는 생각은 실천으로 옮기기 못한 채 자신의 발견을 사장시키다시피 했다.

그러나 플레밍의 발견에 관심을 가진 플로리(Howard W. Florey)와 체인(Ernest B. Chain)이 이 물질을 이용해 사람을 감염시킨 병원체를 치료할 수 있다는 사실을 발견했고, 그 결과 세 사람 모두 1945년 노벨 생리의학상 수상자로 선정되었다.[1]

세균 감염으로부터 인간을 보호할 수 있는 약에는 화학요법제와 항생제가 있는데, 이 둘을 합쳐서 세균에 대한 약에는 '항균제', 바이러스에 대한 약에는 '항바이러스제'라는 용어를 사용한다.

병원성 미생물과의 전쟁

20세기 후반 내내 앞서 소개한 학자들이 성취한 업적을 응용해 항생제와 화학요법제가 개발되었다. 이로 인해 인류가 감염병으로부터 완전히 해방될 수 있을 것이라 기대할 정도로 '세균 잡는 약'(에를리히는 이를 '마법의 탄환'이라 일컬었다)의 효과는 탁월했다. 세균을 퇴치하는 항균제가 바이러스에 의한 감염병을 해결할 수는 없었지만 세

계보건기구는 1979년 공식적으로 "지구상에는 더 이상 두창이 존재하지 않는다"고 발표했다. 이로써 세균뿐 아니라 바이러스에 의한 감염병도 예방백신으로 대처하는 일이 어렵지 않다는 생각을 갖게 되었다.

그러나 문제가 생기기 시작했다. 세균의 경우 항생제에 내성을 지닌 균주가 등장하면서 이미 개발해놓은 항생제가 더 이상 효과를 발휘하지 못하는 일이 발생한 것이다. 바이러스의 경우 에이즈, 웨스트나일바이러스에 의한 뇌염, 에볼라열, 조류독감 등과 같은 새로운 질병이 계속 발견되었다. 신종플루에 사용하는 타미플루의 예에서 볼 수 있듯이 항바이러스제에 내성을 갖는 바이러스가 출현하고 있으며, 세균도 살을 파고 들어가는 괴질이나 장출혈성 대장균의 하나인 O157:H7 대장균과 같은 새로운 종이 발견되고 있다. 이렇듯 약제에 대한 내성과 새로운 균주의 출현은 이제 더 이상 감염병이 인류를 괴롭히지 않을 것이라던 기대를 물거품으로 만들었다.

1874년에 처음 합성되고 1939년에 재발견된 DDT는 살충 효과가 강력하여 모기를 죽이는 약으로 각광받은 약품이다. DDT가 발견되자 모기를 비롯한 각종 곤충을 퇴치하기 위해 세계적으로 널리 이용되기 시작했다. 모기는 일본뇌염, 반크로프트 사상충, 웨스트나일바이러스 감염증 등 사람에게 수많은 질병을 전파하는 곤충이다. 인류역사상 한 종류의 감염질환으로 가장 많은 사람의 목숨을 앗아간 것으로 생각되는 말라리아도 모기가 전파하는 감염병이다. DDT는 곤충 퇴치에 매우 효과적이었으므로 특히 모기 박멸을 위한 목적으로 각 나라가 경쟁적으로 사용했다. DDT의 살충 효과를 알아낸 뮐러(Paul H. Müller)는 1948년 노벨 생리의학상을 수상했고, 세계보건기구는 1962년에 이를 이용해 모기가 매개하는 말라리아 박멸 운동을 전개할 정도로 모기 퇴치에 희망을

안겨준 약이었다.(7-2)

그러나 그로부터 얼마 지나지 않아
DDT에도 내성을 지닌 모기가 등장
하기 시작했다. 이는 미생물뿐 아니
라 곤충도 약제에 내성을 지닐 수 있
음을 보여준 놀라운 사건이었다. 게
다가 한 번 사용된 DDT는 분해되지
않고 그냥 남아 있으므로 환경오염과 축적에
의한 신경독성이 문제가 되어 지금은 사용이
금지되었다.

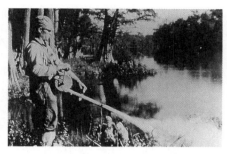
7-2 세계 말라리아 박멸 프로그램으로 DDT 살포가 이루어졌다.

신경독성
신경조직에 대한 파괴나 독성 효과
를 나타내는 성질을 말한다.

미생물은 물론 곤충까지도 인간이 찾아낸
약에 대해 내성을 지니는 방향으로 '진화'함으로써, 새로운 약을 개발하
여 해로운 생명체를 모두 퇴치하려는 인간과 이를 피하려는 생명체 사
이에 벌어지는 물고 물리는 싸움이 계속되고 있는 것이다.

초강력 항생제 내성균의 출현,
슈퍼박테리아

자연계에 가장 흔한 세균의 하나인 포도알균(포도상
구균, *Staphylococcus aureus*)은 피부나 코와 같은 사람의 몸에 정상적으로 많
이 존재하지만, 균형이 무너지면 언제라도 질병을 일으킬 수 있는 세균
이다. 피부에 상처가 생기면 포도알균에 감염되어 곪기도 하고, 때로는
인체 내부로 침입해 뇌수막염 · 골수염 · 폐렴 등을 일으킨다.

오래전부터 페니실린은 포도알균에 아주 효과적인 약으로 알려져 널

리 이용되었으나 언젠가부터 페니실린을 주입해도 포도알균이 살아남는 일이 발생했다. 그러자 자연계에서 페니실린에 죽는 균은 서서히 도태되고 죽지 않는 균만 선택되어 살아남기 시작했다.

이에 지구의 지배자인 인간들은 페니실린에 내성을 갖는 포도알균을 죽일 수 있는 '메티실린'이라는 약을 개발했다. 그리하여 인간들의 1차 공격에서 겨우 벗어나기 시작한 포도알균은 치명타를 입고 패전 위기에 몰렸다. 그러나 패색이 짙은 상황에서 포도알균은 저력을 발휘해 메티실린의 공격에도 살아남을 수 있도록 성질을 바꾸어버렸다. 그 결과 메티실린에 저항성을 지닌 포도알균(Methicillin-resistant *Staphylococcus aureus*, MRSA)이 새로 태어나게 되었다.[7-3]

MRSA를 처치하기 위해 인간들이 찾아낸 약은 반코마이신이었다. 이에 포도알균은 또다시 스스로 성질을 변화시키기 시작했다. 반코마이신에 저항성을 지닌 포도알균(Vancomycin-resistant *Staphylococcus aureus*, VRSA)이 등장한 것이다. VRSA는 아직 자연계에 널리 존재하지는 않지만 언제라도 MRSA를 제치고 주류로 등장할 수 있으므로 주의해야 한다. 가끔씩 매스컴을 통해 어떤 약으로도 처치 불가능한 '슈퍼박테리아'라는 표현을 접할 수 있는데, VRSA가 가장 대표적인 슈퍼박테리아다. 포도알균

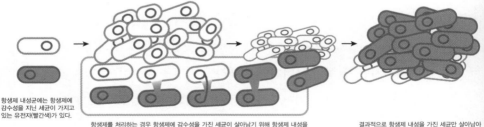

항생제 내성균에는 항생제에 감수성을 지닌 세균이 가지고 있는 유전자(빨간색)가 있다.

항생제를 처리하는 경우 항생제에 감수성을 가진 세균이 살아남기 위해 항생제 내성을 가질 수 있는 유전자를 받아들이고, 이 유전자를 갖지 못한 세균은 도태된다.

결과적으로 항생제 내성을 가진 세균만 살아남아 항생제가 효력을 발휘하지 못하게 된다.

7-3 항생제 내성균 생존 전략의 예.

외에 장내세균(Enterococci) 중에서도 반코마이신에 저항성을 지닌 것들 (Vancomycin-resistant Enterococci, VRE)이 발견되었다.

세균과의 전쟁에서
승리하기 위한 작전

앞에서 기술한 내용을 토대로 "포도알균에 의한 감염 증상이 나타나면 메티실린을 사용할 것 없이 그냥 반코마이신을 사용하면 되겠다"고 생각할지도 모른다. 그러나 어떤 의사도 먼저 반코마이신을 처방하지는 않을 것이다. 그 이유는 반코마이신 내성균주를 지구상에 퍼뜨리는 결과를 초래할 수 있기 때문이다.

지구상에 존재하는 각종 생명체(특히 미생물)는 인간이 생각하는 것 이상으로 생존 능력이 뛰어나서 외부의 어떤 공격에도 살아남을 수 있도록 능력을 진화시키고 있다. 그러므로 인간과 세균 간의 전쟁이 벌어지고 있다는 표현을 사용하는 것이다.

몸에 이상이 생겼을 때 생활습관을 바꾸어 하기 싫은 운동을 하고, 흡연처럼 건강에 해가 되는 일을 삼가고, 그다지 내키지 않는 음식으로 식사를 조절하는 대신, 간단히 약 한 알을 복용함으로써 정상을 되찾기를 원하는 사람들이 많다. 그러나 약을 복용한다고 해서 정상적인 몸으로 회복되지는 않는 경우가 대부분이다.

우리나라에서는 이미 약의 오남용이 문제가 되었으며, 2000년 의약분업제도를 시행한 이유도 "국민들을 약물 오남용으로부터 보호"하기 위해서였다. 하지만 실제로 의약분업 시행 15년이 되어가는 지금 약물 오남용 문제는 아직 해결되지 않고 있다.

미국에서도 MRSA 균주가 증가하고 있다는 소식이 전해지곤 한다. 이와 관련해서 의사들이 만약의 사고를 대비해 항생제를 필요 이상으로 처방하는 것이 원인이라는 논문이 발표되었다. 약을 많이 써서 병을 일으키는 세균이 아예 이 세상에서 사라진다면 더할 나위가 없을 것이다. 그러나 세균도 방어기전을 통해 약의 효과를 피해가고 있으므로 항생제 내성균의 출현을 막는 것은 매우 어려운 일이다.

현대의학의 수준으로 항생제 내성균주의 출현을 원천봉쇄하는 것은 불가능하다. 인간이 아무리 좋은 약을 만들어내더라도 세균은 빠져나갈 방법을 찾을 것이며, 세균을 박멸하겠다고 필요 이상의 약을 사용하면 내성균주의 출현을 앞당길 뿐이다. 적절한 양의 약을 적절한 시기에, 반드시 필요한 사람들에게만 사용하는 것이 내성균주의 출현을 최소화할 수 있는 방법이다. 그럼에도 내성균주가 출현하면 이를 해결할 수 있는 새로운 약을 개발해야 한다.

이렇듯 인류는 끊임없이 더 좋은 약을 찾아내기 위해 노력하지만 현대의학 지식은 약 사용을 최소한으로 유지하라고 권하고 있으니 신약의 개발과 사용 사이에서 인류는 어떤 작전이 가장 유용한 것인지 계속해서 고민과 연구를 해야 하는 것이다.

백신으로
암을 예방할 수 있을까?

암과 백신

암백신 발견의
초석을 다진 콜리

보건복지부와 국립암센터가 2014년 12월에 발표한 암환자 통계자료에 따르면, 2008년부터 2012년까지 암환자 발생률과 생존율을 조사한 결과 암환자의 68.1%가 5년 이상 생존했다. 누구나 알고 있듯이 암이란 진행이 빠른 불치병 또는 난치병이어서 진단을 받은 후 치료를 받지 않으면 5년간 생존하는 것이 거의 불가능하다. 즉 5년간 생존했다는 것은 암이 진행되지 않았다는 뜻이므로 재발 가능성이 있기는

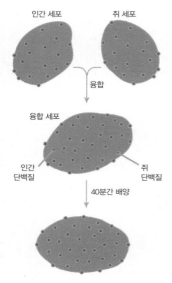

인간 세포　　　쥐 세포

융합

융합 세포

인간　　　　　　쥐
단백질　　　　　　단백질

40분간 배양

7-4 두 세포가 하나의 세포를 이루는 세포융합을 보여주는 그림. 세포 표면에 색깔이 구별되는 물질을 붙여놓으면 세포막 표면이 이동하여 서로 혼합되는 모습을 볼 수 있다.

BT산업
생물체가 갖는 유전자 재조합·세포융합·세포배양 및 물질대사 등의 기능과 정보를 생명공학 기술을 이용해 인류에게 필요한 유용 물질 및 서비스로 재가공·생산하는 고부가가치 산업을 일컫는다.

단클론항체
동일한 면역세포에서 생성되는 하나의 항원에만 특이적으로 결합하는 항체를 말한다. 이러한 기능은 특정 물질을 추적하거나 분리하는 데 사용할 수 있으므로, 현재 의학과 생명과학 연구 분야에서 매우 중요한 실험도구로 쓰이고 있다.

하지만 일단은 암으로부터 거의 해방되었음을 의미하는 지표이기도 하다.

1796년 영국의 제너가 발견한 종두법에서 힌트를 얻은 파스퇴르는 닭콜레라·탄저·광견병 등 3가지 질병에 대한 예방접종법을 개발하는 데 성공함으로써 감염성 병원체에 의한 감염에서 해방될 수 있는 길을 터놓았다.

그리고 수십 년이 흐른 뒤 2가지 세포를 붙여서 하나로 만들 수 있는 '세포융합(cell fusion)' 기술이 개발되었다.[7-4] 각각 핵을 가진 두 세포가 한데 모여 2개의 핵을 갖는 특이한 모양의 잡종세포를 만드는 방법은 BT(Bio Technology)산업의 핵심 기술의 하나라 할 수 있으며, 임상진단·암 치료·품종개량 등에 널리 이용되고 있다. 면역학 발전에 지대한 공헌을 한 단클론항체(monoclonal antibody) 제조 기술이 바로 세포융합 기법을 이용해 개발된 것이다.

그렇다면 암세포와 정상세포를 융합하면 암세포가 될까, 정상세포가 될까?

당연히 암세포라고 생각하는 사람이 많은데 실제로는 정상세포가 되는 경우가 꽤 발견된다. 이를 통해 정상세포도 암을 억제하는 능력을 갖고 있음을 알 수 있으며, 정상세포가 가진 능력을 이용해 암을 치료하고자 한 것이 암백신 개발 원리의 하나다.

암백신에 대한 개념을 처음 고안한 사람은 미국의 콜리(William B. Coley)였다. 뉴욕에서 외과의사로 일하고 있던 콜리는 많은 수의 암환자들이 급성 세균성 감염에 걸리는 경우 종양의 크기가 줄어든다는 것을 알게 되었다. 이때가 1890년이었는데, 1936년까지 꾸준히 이와 같은 현상을 목격한 콜리는 원인을 알아내기 위한 노력을 계속했다. 종양의 크기가 줄어드는 것이 감염과 상관이 있다 생각하고 살아 있는 세균을 암환자에게 주입했으며, 이를 통해 환자의 증세가 회복되는 것을 확인할 수 있었다(오늘날에는 동물실험 없이 사람에게 직접 세균을 주입하면 연구윤리 위반으로 처벌받는다).

이에 자신을 얻은 콜리는 자신이 고안한 몇 가지 세균을 혼합해서 주입하는 방법으로 암환자들을 치료할 수 있는 안전하고도 효과적인 방법을 자신의 실험노트에 기록해놓았다. 그러나 이와 같은 방법은 이론이 뒷받침되지 못한 단순한 관찰 결과였으며, 제대로 된 논문으로 발표하지도 않았으므로 널리 알려지지 못한 채 잊혀갔다.

훗날 콜리의 딸(Helen Coley Nauts)은 아버지의 발견이 학문적으로 의미가 있다는 확신을 갖고 과학적인 근거를 찾기 위해 1938년부터 아버지의 일기장이나 실험노트와 같은 유품에 남겨진 연구기록들을 검토하기 시작했다. 그리하여 1953년, 후원자들의 도움을 받아 뉴욕 맨해튼에 암의 면역치료법을 정립하기 위한 '암 연구소(Cancer Research Institute, CRI)'를 설립했다.

이 연구소에서는 암과 관련된 여러 가지 면역학적 방법에 관한 연구를 시작했는데, 가능성 있는 결과를 얻게 되자 암의 진단과 치료에 면역학적인 방법이 중요하다는 사실이 점점 대두되었다. CRI는 암 연구의 개척자적인 역할을 했으며, 그로써 콜리는 '면역치료의 아버지'로 불리게 되었다.[2]

면역치료법을 통해
암을 해결한다?

인체가 지니고 있는 면역은 선천적으로 가지고 태어나는 면역과 후천적으로 생겨나는 면역으로 나눌 수 있다. 선천적인 면역은 외부에서 침입하거나 인체 내부에서 생겨난 이물질의 종류에 관계없이 비특이적으로 면역반응을 일으키는 것으로 T세포가 담당하고 있다. 반면 후천적인 면역은 항원에 노출되면 항체를 만들어내는 것처럼 이물질의 종류에 따라 다르게 나타나는 면역반응을 가리키는 것으로 항체 생성 기능을 가진 B세포가 이를 담당한다.

암 연구소의 연구진을 비롯해 면역치료법을 통해 암을 해결하려고 시도한 연구자들의 첫 목표는 인체 내 암에 대한 방어기전의 하나로 T세포가 반응하는 과정에서 그 능력을 향상시켜 암에 대한 저항력을 극대화하는 것이었다. 이를 위해 초기에는 T세포의 기능을 향상시키는 물질을 외부에서 투여하는 방법 등을 사용했다. 그 후 학문의 발달과 함께 새로운 개념의 면역치료법이 개발되었다.

T세포의 기능을 강화하는 외에 시도하는 방법의 하나는 B세포의 기능을 활성화하는 것이다. 이는 특정 질환을 대상으로, 후천적으로 생겨난 특이성을 지닌 면역을 향상시키는 방법에 해당한다. 암이란 인체를 구성하는 어떤 세포든 정상 이상으로 성장하는 것(이를 '종양'이라 한다) 중

조직학적으로 예후가 나쁜 모양을 하고 있는 것(이를 '악성 종양'이라고도 한다)을 가리키는데, 이때 자라나는 비정상적인 세포를 '암세포'라 한다.

　암의 종류에 따라 암세포의 근원이 다른 만큼 각각의 암세포는 서로 다른 모양과 성질을 갖는데, 진단검사의학의 발전으로 이러한 암세포에서 아주 미량으로 분비되는 물질도 검출할 수 있게 되었다. 그리하여 암세포에서 분비되어 인체에 면역반응을 일으키는 물질이 많이 발견되었다. 암의 종류에 따라 면역반응을 일으키는 항원이 다르므로 이 항원에 대한 항체를 주입해 암세포의 성장을 억제하는 것이 B세포의 기능을 활성화하여 암을 치료하려는 연구자들의 전략이다.

　최근에 각광받고 있는 암 면역치료법 중 하나는 '가지세포'(dendritic cell, 림프절을 구성하는 이질적인 세포들의 집단)의 기능을 활성화하는 것이다. 가지세포는 표면에 있는 주요조직적합유전자복합체(major histocompatibility complex, MHC)를 이용해 항원에 대한 면역반응을 강화하는 기능을 하는데, 이 기능을 강화함으로써 암에 대한

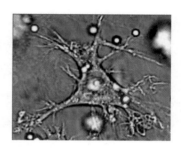

7-5 가지세포.

면역 기능을 더 잘 발휘하게 하는 것이 이 방법의 목표다.[7-5]

　암백신은 치료용이므로 일단 암이 발생한 연후에 사용한다. 간암을 일으키는 B형 간염바이러스(hepatitis B virus)나 자궁경부암의 원인이 되는 인체유두종바이러스(human papilloma virus)의 백신은 이들 바이러스로 인한 감염을 예방함으로써 암 발생을 막는다는 점에서 앞에서 기술한 암백신과는 개념적으로 구별되지만 넓은 의미에서 암백신에 포함시키기도 한다.

　감염성 병원체가 인체에 감염되면 체내의 면역체계는 항원을 인식해

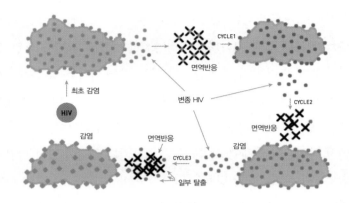

7-6 HIV 바이러스의 변이 과정. HIV는 인체의 면역반응을 피할 수 있도록 계속해서 변이한다.

항체를 생성한다. 이와 같이 항원의 자극에 의해 항체를 생산하면서 일어나는 면역반응을 '후천성면역'이라 한다. 이와 반대로 '선천성면역'은 항원의 자극 없이도 일어날 수 있다. 항체를 생성하는 후천성면역은 일단 항원에 노출되면 다시 노출됐을 때 처음보다 더 빨리, 더 많이 항체를 생성할 수 있다. 일반적인 백신은 이와 같은 특성을 이용한 것으로, 병원체에 감염되기 전 각각의 병원체가 항원성을 나타내는 부위를 미리 사람에게 노출시킴으로써 실제로 병원체에 감염됐을 때 후천성면역 반응이 잘 일어나게 하는 것이다.

에이즈나 독감의 원인이 되는 바이러스는 항원성을 지닌 부위에 변이가 잘 일어나므로 예방을 위해 백신을 투여하더라도 변이된 바이러스에 대해 면역반응을 나타낼 수 없는데, 이것이 예방접종법 개발이 어려운 이유다.[7-6]

암의 종류에 따라 암세포가 각각 다르므로, 세포 표면에 존재하는 항원성을 지닌 부위도 각각 다르다. 따라서 한 종류의 백신으로 모든 암을 해결하는 것은 불가능하지만, 암세포들이 공통으로 갖는 성질도 있으므로 잘 연구하면 한 번에 다양한 종류의 암을 해결할 방법이 발견될 수도 있다. 암백신에 관심을 가지고 있는 의학 연구자들은 각자의 이론에 따라 어떻게 하면 암에서 해방될 수 있을지 불철주야 연구하고 있으며, 그러한 노력의 결과 이제 암백신도 실용화 단계에 접어들고 있다.

면역치료법의 새로운 구원투수, 폴리오바이러스 백신

콜리는 암세포와 정상세포를 융합했을 때 정상세포로 바뀐다는 사실을 발견했지만 이 원리를 과학적으로 설명할 수 없었다. 이 현상은 인체에서 비특이적으로 일어나는 면역기전에 의해 종양 발생이 억제된 것이다. 즉 감염성 질환이 발생하면 비특이적인 면역기전이 활성화되어 암에 대한 저항성이 커짐으로써 암이 치료되는 것과 같은 현상이 일어나는 것이다.

20세기 후반 면역 담당 세포들의 기전을 향상시켜 질병을 해결하려는 면역치료법이 등장했고, 현재는 암 이외에도 알레르기 · 파킨슨병 · 치매 · 당뇨병 등 수많은 질병에 이 방법을 응용하기 위한 연구가 진행되고 있다. 면역 기능을 활성화하는 물질을 주입함으로써 질병을 예방할 수 있다는 점에서 이 물질을 '백신'이라 하며, 암을 퇴치하기 위해 주입하는 특정 물질을 '암백신'이라 한다.

암을 물리치기 위한 방법의 하나로 면역치료법을 연구했던 학자들의 첫 목표는 인체 내에서 암에 대한 방어기전의 하나로 T세포에 의해 일어나는 면역 능력을 향상시켜 암에 대한 저항력을 극대화하는 것이었다. 초기에 많이 사용한 방법은 T세포의 기능을 향상시키는 물질을 외부에서 투여하는 것이었는데, 최근에는 특정 질환에 대한 특이 면역을 향상시키는 방법도 시도되고 있다. 즉 암의 경우, 암의 성격에 따라 각기 다른 항원 역할을 하는 물질을 분비하는 점에 착안해 이 항원에 대한 항체를 주입하는 방법이 그것이다.

CRI 등에서는 암백신에 대한 개념을 도입하여 미리 백신과 같은 원리로 제조한 특정 물질을 주입해 암 발생을 억제하는 방법을 연구하고 있다. 안디노(Raul Andino) 등은 1998년 『*PNAS*(Proceedings of the National Academy of Science)』라는 학술잡지에 폴리오바이러스를 조작하여 암이나 에이즈를 비롯한 여러 가지 질병에 대한 백신을 만들 수 있는 가능성을 보여주는 결과를 발표했다.[7-7] 안디노가 고안한 방법은 약화시킨 병원체나 병원체의 단백질 등을 백신으로 사용하는 대신 유전자 재조합으로 얻은 바이러스를 이용한 것으로, 이 바이러스는 인체에서 복제가 가능한 것은 물론 더 완벽한 면역 능력을 갖게 해준다.[3]

이전에도 아데노바이러스 등을 이용해 유사한 연구들이 행해진 바 있으나 폴리오바이러스는 이보다 인체에 더 안전하고 면역 효과를 오래 지속시킬 수 있으며, 먹는 약으로 제조하는 것이 가능해서 더 좋은 효과를 기대할 수 있다. 또한 국소적인 면역반응을 유도하는 것도 가능하므로 암 이외에 국소적으

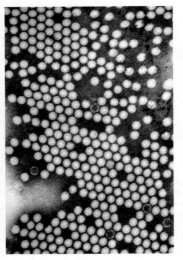

폴리오바이러스
소아마비의 병원체가 되는 바이러스로서, 바이러스 가운데 가장 크기가 작다. 주로 침 튀김 등으로 발생하는 비말감염이나, 세균 등이 입을 통해 몸속으로 들어가는 경구감염의 형태로 전염된다.

7-7 전자현미경으로 관찰한 폴리오바이러스.

로 감염되는 병원체에 대비하는 데도 유용하다. 이외에도 재조합 폴리오바이러스 백신은 항체에 의한 특이적 면역반응뿐 아니라 면역세포에 의한 비특이 면역반응까지 동시에 유도할 수 있으므로 면역 효과가 크다는 장점을 지니고 있다.

미래에는 백신으로
암을 치료할 수 있을까?

조지아 의과대학의 히(Yukai He) 교수는 "선천성면역을 담당하는 T세포는 종양 발생 시 세포가 자라기 전에 수년 동안 이를 막는 면역 기능을 담당한다"고 주장했다.[4] 종양은 매우 영리해서, 이와 같은 면역체계와의 싸움에서 승리를 거두고 자라기 시작한다는 것이다. 그러므로 암세포가 자라지 않도록 하려면 면역성을 높여야 하는데, 이때 바람직한 방법은 항원성을 지닌 물질을 숙주에 주입하여 후천성면역을 강화하는 것이다. 면역 기능을 강화하는 데는 T세포, B세포, 가지세포의 기능을 강화하는 방법이 있으며, 인체에 항원을 노출시키려면 바이러스를 '벡터'(vector, 인체에 주입하는 물질을 원하는 곳까지 전달해주는 기구)로 이용할 수도 있다.

T세포에 의한 면역력을 강화하기 위해서는 재조합 바이러스 벡터를 이용하는 것이 가장 안전하고 효과적이다. 종양세포가 사람의 몸에서 자라려면 인체의 면역 기능이 억제되어야 하는데, '인돌아민 산화효소(indoleamine 2,3-oxygenase, IDO)'라는 효소는 종양세포가 T세포에 의해 성장이 억제되는 과정을 방해하는 기능을 가진 것으로 알려져 있다. 즉 IDO는 항암 효과를 막는 기능을 하기 때문에 IDO의 기능을 억제하는

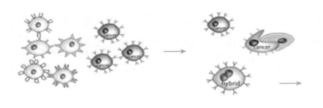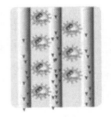

림프절을 생검하여 배양한 세포와 암 표지자(전유전물질형)를 찾아낸다.

종양세포와 정상적인 사람 또는 생쥐 세포를 융합하여 암 표지자를 분비할 수 있는 혼성세포(하이브리도마)를 만든다.

배양된 혼성세포가 암 표지자를 생산한다.

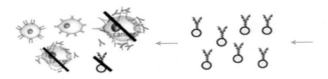

과립구 대식세포 콜로니 자극 인자(GM-CSF)와 같은 면역자극제를 주입하면, 강화된 면역 기능에 의해 암세포를 파괴한다.

순수분리된 암 표지자가 면역자극제와 결합한다.

7-8 바이오베스트에서 개발 중인 암백신의 원리. 암세포의 표면 단백질을 인식하여 만들어진 각각의 백신이 암세포에 대한 면역반응을 유도한다. 출처: http://www.biovest.com/.

방법을 연구하면 종양세포에 대한 T세포의 면역 기능을 강화할 수 있을 것이라는 논문이 발표되기도 했다.

CRI에서는 암의 면역치료법과 암백신 연구를 위해 자체 연구진은 물론 매년 1,000명에 이르는 연구자들에게 도움을 주고 있으며, 사설 연구기관임에도 매년 10월경에 암백신 관련 연구자들이 한자리에 모여 연구 내용을 토론할 수 있는 학술대회를 개최하여 신개념 치료법 도입에 큰 역할을 하고 있다. 또 1999년 전립선암 백신을 개발한 슬론캐터링 연구소와 미국 국립보건연구소 등 저명한 암 연구기관, 암백신에 관심을 가진 여러 연구자들, 그리고 파르멕사(Pharmexa), 오니백스(Onyvax Limited), 안티제닉스(Antigenics Inc.), 바이오베스트(Biovest International) 등 수많은 벤처회사 및 제약회사가 치료를 위한 암백신 개발에 뛰어들고 있다.[7-8]

현재 개발 단계에 있는 암백신의 대부분은 특정 암을 표적으로 하는 치료용 백신이지만, 앞에서 소개한 IDO 억제에 의한 T세포 기능 강화 효과를 갖춘 약 등 다양한 종류의 치료제도 개발 중이다. 항암제가 그러하듯이 언젠가는 다용도로 쓸 수 있는 암백신도 개발될 것으로 기대된다.

한편 2007년 7월 13일(인터넷판은 7월 1일), 세계 최고의 학술지 중 하나라 할 수 있는 『네이처 메디신(*Nature Medicine*)』에 흥미로운 논문이 발표되었다. 남플로리다 대학교 가브릴로비치를 책임자로 하는 연구팀이 발표한 논문에 의하면, 골수에서 유래한 억제세포(myeloid-derived suppressor cells, MDSCs)가 면역 기능에 매우 중요한 CD8 살상T세포(CD8 killer T cell)의 기능을 억제하는 기전을 설명하고 그것을 조절할 수 있는 방법을 찾아냈다는 것이다. 암세포는 인체의 면역 기능을 저하시키므로 인체에 암이 발생하면 면역치료법의 일종인 암백신을 사용해도 암세포 자체가 그 기능을 억제해서 치료 효과가 나타나지 않는데, 이를 해결할 방법을 찾은 것이다.[5]

> **CD8 살상T세포**
> 살상T세포는 면역체계를 담당하는 림프세포 중 하나로 바이러스에 감염된 자신의 세포나 암세포를 파괴하여 죽이는 역할을 하며, CD8 T세포와 CD4 T세포가 존재한다.

지금까지 보도된 바에 따르면 암백신은 이제 동물실험이 끝난 단계거나 수술 후 재발 방지를 위한 제한적인 목적으로 인체에 투여되는 경우가 있을 뿐이다. 하지만 앞으로 암백신 연구가 더 활성화되어 많은 성과를 얻는다면 한 세대 전까지만 해도 전혀 생각지 못했던 방법으로 암을 해결하게 될지도 모른다.

유전자 도핑 시대가 온다

약물 도핑과 유전자 도핑

약물 도핑을 막기 위해 조직된
세계반도핑기구

　　　　　스포츠 경기대회가 끝나고 나면 메달리스트가 금지
된 약물을 복용했다는 이유로 메달을 박탈당하는 일이 심심치 않게 벌
어지곤 한다. 운동선수들이 경기력 향상을 위해 약물을 사용하는 행위
는 공정하지 못한 경쟁을 유도할 뿐 아니라 인체에도 해로운 영향을 준
다. 그러나 인체에 해가 된다는 사실을 알면서도 좋은 성과를 얻으려는
욕심 때문에 경기력 향상에 도움되는 약물을 복용하려 하다 보니 금지

되는 약물의 수가 점점 더 많아지고 있다. 동시에 도핑검사를 하는 쪽에서도 이와 같은 약물을 찾아내기 위한 연구를 계속하고 있다.

1988년 서울 올림픽 때 육상경기에서 놀라운 이변이 벌어졌다. 1984년 로스앤젤레스 올림픽에서 100미터, 200미터, 400미터 이어달리기, 넓이뛰기 등에서 4관왕을 차지했던 칼 루이스를 2위로 밀어내고, 캐나다 선수 벤 존슨이 남자 육상 100미터에서 세계신기록을 수립하며 1위로 들어온 것이다. 새로운 올림픽 스타가 탄생하는 순간이었다. 그러나 하루가 채 지나지 않아서 존슨은 도핑검사에 걸려 메달을 반환해야 했을 뿐 아니라, 그전 해에 세운 100미터 세계기록도 취소되고 말았다. 이 일로 인해 도핑검사가 강화되었다.

1994년 히로시마 아시안게임에서는 주최국 일본을 금메달 3개 차로 누르고 우리나라가 3회 연속 2위를 차지했다. 그러나 폐막식 후 며칠이 지난 뒤 중국의 금메달리스트 4명이 약물 도핑검사에 걸려 메달을 박탈당하면서 4개의 금메달이 모두 일본 선수에게 돌아가는 바람에 일본에게 2위를 내주는 황당한 일이 벌어지기도 했다.

이렇듯 약물 도핑검사는 갈수록 강화되고 있다. 미국 프로야구에서 한 시즌에 홈런 61개를 친 로저 매리스의 기록을 깨고 1998년에 70호 홈런 기록을 세운 마크 맥과이어나 2001년에 73호 홈런을 친 배리 본즈의 기록이 크게 환영받지 못하는 것도 이들이 근육강화제와 같은 금지된 약물을 복용했다가 들통났기 때문이다.

1998년에는 매년 여름 프랑스에서 개최되어 유럽인들의 눈과 귀를 사로잡는 사이클대회(Tour de France)에 참가한 선수들이 무더기로 금지약물을 소지했다가 적발됐고, 2000년에 열린 재판에서 조직적으로 도핑을 행한 사실이 밝혀졌다.[7-9] 빈혈 치료제로 사용되는 에리스로포이에틴

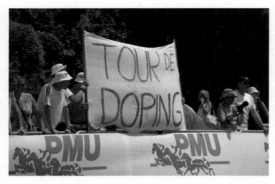
(적혈구생성소, erythropoietin, EPO)을 투여했던 것이다.

7-9 투르 드 프랑스 2006에 걸린 반도핑 배너. 투르 드 프랑스에서는 선수들이 기록 향상을 위해 금지약물을 복용하다가 적발되는 일이 잦았다.

이 사실이 알려지자 국제올림픽위원회는 전 세계적으로 도핑검사에 관여하는 모든 기관을 관리할 수 있는 국제기구의 창설을 추진했고, 1999년 11월 10일에 세계반도핑기구(World Anti-Doping Agency, WADA)가 설립되었다. 이전에는 주로 경기를 주최하는 나라에서 도핑검사를 했지만, 2000년 시드니 올림픽 때부터 이 단체가 국제경기의 도핑검사를 담당하고 있다. 선수들이 사용해서는 안 될 약물을 결정하고, 약물 복용 여부를 확인하는 작업을 해오고 있는 것이다.

운동선수들은 왜 에리스로포이에틴을 복용하는가?

1992년 벳부 마라톤대회에서 2시간 8분 47초로 준우승을 차지했던 황영조는 1992년 바르셀로나 올림픽 마라톤 경기에서 몬주익 언덕에서부터 선두로 뛰어나가 마침내 우승을 거머쥐었다. 베를린 올림픽에서 일장기를 단 손기정 선수가 우승한 후 56년 만의 마라톤 우승이어서 갖가지 비하인드 스토리가 공개됐는데 그중 하나는 황영조 선수의 어머니가 해녀 출신이라는 사실이었다. 해녀는 바다에서 오랜 시간 작업해야 하므로 숨을 참는 능력이 뛰어나고, 이러한 능력이 아들에게 전해져 마라톤과 같이 지구력이 필요한 운동에서 훌륭한 경기력을 발휘하는 데 도움이 되었다는 것이다.

무대를 바다가 아닌 산으로 돌려보자. 높은 곳에 올라갈수록 지구의 인력이 약해지므로 공기가 부족해지고, 또 산소의 농도도 낮아진다. 전문 산악인들이 산소통을 메고 산을 오르는 것은 산소 부족 문제를 해결하기 위해서다. 항상 산소 농도가 낮은 곳에서 살아야 하는 고산지대 사람들은 산소를 더 많이 받아들이기 위해 낮은 곳에 사는 사람들보다 더 많은 적혈구를 가지고 있다. 이런 사람들이 낮은 곳에서 사는 사람들과 똑같은 조건에서 마라톤을 하면 산소운반 능력이 뛰어나 덜 지친다. 케냐와 에티오피아의 고산지대 출신 선수들이 마라톤 대회에서 좋은 성적을 내는 것은 이런 이유에서다.

앞에서 예를 든 에리스로포이에틴은 적혈구 생산을 증가시키는 물질이다. 적혈구 생산이 많아지면 숨쉴 때 들어온 공기 중의 산소가 적혈구와 쉽게 결합되므로 산소운반 능력이 증가하고, 운동 시 필요로 하는 산소 공급이 원활해져서 경기력을 증진하는 효과를 가져오는 것이다.[7-10] 참고로 1964년 동계올림픽 크로스컨트리에서 금메달을 목에 건 핀란드의 이에로 맨티란타의 에리스로포이에틴 생산 능력이 매우 뛰어나다는 사실이 알려지면서, 지구력을 요하는 경기에서 에리스로포이에틴 생산 능력이 뛰어난 선수들이 좋은 경기력을 발휘한다는 사실이 증명되었다.

맨티란타의 금메달 획득 이후 많은 운동선수들이 경기력 향상을 위해 에리스로포이에틴

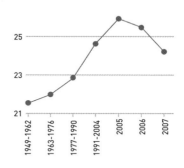

7-10 투르 드 프랑스(1949~2007)의 경주 기록 추이(마일/시간). 1991년부터 시간이 비약적으로 단축된 것으로 보아 대대적으로 금지약물을 복용한 것으로 보인다. 2007년 대규모 적발로 인해 기록이 크게 떨어졌다. 『사이언티픽 아메리칸』 2008년 3월 31일자(웹).

을 복용했다. 그러나 훈련에 의한 것이 아니라 인위적 조작에 의한 경기 능력 향상은 스포츠맨십에 어긋난다는 판단으로 전 세계의 체육 단체들은 1990년 에리스로포이에틴을 복용 금지약물로 지정했다.

유전자 조작과
유전자 도핑검사

약물 도핑검사를 더 효과적으로 실시하기 위해 설립된 세계반도핑기구는 2000년대에 접어들어 유전자 도핑에 대한 목소리를 내기 시작했고, 2005년에는 스웨덴에서 유전자 도핑에 관한 선언문을 발표했다.

'유전자'는 단백질을 만들어낼 수 있는 정보를 가진 DNA 덩어리를 가리킨다. 사람의 몸은 탄수화물 · 지방 · 단백질 · 핵산(DNA와 RNA) · 무기염류 · 비타민 · 물 등으로 구성되어 있는데 이 중에서 가장 많은 기능을 담당하고 있는 것이 단백질이다. 섭취한 음식물을 소화시키는 효소도 단백질의 한 종류이며, 분비샘에서 미량 분비되어 생명현상을 조절하는 호르몬 중에도 단백질 성분을 가진 것이 많다. 세포막을 통해 물질이 들어오고 나갈 수 있는 것도 세포막 표면에 부착된 단백질 덕분이며, 인체가 고유의 구조를 유지할 수 있는 것도 단백질 때문이다.

미국 프로야구 선수들이 홈런을 많이 치기 위해 사용한 약물은 스테로이드였다. 피부과에서 외용제로도 사용하는 스테로이드는 근육의 힘을 강화하므로 마크 맥과이어나 배리 본즈 같은 홈런 타자들이 흔히 복용하곤 했다. 그러나 잘못 사용하면 생명에 위협이 될 수 있으므로 오래전부터 금지약물로 분류되어 도핑검사의 대상이었다.

이론적으로는 스테로이드 대신 근육에서 힘을 강화해주는 단백질이 더 많이 생산되도록 단백질 합성 정보를 지닌 유전자를 주입할 수 있다. 금지약물이 아닌 유전자를 주입해 단백질을 합성하게 함으로써 경기력 향상에 도움을 주는 일이 가능해진 것이다.

그렇다면 운동선수들이 특정 유전자를 자신의 몸에 주입해 평소 실력 이상으로 경기력을 발휘하는 것은 괜찮을까? 정답은 당연히 "아니다"이다. 따라서 이를 방지하기 위해 특정 선수가 유전자를 인위적으로 자신의 몸에 주입했는지를 확인하기 위한 '유전자 도핑검사'를 실시해야 한다는 목소리가 국제적인 스포츠 관련 회의와 학회 등에서 쏟아져 나오기 시작했다.

세계적인 과학학술지인 『사이언티픽 아메리칸』 2004년 7월호에는 펜실베이니아 의과대학의 스위니가 유전자 도핑과 IGF-1 유전자 주입에 의한 근육 강화 효과에 대해 쓴 글이 게재되었다.[6] 또 2007년 개최된 미국 스포츠의학회에서 메릴랜드 대학교의 로스는 EPO, IGF-1 외에도 성장호르몬, PPAR-delta, myostatin, mitochondria-OXPHOS 등이 경기력 강화를 위해 사용될 가능성이 있고, 앞으로 의학계에서 유전자치료법이 발전함에 따라 수많은 유전자가 질병 치료가 아닌 경기력 강화를 위한 목적으로 사용될 수 있으므로 대응책이 필요하다고 주장했다.

이처럼 질병 해결을 위해 개발된 유전자요법이 운동선수의 경기력 향상을 위해 사용될 가능성이 높아가고 있으며, 이를 막기 위한 '유전자 도핑검사'는 큰 운동경기가 열릴 때마다 새로운 뉴스거리를 생산할 것으로 예상된다.

유전자를 이용해
난치병 치료를 꿈꾸다
유전자치료법

파킨슨병은 난치병인가?

사례 1

1972년, 황금사자기 고교야구 결승전. 9회초까지 부산고에 4대 1로 뒤지고 있던 군산상고는 9회말에 4점을 뽑아 5대 4로 대역전극을 벌이면서 우승을 차지했다. 아주 극적이었던 이 경기는 오랜 기간 인구에 회자되었을 뿐 아니라 〈영광의 9회말〉이라는 영화로 만들어지는 계기가 되었고, 군산상고에 '역전의 명수'라는 별명을 안겨주었다.

당시 군산상고를 이끌었던 최관수 감독은 1979년까지 수차례 우승을 거머쥐며 지도력을 인정받았다. 그러던 그가 감독 직을 그만둔 것은 손이 떨리고, 근육이 뻣뻣해지며, 몸동작이 느려지는 질병으로 인해 감독 생활을 하기가 어려워졌기 때문이었다.

사례 2

1960년 로마 올림픽 라이트헤비급 복싱 경기 결승전에서 미국 선수 무하마드 알리가 우승을 차지했다. 프로로 전향한 그는 연전연승하며 인기를 끌더니 4년 뒤 헤비급 세계타이틀을 차지했다. "나비같이 날아서 벌같이 쏜다"라는 명언을 남긴 그는 프로복싱 통산전적 56승 5패라는 놀라운 기록을 세우며 세 차례나 세계 챔피언에 오른 뒤 1981년에 은퇴했다.

그로부터 15년 후, 애틀랜타 올림픽 개막식에 알리가 등장했다. 성화 최종 주자에게서 성화를 넘겨받은 그가 성화대에 불을 당김으로써 올림픽이 개막되었으나, 전 세계인이 지켜보는 화면에 등장한 그는 링에서 펄펄 날아다니던 과거의 그 선수가 아니었다. 펀치드렁크(punch drunk)에 의해 발생한 것으로 보이는 질병을 가진 환자였을 뿐이다.

> **펀치드렁크**
> 복싱선수와 같이 뇌에 많은 충격과 손상을 입은 사람에게 주로 나타나는 뇌세포손상증으로, 혼수상태·정신불안·기억상실 등 급성 증세를 보이거나 치매·실어증·반신불수 등 만성 증세가 나타나며, 심한 경우에는 생명을 잃기도 한다.

앞의 두 사례는 모두 파킨슨병에 관한 것이다. 파킨슨병은 1817년 영국의 병리학자 파킨슨(James Parkinson)이 최초로 보고한 병으로, 중추신

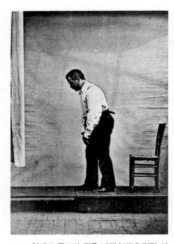

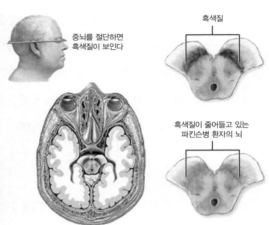

중뇌를 절단하면 흑색질이 보인다

흑색질

흑색질이 줄어들고 있는 파킨슨병 환자의 뇌

7-11 알베르 롱드가 찍은 파킨슨병에 걸린 사람. *Nouvelle Iconographie de la Salpêtrière,* vol. 5, 1892.

7-12 파킨슨병 환자의 중뇌 흑색질. © A.D.A.M. Health Solutions Editorial Team, Ebix, Inc.

흑색질
중뇌에 있는 흑갈색의 큰 회백질로 흑핵(黑核)이라고도 하며, 골격근의 운동을 맡아보는 곳의 하나로 알려져 있다.

기저핵
대뇌반구에서 뇌간에 걸쳐 존재하는 회백질성 신경핵군으로 미상핵 · 피각 · 담창구 · 시상하핵 · 흑질 등으로 구성된다. 서로 연락하여 큰 기능계를 형성하며 신체 전체의 균형을 위한 안정성 유지 기능을 수행한다.

도파민
동식물에 존재하는 신경전달물질의 하나로 뇌신경 세포의 흥분 전달 역할을 한다.

경계가 퇴행하면서 사지와 몸이 떨리고 경직되는 증상이 나타나는 질병이다. 병이 진행될수록 머리가 조금씩 앞으로 내밀어지고 몸통과 무릎이 굽은 자세를 취하게 되며, 손이 떨리고 다리를 길게 뻗지 못해 작은 보폭으로 걸어가는 모습이 특징적이다.[7-11] 또한 얼굴은 가면 같은 표정으로 바뀐다. 연령이 많을수록 발생 빈도가 높고, 뇌의 시신경 교차 부위의 절단면에서 전반적으로 세포가 오밀조밀하지 못하고 위축된 모습을 하고 있으며, 뇌의 흑색질 부위에 색소가 소실된 것을 볼 수 있다.[7-12]

이 질병은 중뇌의 흑색질에서 대뇌 기저핵

의 기능을 조절하기 위해 분비되는 신경전
달물질인 도파민 감소로 인해 발생하는 것
으로 추정된다.[7-13] 몸을 제대로 가눌 수
없어 일상생활이 불편하고, 심한 경우에는
타인의 보살핌 없이 혼자 힘으로 살아가기
도 어려워진다.

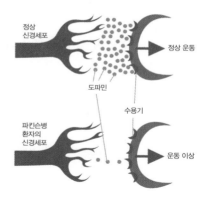

7-13 정상인과 파킨슨병 환자의 도파민 분비량.

파킨슨병 치료의 가능성을 보다

파킨슨병은 예전에는 희귀질환에 속했으나 최근 들
어 점점 환자가 늘어나고 있다. 2007년에 성균관대학교 정해관 교수팀
이 강원도 강릉 지역에서 65세 이상의 주민들을 대상으로 조사한 바에
따르면, 파킨슨병 환자로 추정되는 비율이 10만 명당 2,000~3,000명이

었다.[7-14] 이는 세계 최고 수
준이어서 다른 나라보다 우리
가 더 관심을 가져야 할 필요
성을 보여준다.

파킨슨병 환자수가 증가한
첫 번째 이유로는 고령화를
꼽을 수 있다. 나이가 들수록
뇌 이상이 발생할 가능성이
큰 데다 과거와 달리 오늘날
평균수명이 늘어나 노인 인구

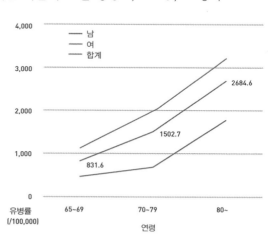

7-14 강릉 지역 연령별 파킨슨병 유병률. 성균관대학교 의과대학 사회의학
교실, 「파킨슨병 유병률 및 실태조사」, 질병관리본부, 2007.

가 증가함으로써 유병률도 상승한 것이다.

파킨슨병 환자는 몸을 제대로 움직이기가 어려워 일상생활을 제대로 할 수 없다는 것이 가장 큰 문제다. 뇌에 도파민이 감소함으로써 발병하므로, 도파민을 투여해봤지만 아무 효과가 없었다. 뇌에서 필요로 하는 위치에 도파민을 주입할 수 없었기 때문이다. 인체 곳곳에 뻗어 있는 혈관 속에 도파민을 주입한 후 혈액에 의해 뇌에서 필요로 하는 위치로 전달되기를 기대했지만 이 방법도 성공하지 못했다. 뇌에 이어진 혈관에는 피 속에 들어 있는 물질을 뇌로 전달할지 말지를 결정하는 '눈에 보이지 않는 장벽(blood brain barrier)'이 존재하는데 도파민이 이곳을 통과하지 못하기 때문이다. 따라서 도파민 대신 이 장벽을 통과할 수 있는 전구물질(前驅物質)인 레보도파를 투여한 다음 뇌로 전달된 레보도파가 도파민으로

> **전구물질**
> 어떤 물질대사나 화학반응 등에서 최종적으로 얻을 수 있는 특정 물질이 되기 전 단계의 물질을 말한다.

대사(代謝)되도록 하는 방법을 사용하고 있다. 그러나 이 방법도 완치를 위해서라기보다 병이 더 진행되는 것을 막는 정도로 이용되고 있을 뿐이다.

그런데 최근 유전자치료법으로 파킨슨병을 치료할 수 있다는 연구 결과가 공표되어 주목받고 있다. 약 10년 전 뇌에서 도파민을 생성하는 세포가 죽는 현상을 정지시키거나 느리게 하는 단백질이 발견된 이래 그 중 하나인 GDNF(Glial-Derived Neurotrophic Factor)를 임상적으로 치료에 이용하기 위한 연구를 진행해왔다. 이미 임상시험에 들어간 이 방법은 지금까지 기대에 못 미치는 결과만을 얻었는데, 최근 파킨슨병과 관련된 성장인자를 만들어내는 유전자를 이용하여 치료가 가능하다는 결과가 제시되었기 대문이다.

2009년 4월 미국 신경외과학 회지에는 아데노연관바이러스(adeno-associated virus, AAV)를 이용해 표적이 되는 성장인자를 만들어내는 유전자를 손상된 대뇌 세포에 전달하게 함으로써 파킨슨병을 치료할 수 있는 가능성을 찾았다는 논문이 게재되었다. 이들이 사용한 뉴트린(neurturin)은 GDNF와 매우 밀접한 관련이 있는 유전자로, 머리뼈에 작은 구멍을 뚫은 후 AAV에 클로닝(cloning)한 유전자를 직접 주사하는 방법을 이용한 것이다.[7](7-15)

7-15 유전자치료에서 벡터의 기능. 유전자가 변이되어 정상적인 단백질을 합성하지 못하는 세포에 정상 단백질을 합성할 수 있는 정보를 전달해주기 위해 벡터를 이용한다. 정상 유전자를 담은 벡터는 세포막을 뚫고 들어간 후 다시 핵막을 뚫고 핵 속으로 들어가 담아온 정상 유전자를 핵 내로 전달한다. 그러면 세포는 이 유전자를 이용해 정상 단백질을 합성할 수 있게 된다.

유전자치료 외에 파킨슨병 치료를 위해 문제가 생긴 뇌의 흑색질 부위에 줄기세포를 투입해 이 세포가 정상세포로 자라나기를 기대하는 세포 치료법도 개발 중인데 제법 희망적인 소식이 들려오고 있다.

> **클로닝**
> 클론이란 특정한 유전자형을 갖는 균일한 개체군을 말하며, 클로닝은 동일한 유전자를 지닌 클론을 대량 생산할 수 있도록 그 유전자를 벡터에 삽입하는 과정을 의미한다.

최초의 유전자치료 대상은 중증복합면역결핍증 환자

인체의 면역 기능은 선천적인 것과 후천적인 것으

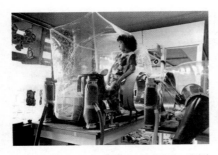

7-16 중증복합면역결핍증에 걸린 소년 데이비드 베터의 삶을 그린 다큐멘터리 〈버블 보이〉의 한 장면. 소년은 12세의 나이로 생을 마감했다.

로 나눌 수 있다. 에이즈는 후천성면역이 결핍되어 제대로 기능하지 못하는 상태를 가리키지만, 중증복합면역결핍증(severe combined immune deficiency)은 선천성면역과 후천성면역이 모두 결핍된 경우를 가리킨다. 병이 발생하는 원인에는 여러 가지가 있는데, 이 병을 갖고 태어난 아기는 일반적으로 2년을 넘기지 못하고 세상을 떠난다. 모든 면역 기능이 발휘되지 않아 세상에서 마주치는 것들이 공격해올 경우 대책 없이 당해야 하고, 이를 막기 위해 무균 처리된 케이지 안에서 살아야 하니 죽기 위해 태어난 것과 마찬가지인 것이다.[7-16]

중증복합면역결핍증을 가진 환자의 약 4분의 1은 인체에서 아데노신의 아민기를 떼어내는 기능을 하는 아데노신 디아미나제(adenosine deaminase, 아데노신 탈아민효소)라는 효소가 결핍되어 있다. 이 효소가 결핍된 경우 재료의 불균형에 의해 면역 기능을 담당하는 세포가 잘 생산되지 않으므로 인체가 면역 기능을 못하게 된다.

그렇다면 이 효소를 직접 주입하는 방법으로 치료를 할 순 없을까?

소화에 관여하는 효소라면 입으로 섭취하는 것이 쉬운 해결책이 될 수 있다. 그러나 물에 녹지 않는 단백질일 경우에는 인체에 넣어줄 방법이 마땅치 않고, 물에 녹는 단백질을 혈관에 넣더라도 이미 녹은 단백질이 혈관을 빠져나가 원하는 세포 속으로 들어가도록 조절하기가 어렵다. 그래서 생각할 수 있는 방법이 바로 유전자치료다. 유전자는 단백질을 합성할 수 있는 유전정보를 가지고 있으므로, 이를 필요로 하는 곳에 주입해서 단백질을 합성하게 하는 것이다. 이로써 부족한 단백질을 공급해 질병 부위를 치료하려는 것이 바로 유전자치료의 목적이다. 파킨슨병의 유전자치료에서도 유전자를 주입하여 부족한 단백질을 합성할 수 있게 한 것이다.

유전자치료법은 1990년 미국에서 중증복합면역결핍증에 걸린 1세 어린이 아산티 다실바에게 최초로 시도되었다. 미 보건당국의 수많은 검정 작업을 거친 끝에 이 어린이가 최초의 유전자치료 대상자로 선정되었다. 중증복합면역결핍증 환자들은 보통 2년을 넘기지 못하고 사망하는 것이 일반적이지만, 이 어린이는 10년 이상 비교적 건강하게 생존함으로써 머지않아 유전자치료법이 보편화할 가능성을 보여주었다. 그리고 그보다 약 2주 늦게 유전자치료를 시작한 다른 어린이도 지금까지 생존함으로써 아데노신 디아미나제 결핍증에 대한 유전자치료가 성공할수 있음을 보여주고 있다.

유전자치료의
미래가 밝아온다

1860년대에 멘델이 유전법칙을 발견한 이후 '유전'이란 생명체 내에서 끊임없이 일어나는 현상이고, 이 과정을 매개하는 것이 '유전자'이며, 유전자의 이상은 수많은 질병의 원인이 된다는 사실이 밝혀졌다.

현대의 서양의학은 몸에 이상이 발생하면 왜 그런 이상이 생겼는지 원인을 알아낸 후 그 원인을 제거하는 방법으로 치료하는 것을 기본 전략으로 한다. 물론 수술과 같은 방법으로 몸의 이상을 인위적으로 바로잡아주는 전략도 함께 구사한다. 유전자 이상에 의해 질병이 생겼을 때 정상 유전자를 삽입하여 치료하는 것은 지극히 타당한 작전이라고 할 수 있다.

혈당을 조절하는 인슐린은 이자의 베타세포에서 생성된다. 우리 몸의 모든 세포는 핵 속에 똑같은 유전체를 지니고 있고, 이 유전체 속에 각종 유전자가 들어 있다. 즉 인체의 모든 세포는 인슐린을 합성할 수 있는 유전자를 가지고 있지만, 실제로 인슐린을 만들어내는 일은 이자의 베타세포에서만 가능하다.

사람의 몸에 존재하는 많은 종류의 세포들이 서로 다른 기능을 하는 것은 각각의 세포가 만들어내는 단백질이 서로 다르기 때문이다. 각 세포가 가지고 있는 유전체는 똑같은데 그 유전체가 지닌 유전자로부터 생성되는 단백질이 서로 다르다는 것은 생명현상이 참으로 경이롭고 신비하다는 것을 보여주는 한 예라 할 수 있다.

유전자를 분리하거나 합성하는 것은 어렵지 않다. 따라서 유전자 이상에 의해 질병이 발생했을 때 정상적인 유전자를 준비하는 일도 어렵지 않다. 문제는 이 유전자를 어떻게 이상이 생긴 부위에 주입하느냐는 것이다. 인슐린을 예로 들자면, 정상적인 인슐린 유전자를 준비한 후 이 유전자가 이자의 베타세포로 들어가게 하는 것이 첫 번째 해결 과제다.

그렇다면 인체의 수많은 세포 중에서 어떤 방법으로 특정 세포를 찾아서 원하는 유전자를 주입할 것인가?

이를 위해 흔히 사용하는 방법은 체내를 돌아다니는 바이러스의 성질을 이용하는 것이다. 인체에 해가 없는 바이러스나 해를 일으키지 못하도록 유전형질을 변화시킨 바이러스에 사용하고자 하는 유전자를 담아 인체에 주입하여 원하는 세포를 찾아가게 하는 것이다. 세포 속에 들어간 바이러스가 치료를 위해 주입한 유전자를 내려놓으면 세포로 하여금 이 유전자를 받아들여 그때까지 만들어내지 못하던 단백질을 생산하게 하는 것이 유전자치료 방법이다.

우주만큼이나 광대한 인체에서 특정 세포의 단백질 생성 기능을 정상화하기 위해 외부에서 주입한 (부족한 단백질 합성 정보를 가진 유전자를 보유한) 바이러스로 하여금 특정 세포를 찾아내 그 위에 유전자를 떨어뜨려놓는 것, 그리고 그 유전자를 이용해 정상적인 단백질을 합성하도록 만드는 것은 수많은 단계를 거쳐야 하는 매우 어려운 일이다. 게다가 각 세포의 기능과 특성이 서로 달라, 치료에 이용하고자 하는 유전자마다 서로 다른 기전을 이용해야 하는 것이 또 다른 난제다. 그럼에도 불구하고 유전자치료법은 현대의학에서 매우 파급력이 크다.

현재 의학에서 널리 이용되고 있는 약물, 수술, 방사선치료, 호르몬요법에 이어 20세기 후반부터 유전자치료법 연구가 시작되었으나, 아직 보편화하기에는 많은 단계를 거쳐야 한다. 그러나 중증복합면역결핍증이나 파킨슨병과 관련해서 새로운 연구 결과를 얻었다는 소식은 이 병의 환자에게는 물론 다른 유전자치료법을 기다리고 있는 사람들에게도 큰 희망을 품게 한다. 머지않아 유전자치료법이 유전적인 장애를 지닌 환자들에게 새로운 치료법으로 널리 이용될 수 있을 것이다.

줄기세포로 장기이식이 쉬워질까?

남성이 가진 정자와 여성이 가진 난자가 만나 수정하면 단세포가 된다. 이 1개의 세포는 자라나면서 분열하여 2세포·4세포·8세포가 되고 더 자라면 외배엽·중배엽·내배엽으로 구분되어 사람을 구성하는 세포·조직·장기로 분화한다.

피 속에 들어 있는 3가지 세포, 즉 적혈구·백혈구·혈소판은 모두 골수에서 만들어진다. '백혈병'이란 면역 기능을 제대로 발휘하지 못하는 미성숙 백혈구가 증가하는 질병으로, 이 백혈병을 치료할 수 있는 방법의 하나가 골수이식이다. 백혈병 환자는 골수에 문제가 있어서 정상적인 백혈구를 생산하지 못하므로 정상적인 백혈구를 생산할 수 있도록 골수를 이식하는 것이 바로 골수이식의 원리다.

수정된 세포는 장차 인체의 모든 세포로 분화하며, 골수에 있는 세포는 3가지 혈구를 만들어낼 수 있다. 이와 같이 여러 개로 분화할 수 있는 능력을 지닌 세포를 '줄기세포'라 한다.[7-17]

초기 단계의 배아줄기세포는 인체의 모든 종류의 세포로 분화할 수 있는 능력을 지닌다. 하지만 세포가 자랄수록 이 능력은 줄어들고, 분화가 끝나 특수한 기능을 담당하게 되면 세포는 더 이상 분화하지 못하고 똑같은 세포로만 분열된다.

현대의학에서 줄기세포가 중요하게 여겨지는 것은 이를 이용해 풀기 어려운 의학적 문제를 해결할 수 있을 것이라는 기대를 갖게 하기 때문이다. 이식에 필요한 장기를 얻기 위해 환자 자신의 줄기세포를 이용해 장기를 만들어낼 수 있다면 뇌사자를 찾을 필요도 없고, 혈액

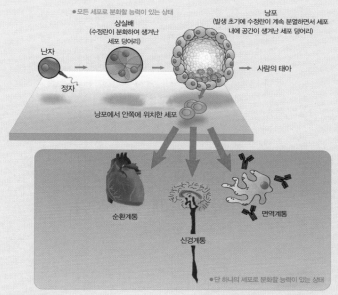

7-17 배아줄기세포의 분화.   ©️ Mike Jones/Wikimedia Commons

형이 달라 수혈을 할 수 없는 것처럼 면역형질의 차이에 의해 공여된 장기를 사용하지 못하는 일도 없어질 것이다.

줄기세포는 크게 배아줄기세포와 체세포줄기세포로 구분한다. 태아가 가진 배아줄기세포는 장차 생명체로 자라날 가능성이 있으므로 이를 사용해도 되는지에 대한 윤리적 문제에 부딪힐 수밖에 없다. 그러나 성체가 지닌 체세포줄기세포는 윤리적인 문제 없이 사용 가능하므로 이를 활용하기 위한 노력이 지속되고 있다.

아직까지 의학의 수준은 줄기세포를 키울 수 있는 정도에 불과하지만 머지않은 미래에 이를 이용해 심장·혈관·간·피부 등 원하는 신체 부위를 마음대로 키워내는 날이 올 것이다. 또 장기의 일부가 손상된 경우 그 부위를 제거하고 해당 장기로 분화할 수 있는 줄기세포를 심어줌으로써 치료하는 방법도 개발 중이다.

개인에 맞는 치료법으로
의학의 미래를 밝히다
맞춤의학

사람에 따라
약의 효과가 다른 이유는?

몸에 이상을 느낀 환자가 병원에 갔다. 환자의 호소를 들은 의사는 성실하게 진찰을 했다. 청진기로 심박동과 호흡음을 들어보고, 눈으로 이상 부위를 살폈으며, 의심되는 부위를 만져보거나 특정 부위를 두드려보기도 했다. 또 가슴 부위의 X선 사진을 찍고, 혈액과 소변검사를 의뢰했다. 그리고 며칠 후 검사 결과를 본 의사는 자신 있게 환자에게 말했다.

의사: 병이 있기는 하지만 걱정 마십시오. A라는 약을 쓰면 됩니다. 이 약은 부작용이 없고 가격도 싸지만, 환자 분의 병에는 잘 듣습니다.

환자: 혹시라도 A약이 효과가 없으면 어떤 방법이 있나요?

의사: 걱정 마십시오. 2주간 A약을 사용해보고 효과가 없으면 B약을 사용하면 됩니다. B약이 A약보다 조금 더 비싸기는 하지만 부작용이 없는 건 마찬가지입니다.

환자: 그럼 B약부터 사용하는 건 어떨까요?

의사: 지금 환자 분의 상태로 볼 때 B약보다는 A약이 더 좋은 효과를 보일 가능성이 높습니다. B약은 약 60%의 환자에게만 효과가 있었지만, A약으로 잘 치료가 되지 않는 환자들의 경우 다행히 75%가 효과가 있는 것으로 알려졌습니다.

환자: 그렇다면 A약으로 치료가 안 되면 B약으로 치료해도 25%는 치료가 안 됐다는 이야기인데 둘 다 효과가 없으면 어떻게 하나요?

의사: 지금 환자 분에게 나타나고 있는 건강상의 문제는 치료하지 않더라도 급격히 진행되지 않으므로 걱정 안 하셔도 됩니다. 게다가 C, D, E 등 다른 약들도 많이 개발되어 있으니까 몸이 완전히 정상을 찾을 때까지 시도해볼 치료 방법은 많습니다.

환자: 똑같은 병에 똑같은 약을 처방했는데 누구는 낫고, 누구는 낫지 않는 이유는 뭔가요?

의사: 그게 바로 생명의 신비 아니겠습니까? 이론적으로는 지금 설명드린 약 모두 깔끔하게 치료가 돼야 타당한데 실제로 치료해보면 그렇지 못한 경우가 있습니다.

환자: 그럼 A, B, C 약을 동시에 투여하면 더 쉽게 나을 수 있지 않을

까요?

의사: 결핵이나 에이즈와 같이 동시에 여러 약을 투여하는 경우가 있습니다. 이를 칵테일요법이라 하는데, 서로 다른 작용기전을 가진 약을 동시에 투여함으로써 병원체가 변이를 일으켜 약에 대한 내성을 갖기 전에 완치하는 것을 목표로 하는 방법입니다. 그런데 A, B, C 약을 함께 사용하면 부작용이 일어난다고 알려져 있으니 환자 분의 경우에는 약을 하나씩 교대로 처방하는 것이 정석입니다.

환자: 어쩔 수 없이 A약부터 사용하면서 병이 낫기를 기대해야겠군요.

유전체 해독 작업에서 단일염기다형성을 발견하다

21세기가 막 시작될 무렵부터 '맞춤의학' 또는 '개인별 맞춤의학'이라는 용어가 흔히 사용되었다. 앞서 예로 든 의사와 환자의 대화에서 보듯이 현대의학은 특정 병을 치료하기 위해 어떤 약을 사용했을 때 그 효과가 얼마나 되는지 통계적 수치를 알고 있을 뿐, 그약이 어떤 경우에 효과가 있고 어떤 경우에는 효과를 보지 못하는지에 대해서는 '생명의 신비'라는 말 외에 적합한 해답을 찾지 못한 상태다.

그런데 20세기 말에 시도된 인간 유전체 해독 작업 과정에서 '단일염기다형성(single nucleotide polymorphism, SNP)'이라는 전혀 예상하지 못한 발견을 하게 되었다. SNP는 염색체의 단일 부위에서 여러 가지 DNA 염기들 중 하나에 나타나는 일반적인 돌연변이를 가리킨다. 사람의 유전체를 해독하기 위해 여러 명의 유전체를 해독하던 중, 각 사람의 유전체에 우연히 발견되는 1개의 변이된 염기가 있음을 알게 된 것이다.

처음에는 이러한 단일 염기의 변이를 모두 단일염기다형성으로 취급하려 했으나 너무 많이 발견되는 바람에, 빈도가 1,000명당 1명 이하로 나타나는 것은 취급하지 않기로 했다. 현재 30억 개의 사람 유전체에 약 300만 개의 단일염기다형성이 존재하는 것으로 알려져 있으며, 그중 약 20만 개가 단백질을 만드는 유전자에 존재하는 cSNP(coding SNP, coding 은 단백질 합성에 이용된다는 뜻)일 것으로 추정된다.

SNP는 빈도가 높고 안정하며 유전체 전체에 분포되어 있는데, 이에 의하여 개인의 유전적 다양성이 발생한다. 즉 DNA를 구성하는 4가지 재료 A(아데닌), C(시토신), G(구아닌), T(티민) 중 어느 하나가 임의로 바뀜으로써 유전적 성질에 차이를 일으키는 것이다.[7-18] 염기 1,000개당 1개의 빈도로 발생하는 이런 미세한 차이(SNP)에 따라 각 유전자의 기능이 달라질 수 있으며, 이

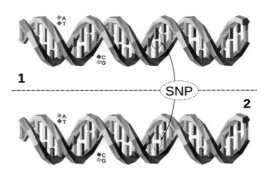

7-18 1과 2를 각각 두 사람에게서 얻은 같은 DNA 부위라 가정할 때, 표시한 부분을 보면 1은 C와 G가 결합되어 있지만 2는 A와 T가 결합되어 있다. 다른 부분은 모두 같지만 이 한 부분이 다르므로 이를 SNP(단일염기다형성)라 한다.
© David Eccles/Wikimedia Commons

런 것들이 상호작용하여 서로 다른 모습의 사람을 만들고 '질병에 대한 감수성'(질병에 더 잘 걸리는 성질)의 차이를 만들어낸다. 즉 간염바이러스에 감염되는 경우 병이 잘 발생하는 사람과 발생하지 않는 사람의 SNP를 비교하여 유전적 차이를 찾아낸다면 어떤 이유에서 간염에 대한 감수성이 달라지는지를 알아낼 수 있다. 그리고 이를 이용해 간염의 예방이나 치료에 사용되는 약품을 개발하는 것이 인간 유전체 연구의 궁극

적인 목적이다.

이에 세계적인 거대 제약회사들과 유전체 연구기관들은 앞으로 SNP
가 신약 개발에 원천적인 정보를 제공할 수 있을 것이라 판단하고, 단일
염기다형성 컨소시엄(The SNP consortium, TSC)을 형성하여 인류의 영원
한 이상이었던 무병장수의 꿈을 앞당기기 위해 공동으로 SNP 연구에 집
중하고 있다. 제약회사나 연구기관 각각이 나름대로의 SNP 연구를 진
행하여 그들만의 신약 개발에 이용할 수도 있지만, 그것보다는 공동으
로 연구를 진행해 좀 더 빨리 해답을 얻는 편이 낫다고 판단한 것이다.
SNP 컨소시엄의 데이터베이스에는 이미 30만 개(2000년 8월 기준)에 이르
는 SNP가 공개되어, 참여한 제약회사 및 연구기관뿐 아니라 세계의 모
든 연구자들이 손쉽게 이용할 수 있게끔 되어 있다.

그러나 수많은 SNP가 개발되어 있다 하더라도 SNP 자체만으로는 아
무런 의미가 없다. 즉 SNP를 비교 분석할 대상이 없다면 무용지물인 것
이다. 이미 외국의 제약회사나 연구기관들은 심장병·치매·에이즈 등
의 질병에 대한 비교대상(환자의 DNA와 임상자료)을 확보하고 어떤 SNP가
어떤 병과 관련되어 있는지를 연구하고 있으며, 이에 대한 유전자 특허
확보에 심혈을 기울이고 있다.

미국·유럽과 일본의 유전자 특허에 대한 기준은 이미 단순한 유전자
의 염기 순서나 SNP 자체만으로는 특허를 인정하지 않으며, 질병과의
상관관계가 증명되어야만 이를 인정하는 것으로 확정되었다. 이에 선진
국들은 SNP 개발은 공동으로 하고 이를 이용한 주요 질병의 연구는 각
자가 진행해 누가 얼마나 많은 유전자 특허정보를 되도록 빨리 개발하
느냐 경쟁하고 있다.[8]

나에게 맞는
치료법을 선택한다

SNP는 유전체 해독 과정에서 우연히 발견되었다. 과연 예상대로 수많은 SNP가 어떤 사람은 특정 질병에 잘 걸리는데 다른 사람은 그렇지 않은 이유, 어떤 사람에겐 특정 약의 효과가 잘 나타나는데 다른 사람은 그렇지 않은 이유, 어떤 사람이 가진 특징이 다른 사람에게는 나타나지 않는 이유 등을 설명할 수 있는지의 여부는 아직 확실치 않다. 그러나 SNP가 이러한 개인별 차이를 설명할 수 있을 것이라는 기대는 점점 부풀어가고 있다.

만약 SNP 연구가 완료되어 기대에 걸맞은 결과를 얻을 수 있다면 앞서 소개한 의사와 환자의 대화는 이렇게 바뀔 것이다.

의사: 병이 있기는 하지만 걱정 마십시오. A라는 약을 쓰면 됩니다. 이 약은 부작용이 없고, 가격도 싸지만 환자 분의 병에는 잘 들을 것으로 예상됩니다.
환자: A약으로 저의 병을 해결할 가능성이 얼마나 있을까요?
의사: 많은 수의 사람들을 대상으로 한 조사에서 약 80%의 경우에 효과가 있다는 연구 결과가 나왔습니다. 그런데 효과가 있는지 없는지 치료 시작 전에 확인할 수 있는 방법이 있습니다. DNA를 분석해 A약의 효과를 결정짓는 SNP가 무슨 염기로 되어 있는지를 확인하는 것입니다.
환자: 그럼 A약의 효과가 확실히 나타날지 안 나타날지를 구별할 수 있다는 말씀이시네요?
의사: 그렇습니다. 그런데 미리 검사를 하려면 비용과 시간이 듭니다.

환자 분의 경우 A약으로 문제를 해결할 가능성이 80%나 되는 데다 혹시 안 듣더라도 B약을 사용할 수 있습니다. 병이 빨리 진행되지는 않으니 비용과 시간을 들여 A약이 효과가 있는지 여부를 확인하고 치료를 시작하는 방법과, 지금까지 해온 대로 A약을 먼저 사용해보는 방법 중에서 선택하시면 됩니다.

환자: 되도록 약을 적게 복용하고 싶으니 미리 제 DNA에 들어 있는 SNP를 확인한 후 치료약을 선택하도록 하겠습니다.

개인별 맞춤의학은 지금까지 다수를 대상으로 한 통계에 의존한 의학에서 벗어나 개인별로 다른 의학적 처치를 하는 것을 말한다. SNP의 발견으로 개인별 맞춤의학이 가능해질 것이며, 머지않아 의학과 의료에서 보편적으로 이용될 수 있을 것으로 기대된다.

개인별 맞춤의학이 바꿔놓을
의학의 미래

개인별 맞춤의학은 '특정 질병을 치료하는 특정 약'이라는 개념에서 벗어나, '특정 질병을 지닌 개인을 치료하는 특정 약'이라는 개념을 내포하고 있다. 가령 우울증의 경우 '프로작'이라는 치료제가 있다. 흥행에 성공한 영화를 '블록버스터'라고 하는 데서 유래하여 새로운 약이 세계적으로 널리 사용되면서 큰 수입을 올리면 '의약계의 블록버스터'라 부르는데, 프로작이 대표적이다. 다국적 제약회사인 엘리릴리가 개발해 1987년부터 사용되기 시작한 이 약은 당시까지 뚜렷한 치료제가 없던 우울증을 치료하는 데 획기적인 역할을 했다. 그런데

1995년에 문제가 발생했다. 이 약을 처방받은 애덤스 콘로이라는 소년이 사망하는 사고가 일어난 것이다. 사망 원인을 조사한 결과 대사를 담당하는 효소를 생산하지 못해 약물이 몸에 축적되었기 때문으로 밝혀졌다. 보편적으로 널리 사용되는 치료법이 특정인에게는 치명적인 결과를 초래한 것이다. 이것이 바로 맞춤의학이 필요한 이유다.

'개인별 맞춤의학'이라는 표현은 사용하는 사람에 따라 예방의학·체질의학·약물유전체학·대사유전체학 등 여러 가지 용어로 쓰이고 있다. 공통점은 지금까지의 통계에 의존한 의학에서 벗어나 개인의 특성을 확인하고, 이에 따른 처방을 한다는 점이다.

일부에서는 맞춤의학이 인간 유전체 프로젝트 또는 이후의 연구에 대한 연구비를 지원받기 위해 등장한 것이라 비판하기도 한다. 1988년 왓슨(James Watson)을 필두로 인간 유전체 해독을 시작할 당시 사람의 유전체 해독을 완료하여 염기서열을 모두 알게 된다 해도 의학을 비롯한 학문에 큰 발전이 있지는 않으리라는 점은 관련 분야 학자 모두가 인지한 내용이었다. SNP가 어떤 의미를 갖는지도 모르는 상태에서, 이를 연구하면 개인별 맞춤의학이 가능할 것이라는 주장은 실제를 과장한 느낌을 주기에 충분했다.

그러나 현재까지 약물 반응과 관련한 개인별 유전적 변이에 대한 연구는 가능성을 보여주고 있다. 개인별 특성이 유전형질에 의해서만 결정되는 것이 아니라 환경요인이 분명히 관여한다는 사실도 밝혀졌다. 또 맞춤의학 연구를 위해서는 현시대에 중요한 의제가 되고 있는 개인정보 활용에 대해서도 사회적 합의를 구해야 할 것이다.

맞춤의학이 현실화된다면 개인별 차이를 알아내기 위해 칩처럼 크기가 작고 짧은 시간 내에 결과를 판독할 수 있는 기술이 의학 분야에서 널리 이용될 것이다. 그리고 특정 질병을 진단하는 것을 넘어서 운동 능력을 예상하고, 미래의 질병을 예측하며, 성격 변화 등을 미리 알기 위해 이용될 가능성도 있다.

미래를 예측하기는 어렵지만 생명과학 분야에서의 학문의 발전은 지난 한 세기 동안 예상보다 빨리 진행되었다. 이로써 맞춤의학이 가능해지는 날 의학 분야에도 상상이 불가능할 만큼 많은 변화가 뒤따를 것으로 예상된다.

미래의 의학,
정보기술로 날개를 달다
의학과 IT

어디서나 이용 가능한
U—헬스 시대가 열린다

        대기업에서 30년을 일한 끝에 임원이 되어 퇴직한 60대 중반의 K씨는 자녀들이 모두 출가한 후 신도시에 위치한 아파트에서 부인과 함께 노후를 즐기고 있다. 어느 날 부인이 잠깐 집을 비운 사이에 K씨가 갑자기 정신을 잃고 쓰러지는 일이 발생했다. 다행히 정신을 잃기 직전 관리사무실에 연결된 인터폰을 눌렀고, 인터폰 화면으로 K씨의 쓰러진 모습을 본 관리사무실에서는 곧장

119에 연락했다. 관리사무실에서 보유하고 있던 K씨 부인의 전화번호로 응급상황이 벌어졌음을 알렸고, 직원이 부인에게서 알아낸 비밀번호를 입력해 K씨의 집 문을 열고 들어간 직후 119 구급대원들이 뛰어 들어왔다. K씨를 구급차에 태운 후 K씨의 휴대전화를 차내 컴퓨터에 연결하자 K씨의 의무기록이 화면에 나타났고, 구급대원은 곧장 근처 병원 응급실에 연락을 취했다. 응급실에서 K씨를 기다리던 의사는 환자의 병력을 모두 파악한 상태였기에 어떤 조치를 취할지 이미 계획을 세워놓고 있었다.

이상은 '정보기술(IT)'이 가져올 미래 의료의 모습을 상상한 것이다.

오늘날 정보기술은 하루가 다르게 발전하고 있다. 약 20년 전, 개인용 휴대전화는 사업가들이나 들고 다니는 크고 무거운 것뿐이었다. 그러나 요즘의 스마트폰은 손바닥만 한 크기에 전화 기능은 물론이고 인터넷·텔레비전·카메라·메모장·내비게이션 등 수많은 기능이 들어 있다.

이와 같은 변화는 의료계에서도 이미 진행 중이다. 대형병원에서는 종이로 된 진료기록지 대신 전자차트가 이용된 지 오래다. 전자차트가 도입되면서 의사들이 차트나 각종 영상사진을 찾아 헤매는 일이 없어졌고, 의과대학생들도 컴퓨터를 이용해 환자의 상태를 공부하는 일이 일반화되었다.

여기서 한 단계 더 발전하면 휴대전화 앱을 이용해 의료정보를 공유하는 일도 가능해질 것이다. 굳이 미래라 할 것도 없이 지금도 정책적 뒷받침이 이루어진다면 가능한 일이다.

건강보험심사평가원에서는 이미 의약품안심서비스(Drug Utilization Service, DUR)를 시작했다.[7-19] 건강보험심사평가원 홈페이지에서 '의약

품안심서비스' 항목을 클릭해 들어
가 약품 정보를 입력하면 이 약품을
사용하는 것이 안전한지 알아볼 수
있다. 환자에게 여러 가지 문제가 있
어서 여러 의사를 만나는 경우, 의사
입장에서는 환자가 사용하는 모든
약을 파악할 수 없으므로 자신이 처
방하는 약을 다른 약과 함께 사용해
도 되는지 불분명한 경우가 생길 수
있다. 1가지 약만 투여하면 안전하지
만 2가지 이상이 투여될 경우 부작용
이 나타날 수 있기 때문이다.

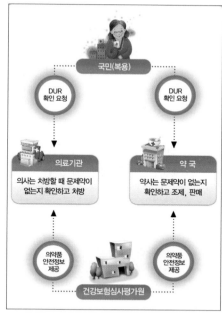

7-19 건강보험심사평가원 의약품안심서비스 홍보 리플렛(2013).

함께 사용하면 위험한 약 등 약품
의 안전성과 관련된 정보를 환자들이 직접 확인할 수 있도록 한 것이 바
로 이 서비스이며, 여기서 한 단계 더 나아가면 의사가 입력한 약을 포함
해 환자에 관한 모든 의료정보를 보는 것이 가능해질 것이다. 물론 이는
개인정보를 어디까지 공개할 것인지에 대한 사회적 합의가 이루어진 뒤
의 이야기다.

최근 의료계에서 뜨거운 이슈가 되고 있는 원격의료도 정보기술의 발
전으로 인해 가능해진 방법이다. 예를 들어 당뇨병 환자가 집에서 혈당
수치를 체크한 후 이를 컴퓨터에 입력하면 주치의가 환자의 상태를 파
악해 U-헬스센터에 건강관리 지침을 제공하고, 센터에서는 환자의 문의
에 답을 제공하며, 이렇게 얻은 환자의 정보를 다시 주치의에게 전달하
는 식이다. 환자 입장에서는 멀리 떨어진 병원에 가지 않고 자기 집에서

의료 서비스를 제공받을 수 있다는 장점이 있지만, 의사는 환자를 만나지 않고 의료 행위를 해야 하므로 혹시라도 정보를 주고받는 과정에서 이상이 발생하는 경우 누가 책임을 질 것인가에 대한 법적 문제가 생길 수 있다.

정부에서는 이미 원격의료를 실시하겠다고 발표했다. 당장 시행하기에는 적지 않은 문제가 있지만 원격의료가 가까운 미래에 의료 행위의 보편적인 형식이 될 것임은 확실하다.

환자와 의사의 수평적 관계

의학은 방대한 양의 지식을 습득해야 하는 전문과목의 하나다. 의사가 되기 위해서는 반드시 의과대학 또는 의학전문대학원과 같은 의학교육기관에서 수학하고 무사히 졸업해야 시험 볼 자격을 부여받을 수 있으며, 이 시험을 통해 실력을 증명해야 의사 면허를 받는다.

따라서 의사와 환자가 대면할 때 환자는 지식 면에서 약자 입장일 수밖에 없다. 엄청난 양의 공부를 한 의사가 하는 이야기에 반대 의견을 낼 만큼 의학 지식을 갖추지 못했기 때문이다. 그러나 정보기술의 발전으로 이와 같은 의사와 환자 사이의 정보 격차는 줄어들고 있다. 의학이 발전하면서 지식이 워낙 빠르게 늘어나다 보니 의사 입장에서는 자신의 전문과목이라 해도 그에 관련된 지식을 모두 습득하는 것은 점점 어려운 일이 되었다. 반면 환자는 온라인이나 오프라인 커뮤니티에서 각자의 경험을 공유하기도 하고, 인터넷 검색을 통해 정보를 찾는 일도 과거보다 훨씬 쉬워졌다.

현대 정보기술의 특징으로 공유 · 집단지성 · 실시간성 · 상호작용을 들 수 있다. 이 특징들은 정보기술의 장점이면서 단점으로 작용하기도 한다. 좋은 정보를 공유하는 것은 매우 바람직한 일이지만 정보기술을 사용해 정보를 공유하는 경우 그 속도가 빠르고 범위가 넓은 까닭에 일단 잘못된 정보가 전해지면 바로잡기 어렵다는 단점이 있다. 집단지성의 장점은 서로 정보를 주고받음으로써 소수가 가진 잘못된 정보를 다수가 바로잡아줄 수 있다는 점이지만, 소수의 극단적인 의견이 다수의 침묵하는 사람들의 의견보다 더 큰 영향을 미치는 것과 마찬가지로, 잘못된 정보에 많이 노출되면 '집단지성'이 아닌 '집단괴담'을 형성하게 될 가능성이 있다. 실시간으로 정보를 얻으면 시간을 절약할 수 있다는 장점이 있으나 대신 잘못된 정보가 빨리 전파되어 예상치 못한 나쁜 결과를 가져올 가능성도 높아지는 것이다.

정보기술에서 상호작용 기능은 나날이 발전하고 있다. 과거에는 소비자들이 매스컴을 통해 일방적으로 지식을 받아들이는 입장이었지만, 이제는 자신의 의견을 올리는 것이 가능해지면서 내 의견과 남의 의견을 종합해 서로 의견을 주고받으면서 생산자에 대항할 수 있게 되었다. 이에 따라 소비자 중에서도 여론 형성에 큰 역할을 하는 이른바 '파워블로거'도 탄생했다. 그러나 잘못된 정보가 제공될 경우 이와 같은 상호작용은 의학적으로 위험한 방법을 직접 시도하는 것과 같은 부작용을 낳을수 있다.

가장 중요한 것은 올바른 정보를 습득하는 것이다. 바꾸어 말하면, 공신력을 지닌 기관에서 올바른 정보 제공을 위해 노력해야 한다. 구글을 비롯한 중요 검색사이트에서 논문 검색이 가능하지만, 일반인들이 논문을 통해 의학 지식을 습득하기에는 무리가 있다. 정부 산하의 질병관리본부나 국립암센터에서는 각종 질병에 대한 올바른 정보를 제공하려 노력하고 있으며, 특정 포털사이트에서 질병명을 검색하면 서울대학교 병원이나 서울아산병원에서 제공하는 의료정보를 얻을 수 있다.

누가 올린 것인지도 확실치 않은 정보를 이용해 지식을 얻기보다는, 공신력을 지닌 기관에서 제공하는 정보를 통해 지식을 습득하는 태도를 길러야 의사와의 정보 격차를 좁힐 수 있다.

최첨단 의료기기의 등장

미국의 심장내과 전문의 에릭 토폴은 저서 『청진기가 사라진다』에서 자신이 청진기를 사용하는 심장내과 의사이긴 하지만 미래 의학에서는 청진기가 사라질 것이라고 예견했다.[9] 스마트폰으로 초음파 영상을 찍을 수 있는 기술이 이미 가능해졌고, 이를 이용하면 청진기로 얻는 것보다 훨씬 많은 정보를 얻을 수 있으니 청진기를 사용할 필요가 없는 시대가 머지않아 찾아오리라는 것이다.(7-20)

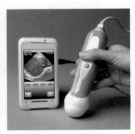

7-20 스마트폰에 연결해 사용할 수 있는 초음파 촬영기기. 사진 출처: 미국 의료용품업체 모비샌트 홈페이지 (http://www.mobisante.com).

3D 프린터로 장기를 인쇄(복제)할 수 있게 되었고, 무선 바이오센서를 이용해 인체에서 일어나는 각종 생리현상을 실시간으로 모니터링하는 일도 가능해졌다. 컴퓨터에 연결하기만 하면 시간과 장소의 제약을 받지 않고 누구나 이 정보를 이용해 진단·치료·건강 상담을 할 수 있게 될 것이다.

인간 유전체 해독이 끝난 지금 유전자 상호작용에 관해서는 아직 연구할 내용이 많이 남아 있지만, 이미 연구된 유전자에 대해서는 IT산업에 이용되던 칩(chip) 기술로 손바닥만 한 칩에 수만 개의 유전자를 심어놓고 피 한 방울과 같이 유전정보를 지닌 극미량의 검체로 그 검체의 주인이 가진 유전정보를 확인하는 일도 가능해졌다. 이미 연구된 모든 유전자에 대한 정보를 짧은 시간 안에 개인을 대상으로 분석할 수 있게 된 것이다.

정보기술을 접목한 의학기계 중 현재 널리 이용되는 것으로 '수술용 로봇'을 들 수 있다. 수술은 인체에 상처를 내는 일이 수반되므로 이 상처를 줄이는 것이 수술 후 회복을 돕는 데 필수적이다. 따라서 현재 최소침습 시술을 위해 광섬유케이블, 초소형 비디오카메라, 첨단 내시경 등이 이용되고 있다. 여기에 수술용 로봇을 사용하면 그 효과는 배가된다. 수술용 로봇은 IT 기술을 활용해 만든 것이므로 로봇에 장착된 컴퓨터에 수술할 위치를 입력함으로써 사람의 손으로 하기 힘든 미세한 수술을 할 수 있다는 것이 최대 장점이다. 수술용 로봇이 나날이 발전함에 따라 과거에는 불가능했던 수술도 점점 가능해지고 있다.

스스로의 혈당을 직접 체크하는 '당뇨폰'은 사용되기 시작한 지 이미 10년이 넘었고, 인간 유전체 프로젝트라는 이름으로 20세기 말을 장식한 유전체 분석 기법은 이제 며칠간의 노력과 수천 달러의 비용을 부담하면 개인 유전체 프로젝트가 가능할 정도로 발전했다. 이처럼 유전체 분석에 소요되는 시간과 비용은 점점 줄어들 것이 분명하다.

IT 기술을 이용한 영상술의 발전은 암과 같은 난치병의 조기진단을 가능하게 함으로써 우발적 발견에 따른 위험 질환 예방이나 조기치료에 도움이 될 것이다. 아울러 조직이나 장기를 생산하는 기술과 기계도 개발 중이다.

최근 학계에서 '융합'이라는 용어가 화두가 되고 있다. 의료기계도 기계공학·전자공학·유전공학 등 다양한 분야의 지식이 융합되어 발전하면서 하나의 분야에만 전문가적 소양을 지니는 것만으로는 이해가 힘들 만큼 빠른 속도로 개발되고 있다. 이 중심에 IT가 자리 잡고 있는 것이다. 모든 분야가 그렇듯이 의료기기도 변신에 변신을 거듭하면서 하루가 다르게 새로운 기능을 가진 기계를 쏟아낼 것이다.

정보기술이
바꾸어놓을 세상

2014년의 에볼라를 비롯해 신종 감염병이 수시로 지구를 강타하고 있다. 새로운 감염병의 확실한 치료제가 개발되지 않은 상태라면 병의 전파를 막는 것이 최선일 것이다. 그렇다면 정보기술을 이용해 병이 전파되는 경로를 예측하는 방법은 없을까?

1975년 라임병이 처음 유행했을 때는 약 7년이 지나서야 잦아든 반면, 2003년 사스가 유행했을 때는 약 7주 만에 소강상태에 접어들었다. 이처럼 새로운 감염병이 소강상태에 접어들 때까지 걸리는 시간은 갈수록 짧아지고 있다. 이는 통신과 함께 정보기술이 발전했기에 가능한 일이다.

2009년에 신종플루가 유행했을 때는 구글에서 지역별 신종플루 환자 발생수와 신종플루를 검색하는 빈도를 비교한 결과를 제시했는데, 놀랍게도 두 사항은 밀접한 상관관계를 지니고 있었다.[7-21] 지역과 계층에 따라 인구밀도가 다르고 정보기술 활용도가 다름에도 불구하고 두 사항

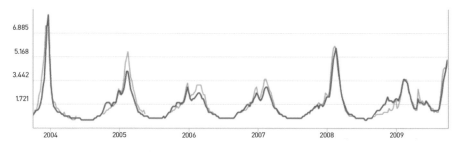

● 구글 독감 검색 빈도   ● 신종플루 환자수(미국 질병통제센터 데이터)

6.885

5.168

3.442

1.721

2004   2005   2006   2007   2008   2009

7-21 미국 신종플루 검색 빈도와 신종플루 환자수 비교(2009년 구글 독감 트렌드).

이 상관관계를 가진 것으로 나타나자 이를 이용해 질병 전파를 예측할
수도 있을 것이라는 생각을 하게 되었다.

또한 감염질환이나 생물무기를 이용한 테러 발생 시 이에 대한 사람들
의 증상 및 반응을 활용해 조기발견을 가능하게 해주는 시스템(Syndrome
Reporting Information System, SYRIS)이 개
발되기도 했다. 이를 이용하면 장차 새
로운 감염질환 등이 발생할 경우 전문
가가 아닌 일반인이 전해주는 정보로
그 질병을 연구하고 대책을 마련하는
일이 가능해질 것이다.

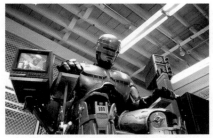

1970년대에 전 세계적으로 인기를
끈 미국 드라마 〈600만불의 사나이〉,
여성이 주인공인 〈특수공작원 소머즈〉,
여러 차례 제작된 영화 〈로보캅〉에는
기계를 이용해 손상된 인체 부위를 되
살리는 시술이 등장한다.(7-22) 미래에

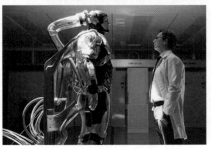

7-22 1987년의 〈로보캅〉(위)과 2014년의 〈로보캅〉(아래).

는 이런 수술이 가능해질 것이고, 여기에 정보기술을 탑재하면 가상세계에서나 볼 수 있던 초능력 인간이 탄생할지도 모른다.

의학은 병에 걸린 개인을 대상으로 출발했지만, 위생과 같이 사회의학적 측면을 강조한 분야 또한 의학에서 중요한 위치를 차지한다. 인간 유전체 해독 이후 21세기에는 개인별 맞춤의학이 가능해질 것으로 예상되지만 이와 함께 집단을 대상으로 한 의학도 발전할 것이며, 여기에도 정보기술이 널리 이용될 것이다.

정보기술의 끝이 어디인지는 예상하기 어렵다. 그러나 분명한 것은, 지금보다 훨씬 발전할 여지가 있으며, 그 파급효과는 의료계에도 미칠 것이라는 점이다.

주석

Chapter 1
의학, 융합으로 학문과 세상을 아우르다

1 | Meyer Friedman, Gerald W. Friedland, *Medicine's 10 Greatest Discoveries*, Yale University, 1998, p.20.

2 | Thomas Henry Huxley, *William Harvey and the Circulation of the Blood*, FQ Books, 2010.

3 | John Harold Talbott, *Biographical History of Medicine*, Grune & Stratton, 1970, pp.69~71.

4 | Pete Moore, *Blood and Justice: The 17 Century Parisian Doctor Who Made Blood Transfusion History*, Wiley, 2002.

5 | 에이브러햄 플렉스너, 김선 옮김, 『플렉스너 보고서: 미국과 캐나다의 의학교육』, 한길사, 2005.

6 | Anderson WD., "Outside looking in: Observations on medical education since the Flexner Report", *Medical Education*, 2011 Jan.: 45(1): pp.29~35.

7 | 「뉴스 뒷이야기—내 안에 숨어 있는 천사와 악마」, 『동아일보』 2009년 5월 30일자.

8 | AAMC, "Physicians for the twenty-first century: the GPEP report, report of the Panel on the General Professional Education of the Physician and College Preparation for Medicine", Association of American Medical Colleges, Washington DC., 1984.

9 | Fujimiya M. 등, "Ghrelin, appetite, and gastric motility: the emerging role of the

stomach as an endocrine organ ", *FASEB J.* 2004 ; 18(3) : pp.439~456.

10 | 파울 운슐트, 홍세영 옮김, 『의학이란 무엇인가』, 궁리, 2010, p.30.

11 | 고대 중국의 편작(編鵲)과 같이 의술에 능력을 발휘한 사람들이 있긴 했지만 이들이 시행했다고 전해지는 내용을 학문의 범주에 넣기는 곤란하다.

12 | 로이 포터, 여인석 옮김, 『의학 놀라운 치유의 역사』, 네모북스, 2010, p.121.

13 | 위의 책, pp.84~85.

14 | 위의 책, pp.96~99.

Chapter 2
의학, 역사의 고비에서 인류를 구하다

1 | Edelstein EK, Edelstein L., *Asclepius: Collection and Interpretation of the Testimonies*, Johns Hopkins Universty Press, 1998(신영전, 「대한의사협회 휘장의 소사: 아스클레피오스의 지팡이와 헤르메스의 지팡이」, 『대한의사학회지』, 2007 ; 16(1) : pp.22~23에서 재인용).

2 | 위의 글, p.23.

3 | 함규진, 「최초의 피라미드를 세운 이집트의 재상 임호테프」, 네이버캐스트 참고.

4 | 어윈 아커크네히트, 허주 편역, 『세계의학의 역사』, 민영사, 1993, p.45.

5 | Irvin M. Modlin, *The Evolution of Therapy in Gastroenterology: a Vintage of Digestion*, Axcan Pharma Inc, 2002, pp.231~233.

6 | John Harold Talbott, 앞의 책, pp.303~307.

7 | 로이 포터, 이충호 옮김, 『의학콘서트』, 예지, 2007, pp.293~297.

8 | 신미자 외, 『간호의 역사』, 대한간호협회 출판부, 2013.

9 | 줄리어스 콤로, 박찬웅 옮김, 『의학사산책』, 미래사, 1992에서 재인용.

10 | Julie M. Fenster, *Ether Day: The Strange Tale of America's Greatest Medical Discovery and the Haunted Men Who Made It*, Harper Perennial, 2002.

Chapter 3
미술 안에서 살아 숨쉬는 의학적 통찰

1 | 헨리 지거리스트, 김진언 옮김, 『전기로 보는 의학의 역사: 위대한 의사들』, 현인, 2011, pp.40~42.

2 | 박성래, 「인체 해부에 큰 관심 가진 유학자 '전유형'」, 『과학과 기술』 2007년 10월호, pp.100~101.

3 | 존 헨리, 예병일 옮김, 『왜 하필이면 코페르니쿠스였을까』, 몸과마음, 2003.

4 | Tubbs R. 등, "The first description of the palmaris brevis muscle", *The Journal of Hand Surgery*(European Volume); 32(4): pp.382~383.

5 | 김진희, 「렘브란트」, 네이버 캐스트 참고.

6 | 셔윈 누랜드, 명희진 옮김, 『우리는 어떻게 죽는가』, 세종서적, 1995.

7 | Simon Wilson, *Tate Gallery:An Illustrated Companion*, Tate Gallery Publishing, 1997, p.90.

8 | Harold Ellis CN., *Operations That Made History*, Cambridge University Press, 2009, p.64.

9 | 예병일, 『전쟁의 판도를 바꾼 전염병』, 살림출판사, 2007, pp.14~25의 내용을 요약했다.

10 | Sbarounis CN., "Did Alexander the Great die of acute pancreatitis?", *Journal of Clinical Gastroenterology*, 1997 Jun; 24(4), pp.294~296.

11 | Marr JS, Calisher CH., "Alexander the Great and West Nile Virus Encephalitis", *Emerging Infectious Diseases*, 2003 Dec.; 9(12): pp.1599~1603.

12 | Plutarchus, *The age of Alexander:nine Greek lives*, I. Scott-Kilvert, designer, Plutarch, G.T. Griffith, designer, Viking Press, 1995, p.330.

13 | Tord Ajanki, *Medicinal Reading: Of genius, pure chance and dedicated hard work*, Swedish Pharmaceutical Press, 1995, p.62.

14 | Vadakan VV., "A Physician Looks At The Death of Washington"(http://www.earlyamerica.com/review/2005_winter_spring/washingtons_death.htm).

15 | "Bloodletting", UCLA Biomedical Library History and Special Collections for the Sciences.

16 | 에드워드 골럽, 예병일 등 옮김, 『의학의 과학적 한계』, 몸과마음, 2001, pp.168~170.

Chapter 4
의학, 영화와 드라마 속에서 길을 찾다

1 | Julie M. Fenster, 앞의 책.

2 | Folkman J., "Fighting cancer by attacking its blood supply", *Scientific American*, 1996 Sep.; 275(3): pp.150~154.

3 | Mittal V. 등, "Bone marrow-derived endothelial progenitor cells contribute to the angiogenic switch in tumor growth and metastatic progression", *Biochimica et Biophysica Acta*, 2009 Aug.; 1796(1): pp.33~40.

4 | 지나 콜라타, 안정희 옮김, 『독감』, 사이언스북스, 2003.

5 | Taubenberger JK. 등, "Initial Genetic Characterization of the 1918 'Spanish' Influenza Virus", *Science*, 1997, 275(5307): pp.1793~1796.

6 | Koch L. 등, "Laser assisted cell printing", *Current Pharmaceutical Biotechnol*, 2013; 14(1), pp.91~97.

7 | 『한국경제신문』 2014년 9월 21일자.

8 | KBS 온라인 자료, 2014년 8월 26일. http://news.kbs.co.kr/news/NewsView.do?SEARCH_NEWS_CODE=2918701&ref=A.

9 | 호드 립슨, 멜바 컬만, 김소연·김인항 옮김, 『3D 프린팅의 신세계: 미래를 바꿀 100년 만의 산업혁명』, 한스미디어, 2013.

Chapter 5
의학, 윤리와 법 사이에서 고뇌하다

1 | 반덕진, 『히포크라테스 선서』, 사이언스북스, 2006.

2 | 래난 길론, 박상혁 옮김, 『의료윤리』, 아카넷, 2005.

3 | 니콜라스 포션, 김일순 옮김, 『의료윤리강의』, 연세대학교 의과대학, 1989, p.18.

4 | 헨리 지거리스트, 이희원 옮김, 『질병은 문명을 만든다』, 몸과마음, 2005, p.147.

5 | 구영모, 『생명의료윤리』, 동녘, 2010, p.19.

6 | Derek S. Linton, *Emil Von Behring: Infectious Disease, Immunology, Serum Therapy*, American Philosophical Society, 2005.

7 | 철학사전편찬위원회, 『철학사전』, 중원문화, 2009.

8 | Tom L. Beauchamp, James F. Childress, *Principles of Biomedical Ethics*, Oxford University Press, 1983.

9 | 『연합뉴스』 2014년 6월 16일자.

10 | Peter Moore, 앞의 책 참고.

11 | 구영모, 「안락사를 어떻게 볼 것인가」, 『생명의료윤리』, 동녘, 2013, p.133.

12 │ 이안 다우비긴, 신윤경 옮김, 『안락사의 역사』, 섬돌, 2007.

Chapter 6
의학, 문화를 읽고 사회를 보다

1 │ 두산백과사전, 'doopedia' 참고.
2 │ 강영희, 『생명과학대사전』, 아카데미서적, 2008.
3 │ 철학사전편찬위원회, 앞의 책.
4 │ 농촌진흥청, '농업용어사전'. http://lib.rda.go.kr/newlib/dictN/dictSearch.asp.
5 │ 세실 헬만, 최보문 옮김, 『문화, 건강과 질병』, 전파과학사, 2007, p.2.
6 │ 린 페이어, 이미애 옮김, 『의학 과학인가 문화인가』, 몸과마음, 2004 참고.
7 │ 윌리엄 맥닐, 허정 옮김, 『전염병과 인류의 역사』, 한울, 2009.
8 │ 「이기환의 흔적의 역사 – 조선 최초의 흡연가」, 『경향신문』 2014년 9월 23일자.
9 │ 세실 헬만, 앞의 책, p.212에서 재인용.
10 │ 위의 책, p.203에서 재인용.
11 │ 위의 책, pp.208~209에서 재인용.
12 │ 『월간중앙』 2014년 9월호에 게재한 글을 수정 보완했다.
13 │ 황상익, 『문명과 질병으로 보는 인간의 역사』, 한울림, 1998, pp.204~208.
14 │ Montagnier L. 등, "Isolation of a T-lymphotropic retrovirus from a patient at risk for acquired immune deficiency syndrome(AIDS)", *Science*, 1983 May; 220(4599): pp.868~871.
15 │ 『과학동아』 2001년 1월호에 쓴 글을 수정 보완한 것이다.
16 │ 박쥐가 아니라 원숭이로부터 전파되었다는 이론도 있으나 이것은 소수의 주장이고, 다수 학자들은 박쥐로부터 시작되었다는 의견에 동의하고 있다.
17 │ 「한국 건강보험 성과 미국에 훈수… 전재희 장관 랜드연구소 초청 연설」, 『국민일보』 2009년 7월 15일자.

Chapter 7
현대의학, 과학의 발달로 한계를 넘어서다

1 │ 데이비드 윌슨, 장영태 옮김, 『페니실린을 찾아서』, 전파과학사, 1997.
2 │ 암 연구소 홈페이지: http://cancerresearch.org/.

3 | Andino R. 등, "Poliovirus vaccine vectors elicit antigen-specific cytotoxic T cells and protect mice against lethal challenge with malignant melanoma cells expressing a model antigen", *Proceedings of National Academy of Sciences*(USA), 1998 Jul., 95(14): pp.8216~8221.

4 | He Y. 등, "Lentivector immunization stimulates potent CD8 T cell responses against melanoma self-antigen tyrosinase-related protein 1 and generates antitumor immunity in mice", *Journal of Immunology*, 2009 May: 182(10): pp.5960 ~5969.

5 | Gabrilovich DI. 등, "Altered recognition of antigen is a mechanism of CD8+ T cell tolerance in cancer", *Nature Medicine*, 2007 Jul., 13(7): pp.828~835.

6 | Sweeney HL., "Gene doping", *Scientific American*, 2004 Jul.: 291(1): pp.62~69.

7 | Bartus RT. 등, "Expression, bioactivity, and safety 1year after adeno-associated viral vector type 2-mediated delivery of neurturin to the monkey nigrostriatal system support cere-120 for Parkinson's disease", *Neurosurgery*, 2009 Apr.: 64(4): pp.602~612.

8 | 한국식품과학회, 『식품과학기술대사전』, 광일문화사, 2008.

9 | 에릭 토폴, 박재영 · 이은 · 박정탁 옮김, 『청진기가 사라진다』, 청년의사, 2012.

융합과 통섭의 지식 콘서트 04

의학, 인문으로 치유하다

초판 1쇄 발행 | 2015년 3월 5일
초판 7쇄 발행 | 2022년 3월 7일

지은이 | 예병일
펴낸이 | 홍정완
펴낸곳 | 한국문학사

편집 | 이은영
영업 | 조명구 신우섭
관리 | 황아롱
디자인 | 이석운 김미연

04151 서울시 마포구 독막로 281(염리동) 마포 한국빌딩 별관 3층

전화 706-8541~3(편집부), 706-8545(영업부) 팩스 706-8544
이메일 hkmh73@hanmail.net
블로그 http://post.naver.com/hkmh1973
출판등록 1979년 8월 3일 제300-1979-24호

ISBN 978-89-87527-39-0 03510